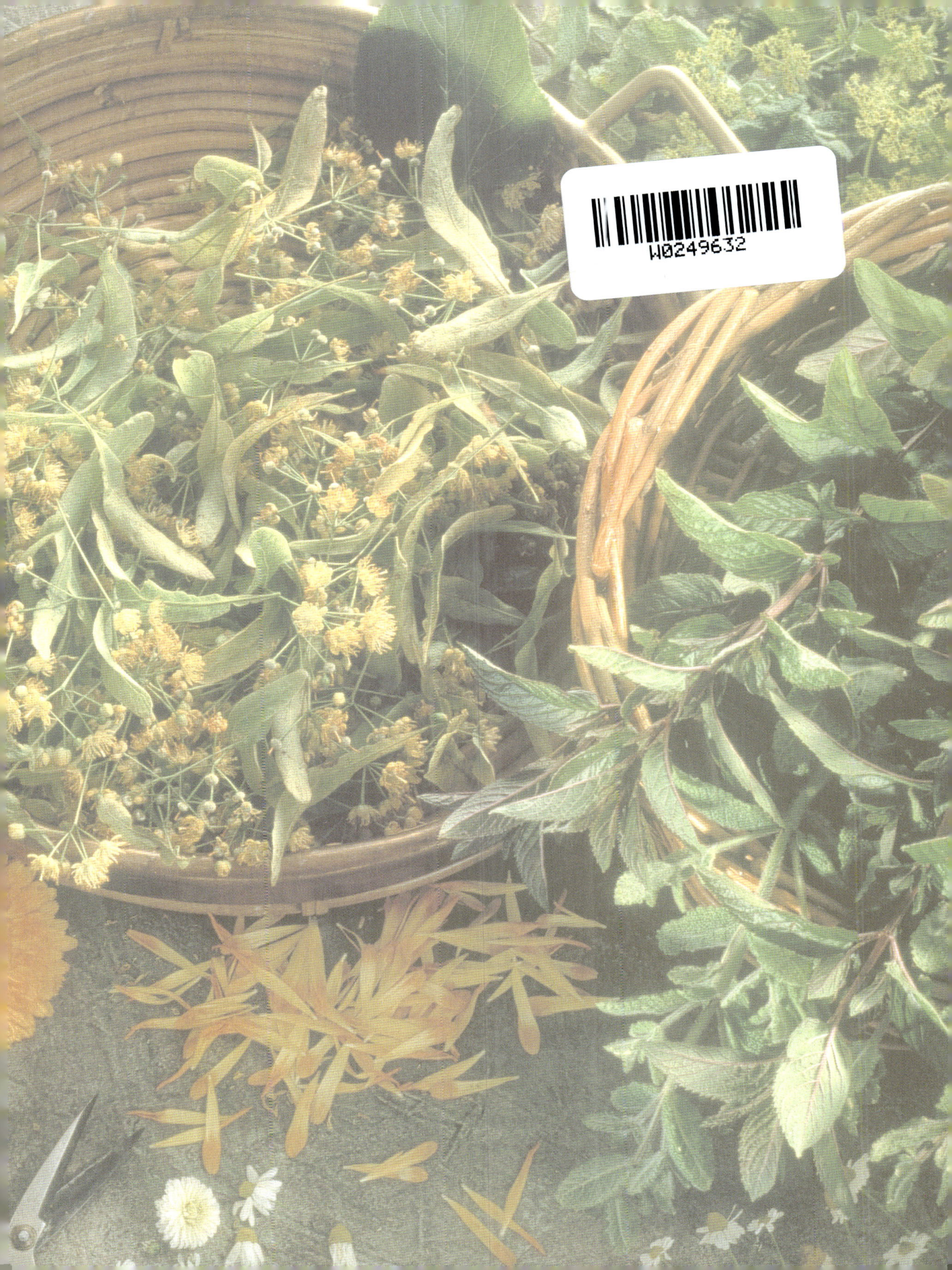

© Verlag Zabert Sandmann
München
1. Auflage 2005
ISBN 3-89883-139-6

Texte Doro Kammerer

Redaktion Iris Eisenbeiß, Kathrin Ullerich,
Julei M. Habisreutinger

Redaktionelle Mitarbeit Claudia Greiner-Zwarg,
Dr. Barbara Münch-Kienast

Fotos siehe Bildnachweis Seite 217

Grafische Gestaltung Barbara Markwitz

Herstellung Karin Mayer, Peter Karg-Cordes

Lithographie Christine Rühmer

Druck und Bindung Mohn Media · Mohndruck GmbH, Gütersloh

Dieses Buch erscheint in Zusammenarbeit mit den Zeitschriften ELTERN und
ELTERN for family. ELTERN® und Eltern for familiy® sind eingetragene
und geschützte Marken der Gruner + Jahr AG & CO. KG

Besuchen Sie uns auch im Internet unter www.zsverlag.de

Eltern

Naturmedizin für Kinder

Alle Kinderkrankheiten natürlich heilen

ZABERT SANDMANN

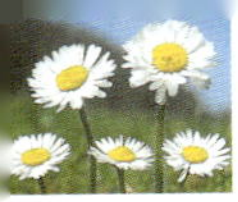

Inhalt

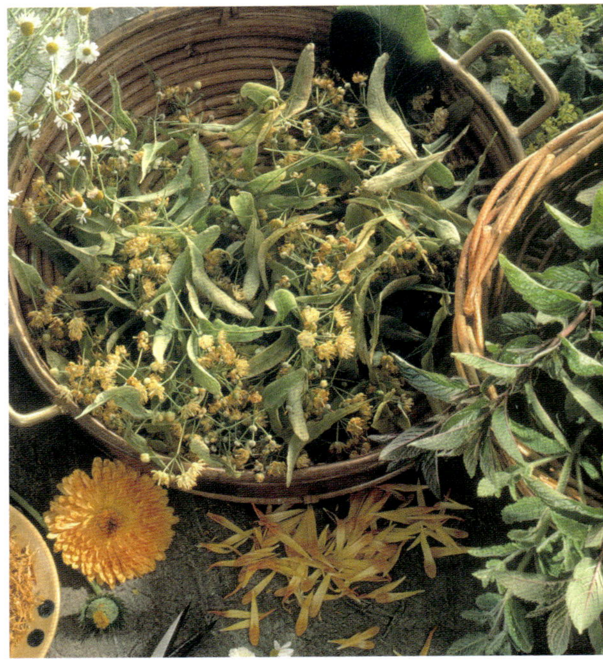

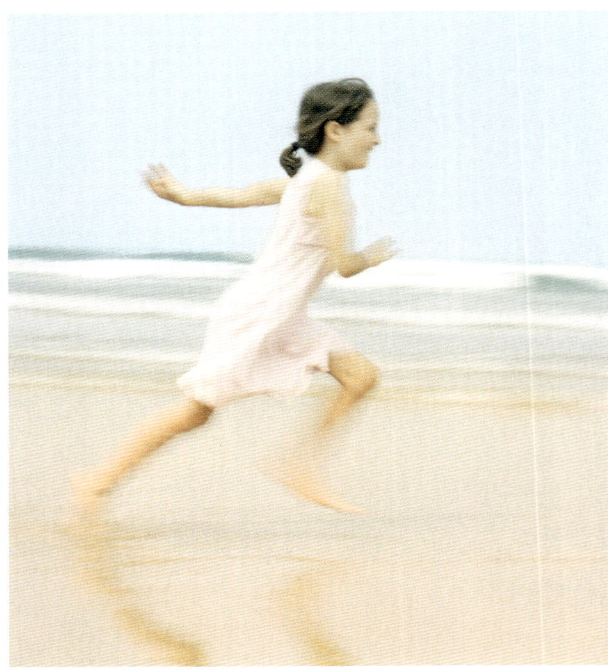

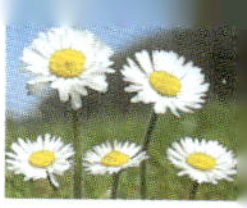

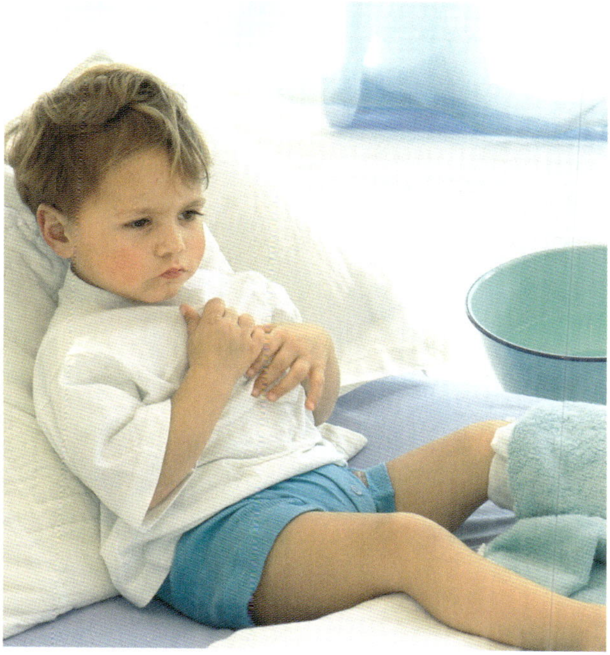

Mit den richtigen Anwendungen helfen 70

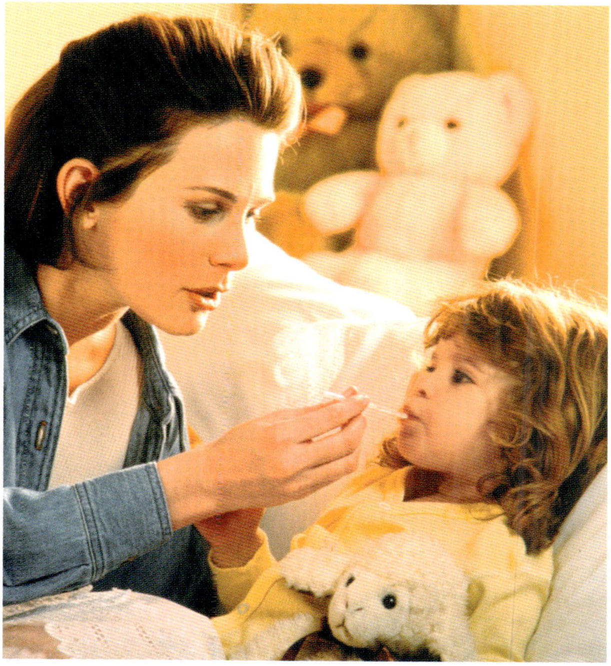

Krankheiten lindern und heilen 86

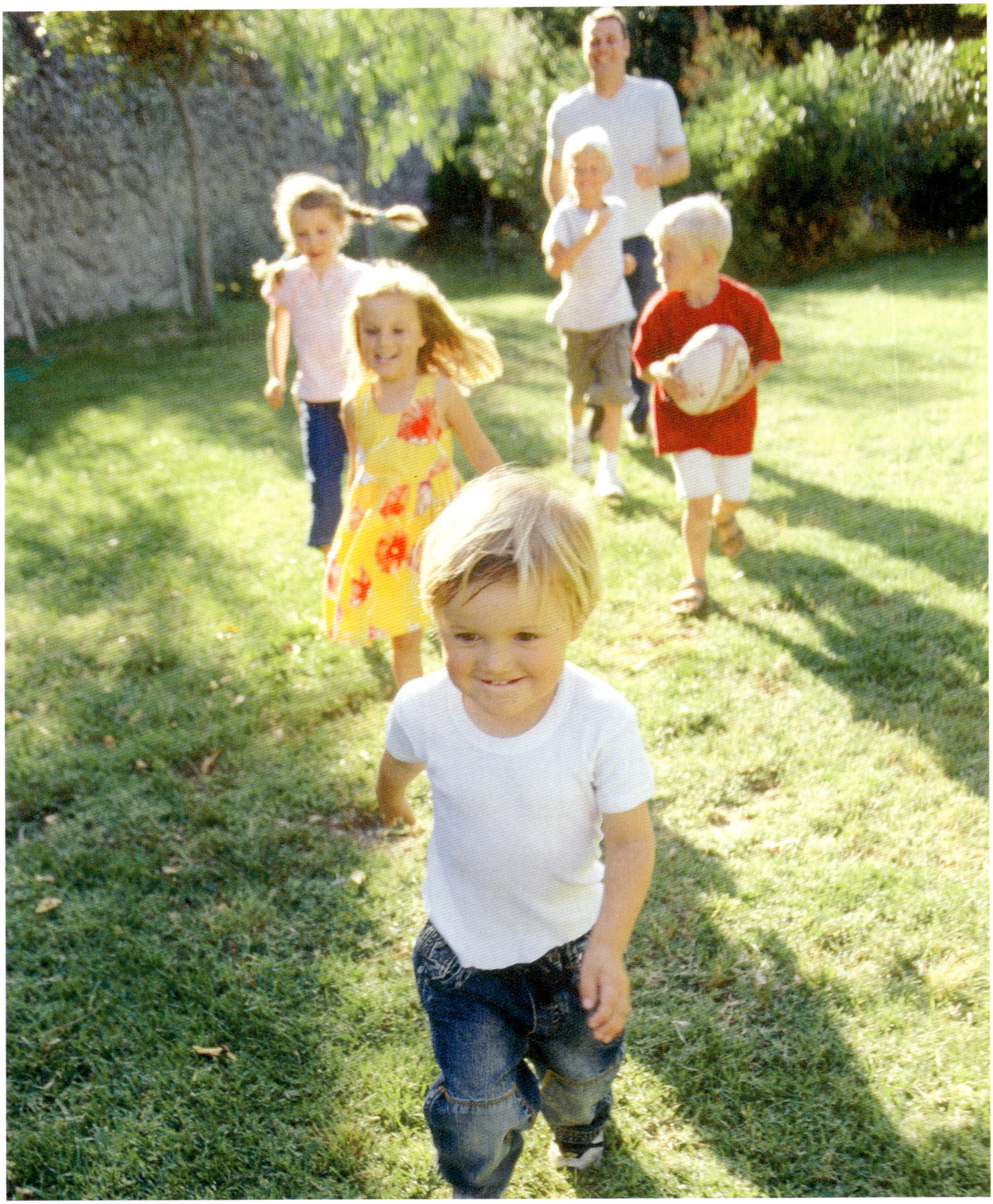

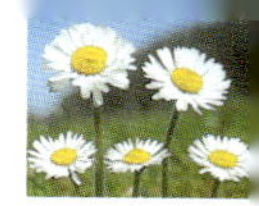

Vorwort

Wenn ihr Kind krank ist, wollen Eltern ihm besonders nah sein und ihm ihre ganze Liebe schenken. Und sie wollen ihrem Kind Gutes tun und die Therapie nicht allein dem Kinderarzt überlassen. In diesem Buch finden Eltern nicht nur liebevolle und wirksame Behandlungen für zu Hause, sondern auch wichtige Informationen über die großen alternativen Heilweisen, die viele Therapiemöglichkeiten für Kinder bieten. So können sie aus den zahlreichen natürlichen Heilmitteln die auswählen, die ihrem Kind am angenehmsten sind. Dabei erfahren Eltern auch, wann Naturheilweisen nur unterstützend wirken können, wie sie bei den jeweiligen Beschwerden eingesetzt werden sollen und wann der Gang zum Kinderarzt bzw. die Behandlung mit schulmedizinischen Medikamenten unbedingt erforderlich ist.

Nicht wenige Schulmediziner bezweifeln, dass alternative Verfahren wirken. Sie übersehen dabei, dass Methoden wie die Homöopathie oder die asiatische Medizin auf Denkmodellen beruhen, die anders sind als die gewohnten. Aber wer weiß, ob nicht schon morgen ein Fenster in der Forschung aufgeht, das den Blick auf das Wirkprinzip zum Beispiel der Homöopathie freigibt?

Schon heute steht fest: Beide Richtungen bieten faszinierende Möglichkeiten, Krankheiten zu heilen. Die Schulmedizin mit ihren vielfältigen und präzisen Diagnosemöglichkeiten, ihren ausgefeilten Operationstechniken und immer besser verträglichen Medikamenten und Impfstoffen. Die alternativen Heilmethoden mit ihrer Achtung vor der Individualität jedes Menschen, mit ihren Impulsen für die Selbstheilungskräfte – und mit ihren vielfältigen Möglichkeiten, die gesunde Entwicklung von Kindern zu fördern.

Mein besonderer Dank gilt Dr. Sigrid Kruse, Ärztin für Kinder- und Jugendmedizin, Homöopathin und Leiterin des Projekts »Homöopathie in der Pädiatrie« am Dr. von Haunerschen Kinderspital der Universität München. Alle in diesem Buch enthaltenen Angaben zu homöopathischen Mitteln und ihren Dosierungen hat Frau Dr. Kruse überprüft.

Doro Kammerer, Oktober 2005

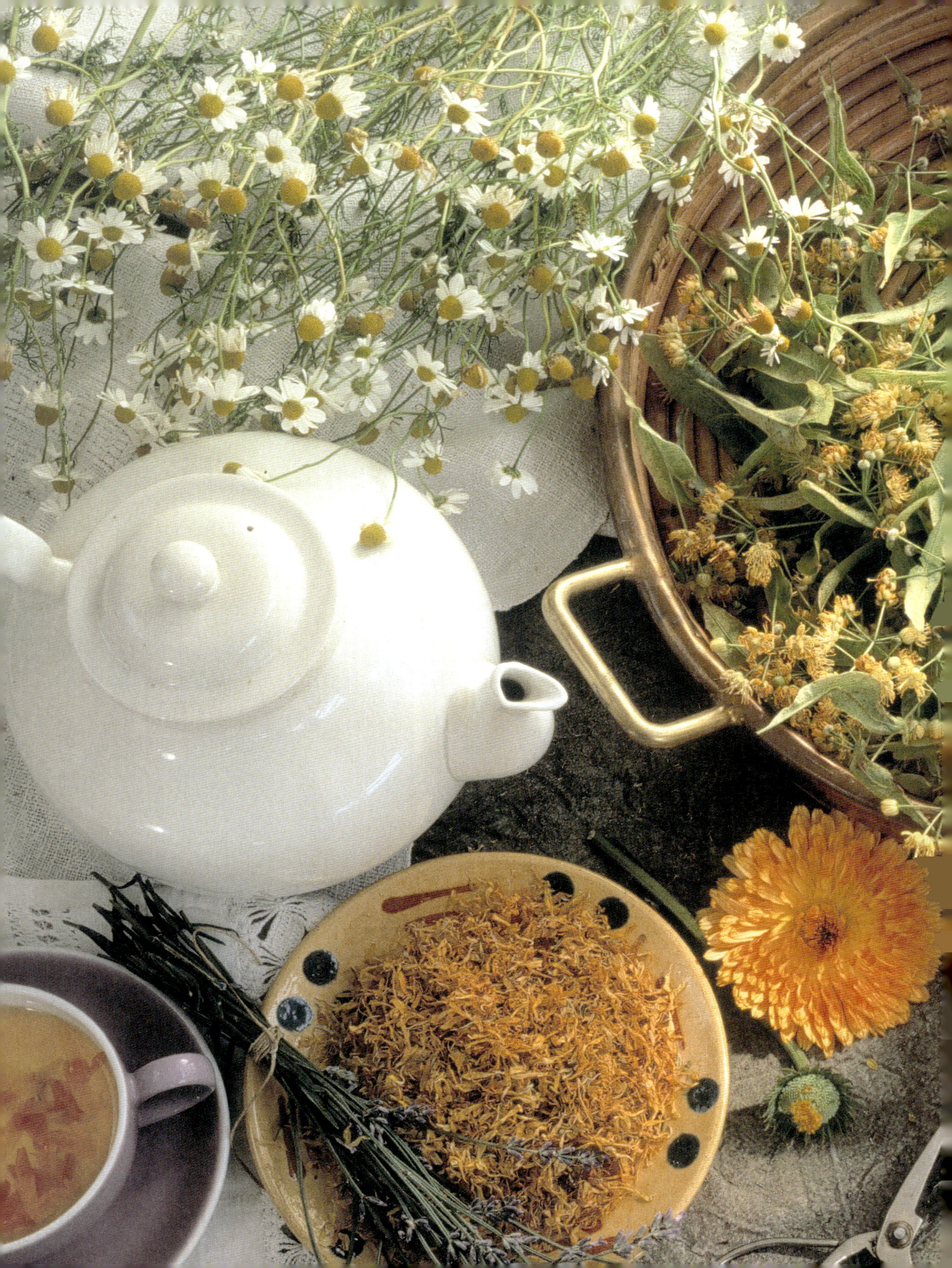

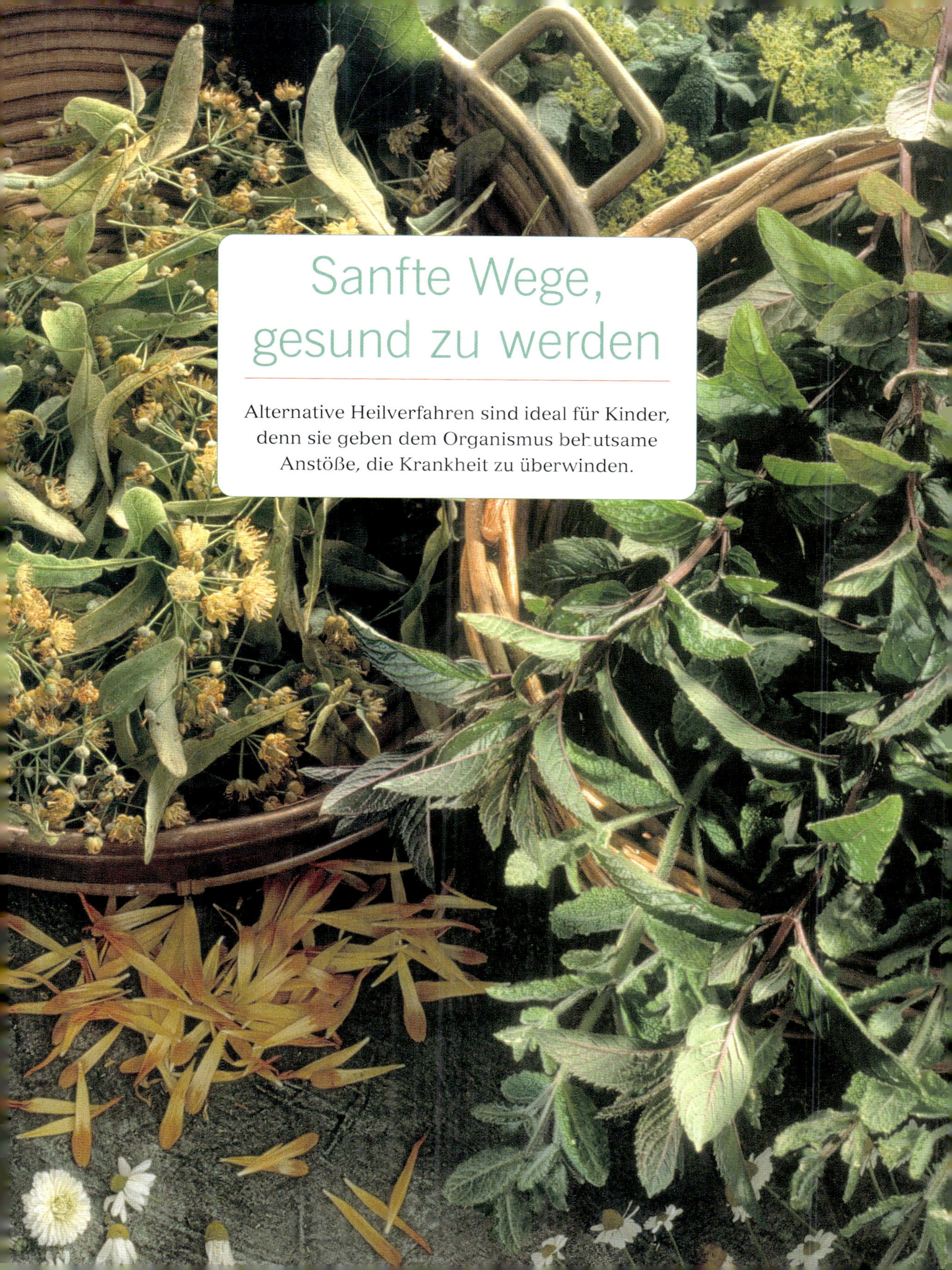

Sanfte Wege, gesund zu werden

Alternative Heilverfahren sind ideal für Kinder, denn sie geben dem Organismus behutsame Anstöße, die Krankheit zu überwinden.

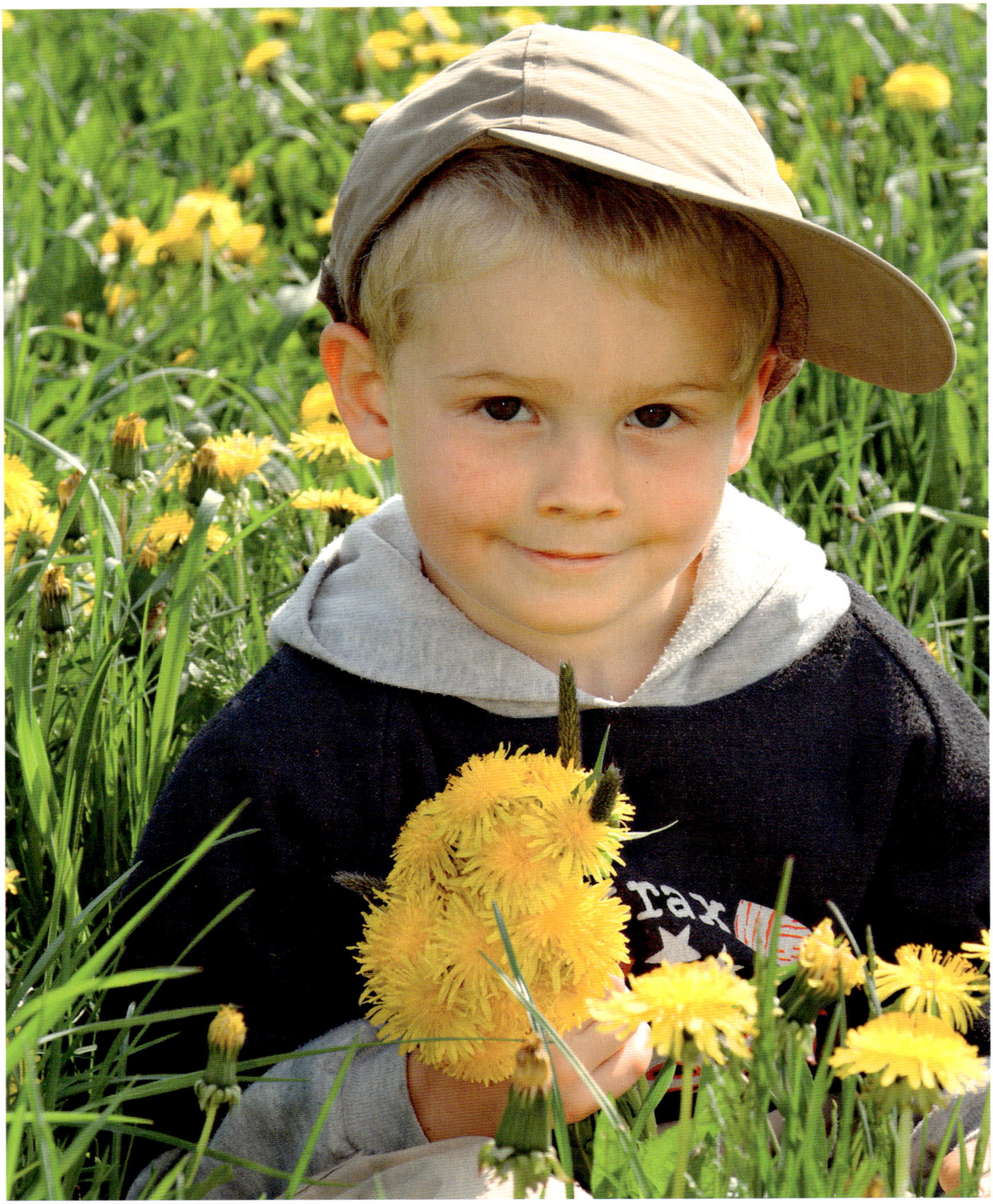

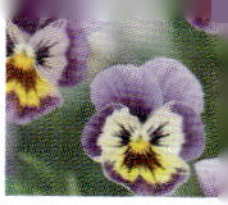

Die Kräuterapotheke

Auf Wiesen, in Wäldern und an Gebirgshängen wachsen zahllose Arzneimittel. Wie sie aussehen, wo sie zu finden sind, wann man sie pflücken und wie man sie verarbeiten muss – dieses Wissen war jahrhundertelang verschüttet. Heute wird es wieder geschätzt, nicht zuletzt deshalb, weil die Wirksamkeit pflanzlicher Inhaltsstoffe nun wissenschaftlich belegt ist.

Das erste europäische Heilpflanzenbuch ist fast 2000 Jahre alt. Der griechische Arzt Dioskurides hat es um 60 n. Chr. verfasst. In seiner »Materia medica« waren etwa 600 Kräuter beschrieben. Doch Dioskurides war nicht der Erste, der das kostbare Wissen schriftlich niederlegte. Man hat Keilschrifttafeln aus der altbabylonischen Kultur gefunden, die Pflanzenporträts zeigen. Hier hat die Kräutermedizin wohl auch ihre Anfänge genommen. Aus dem 16. vorchristlichen Jahrhundert stammt ein ägyptischer Papyrus, in dem rund 700 tierische und pflanzliche Wirkstoffe mit Rezepten dokumentiert sind.

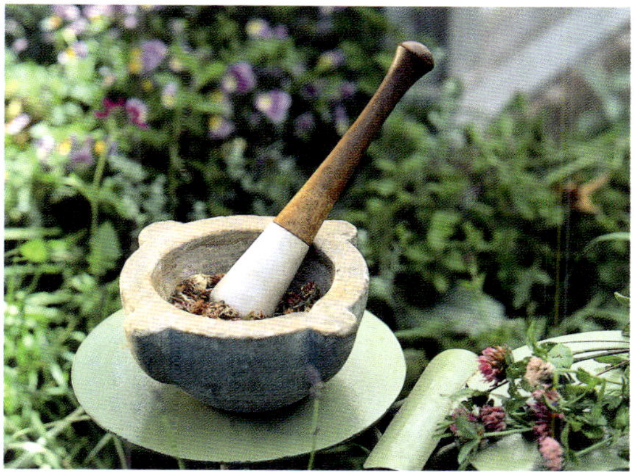

Härtere Pflanzenteile wie Samen müssen vor dem Aufguss im Mörser zerstoßen werden, um ihre Wirkung entfalten zu können.

Der griechische Leibarzt von Marc Aurel war prägend für die Geschichte der Medizin: Claudius Galenus von Pergamon, bekannt unter dem Namen Galen (129 bis etwa 200 n. Chr.). Er nahm die von Hippokrates (etwa 460 bis 370 v. Chr.) stammende Idee der vier Säfte auf, systematisierte sie und verfasste die Vier-Säfte-Lehre, auch Humoralpathologie genannt. Jahrhundertelang beherrschte sie das Denken der Medizin: Um gesund zu sein, sollen sich die vier Säfte »Schwarze Galle«, »Schleim«, »Blut« und »Gelbe Galle« im Gleichgewicht befinden. Überwiegt einer der Säfte, befindet sich der Mensch im Ungleichgewicht – er ist krank. Diesen Denkansatz finden wir in den asiatischen Heilweisen wieder: Ein Ungleichgewicht der einzelnen Elemente im Körper führt zu Unwohlsein und Krankheit. Sowohl Galen als auch die Ärzte der traditionellen asiatischen Heilweisen sehen die Aufgabe des Heilkundigen darin, die

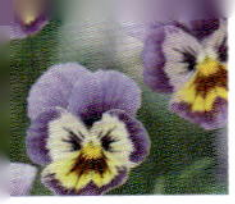

Ursache für dieses Ungleichgewicht aufzuspüren und das Gleichgewicht wiederherzustellen. In der westlichen Welt rückte die Bedeutung des inneren Gleichgewichts für die Gesundheit des Menschen erst im 20. Jahrhundert wieder ins Bewusstsein der Medizin: Die wissenschaftlich-rationale Grundlage dafür bilden die Erkenntnisse der Psychosomatik, der Lehre der gegenseitigen Beeinflussung von Seele und Körper, und die der Psychoneuroimmunologie, der Lehre von den Zusammenhängen zwischen Seele, Geist und Immunsystem.

WAS WIRKT IN PFLANZEN?

Welche Beschwerden eine Pflanze lindern kann, darüber entscheiden ihre Inhaltsstoffe. Meist überwiegt ein Wirkstoff – er bestimmt ihr »Einsatzgebiet«.
Alkaloide sind stickstoffhaltige Verbindungen, die schon in geringer Dosierung schwere Vergiftungen hervorrufen können. In kontrollierten Mengen sind sie wirksame Heilmittel; z. B. in Tollkirsche und Eisenhut.
Ätherische Öle sind leicht sich verflüchtigende Stoffe, die in allen Pflanzen in unterschiedlicher Menge enthalten sind. Sie wirken schleimlösend, desinfizierend, krampflösend oder auswurffördernd.
Bitterstoffe regen das Verdauungssystem schon beim ersten Kontakt mit der Mundschleimhaut an; z. B. in Enzian, Tausendgüldenkraut, Benediktenkraut.
Saponine bilden in Verbindung mit Wasser seifenähnlichen Schaum und wirken schleimlösend, harntreibend und verdauungsfördernd; z. B. in Efeu, Primel.
Schleimstoffe quellen auf und bilden eine Schutzschicht für entzündete Schleimhäute; z. B. in Eibisch.

Schätze der Klosterheilkunde

Seit dem 6. Jahrhundert haben die Klöster sich mehr und mehr der Krankenpflege und der Beschaffung notwendiger Arzneimittel verschrieben. Damals wurde in den Klöstern fast ausschließlich mit Pflanzen geheilt. Die Pflanzenheilkunde wurde ein Teil der Ganzheitsmedizin, die den Menschen als eine Einheit von Körper, Geist und Seele auffasst. Schon Benedikt von Nursia, der Gründer des Mutterklosters des Benediktinerordens auf dem Monte Cassino in Süditalien, legte in seiner Ordensregel fest, dass die Pflege und Gesunderhaltung des Körpers ebenso wichtig sei wie die Sorge um die Seele. Von da an wurden in Klöstern Heilkenntnisse zusammengetragen und Mönche in der Krankenpflege ausgebildet. Das war geradezu revolutionär, galten doch Schwache und Kranke in der damaligen untergehenden griechisch-römischen Kultur als selbst verantwortlich für ihr Leiden und damit als verachtenswert. Die Mönche hingegen lebten nach dem christlichen Gebot der Nächstenliebe und Barmherzigkeit und verstanden ihr Engagement als Dienst an Jesus Christus. Endlich konnten sich Kranke und Behinderte an einen Ort wenden, an dem ihnen geholfen wurde. Und es blieb nicht nur bei der Anlage und Pflege klösterlicher Kräutergärten und der Versorgung der Kranken. Es gab noch Grundlegenderes zu tun: Die Menschen sollten lernen, wie man Körper und Seele gesund erhält. Zu diesem Zweck wurden zahlreiche Bücher der Klosterheilkunde verfasst.

Philologen, Pharmazeuten und Ärzte versuchen heutzutage, diese Werke zu entschlüsseln, um sie für Heilzwecke in unserer modernen Zeit zu nutzen. Die Schwierigkeit liegt dabei weniger in der Übersetzung aus dem Lateinischen als vielmehr in der Identifizierung der beschriebenen Pflanzen. Was verstand der Autor beispielsweise unter »Zauberkraut«? Was davon sollte zu Heilzwecken verwendet werden – die Wurzel, der Stängel oder das Kraut? Auf der Suche nach weiteren mittelalterlichen Heilwerken werden immer mehr Klosterbibliotheken erforscht. Originale findet man jedoch nur noch selten. Denn als im 12. Jahrhundert die ersten medizinischen Universitäten entstanden, begann die Bedeutung der Orden für die Krankenpflege allmählich zu schwinden. Auch wenn die Klosterapotheken bis ins 18. Jahrhundert hinein erhalten blieben, wurde auf die klösterliche Heilkunde immer weniger Wert gelegt.

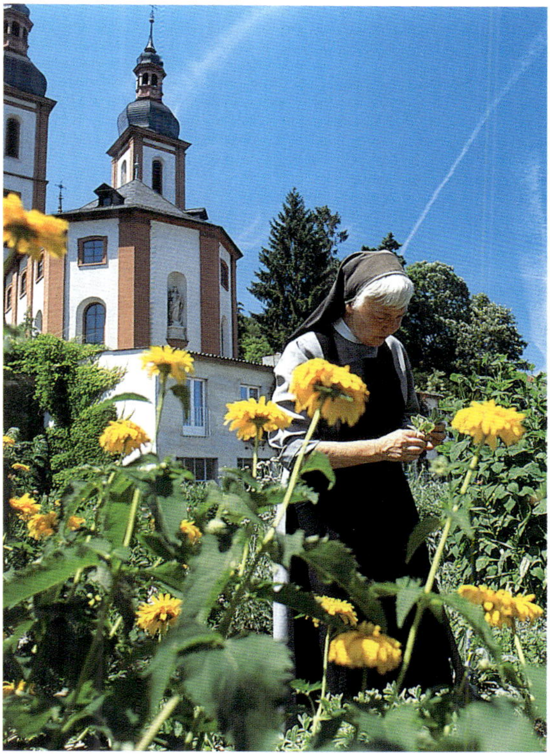

Viele Klöster pflanzen und planen ihre Kräutergärten auch heute nach den mittelalterlichen Vorbildern.

Hildegard von Bingen

Die Nonne und Äbtissin lebte im 12. Jahrhundert und ist heute weltberühmt. Ihr erstes großes Visionenbuch mit dem Titel »Scivias« – auf Deutsch »Wisse die Wege« – soll Hildegard von Bingen auf göttlichen Befehl und zunächst recht widerwillig begonnen haben. Doch Hildegard muss Gefallen am Schreiben gefunden haben, denn all ihre Werke über Gesundheit, Krankheit und Heilung sind mit großem Engagement verfasst. Der rote Faden darin: Gesund ist, wer mit Gott und der Welt im Einklang lebt. Und: Die wichtigsten Heilmittel sind Pflanzen. Hildegards Schriften waren acht Jahrhunderte lang verschollen, bis man einen Teil in der Königlichen Bibliothek von Kopenhagen wiederfand. Der österreichische Arzt Gottfried Hertzka probierte fast 2000 der Heilrezepte aus und gab sein Wissen in dem Buch »So heilt Gott« weiter. Dieses Werk wurde ein Bestseller;

der Begriff »Hildegard-Medizin« war geboren. Nur wenige Werke aus den vergangenen Jahrhunderten wurden derart berühmt und fanden eine solche Verbreitung. Hildegards Lehren sollten zum »umfassenden Heilwerden« führen, zu einem Leben, das mit Gott und der Welt im Reinen ist. Nach Hildegards christlicher Überzeugung kommt jeder gesund zur Welt. Doch »je mehr ein Mensch sich von Gott entfernt, entfremdet er sich auch von sich selbst«. Solche Aussagen haben auch heute erstaunliche Gültigkeit, kennt doch der moderne Gottesbegriff viele Auslegungen – wie etwa die, Gott in der Natur zu sehen.

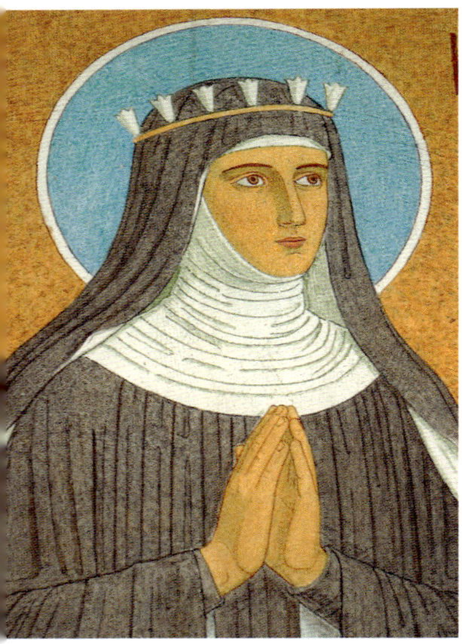

Die Äbtissin Hildegard von Bingen war die große Frau der Heilkunde im 12. Jahrhundert. Sie verband in ihren Schriften Kloster- und Volksmedizin.

Als Benediktinerin kannte sich Hildegard von Bingen mit den Heilkräften der Pflanzen bestens aus. Eine besonders große Rolle spielten für sie die Gewürze Galgant, Bertram und Quendel, deren tägliche Verwendung sie empfahl. Galgant, gewonnen aus der fernöstlichen Galgantwurzel und laut Hildegard das »Gewürz des Lebens«, wirkt verdauungsfördernd, schmerzlindernd, krampflösend und stressmildernd. Bertram hat eine reinigende und stärkende Wirkung. Und das dritte Hildegard-Grundgewürz, der Quendel oder wilde Wiesen-Thymian, soll die Hautdurchblutung fördern und neben Akne auch Neurodermitis lindern.

Neues Verständnis für altes Wissen

Innerhalb der modernen Pflanzenheilkunde – auch Phytotherapie genannt – gibt es unterschiedliche Ansätze: Das Interesse der wissenschaftlichen Phytotherapeuten gilt den einzelnen Inhaltsstoffen und deren wissenschaftlich-pharmakologischer Nachweisbarkeit. Phytotherapeutische Präparate (Phytopharmaka) kann man in Form von Tabletten, Tinkturen, Säften oder Salben in der Apotheke kaufen. Die erfahrungsheilkundlich orientierte Phytotherapie verfügt über umfangreiche Kenntnisse der traditionellen Anwendung von Heilpflanzen. In der so genannten Volksmedizin kommen die Pflanzen frisch oder getrocknet zum Einsatz. Man verwendet sie ganz oder nur die Teile, die die wichtigsten Wirkstoffe enthalten. Dies erfordert mehr Aufwand, man braucht Nachschlagewerke oder entsprechenden Unterricht. Einigkeit besteht auf beiden Seiten darin, dass pflanzliche Arzneien – anders als schulmedizinische – mehr mit dem Organismus als gegen seine Regulations- und Ordnungssysteme arbeiten und Nebenwirkungen seltener sind.

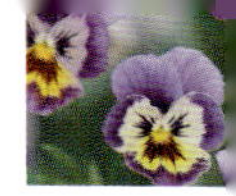

Pflanzliches statt Antibiotika?

Die Kräuter verfügen über ein erstaunliches »Waffenarsenal« zu ihrer Selbstverteidigung. Sogar keimtötende Wirkstoffe sind darunter. Flechten wie das Isländisch Moos, das man vor allem bei Halsentzündungen einsetzt, sind mit antibiotischen Fähigkeiten ausgestattet. Keimtötend wirken auch ätherische Öle, wie sie in Thymian, Salbei, Oregano, Knoblauch, Teebaum oder in der Kamille enthalten sind. Man sollte allerdings nicht zu isolierten ätherischen Ölen auf synthetischer Basis greifen, denn am besten wirken pflanzliche Inhaltsstoffe immer in ihrem natürlichen Verbund. Pflanzen mit antibiotischer Wirkung haben nicht annähernd die Schlagkraft wie beispielsweise Penizillin-Präparate. Bei schweren Infekten wie etwa einer komplizierten Mittelohrentzündung oder einer Lungenentzündung kann man meist nicht auf etablierte Antibiotika verzichten. Bei leichteren Infektionen können die pflanzlichen Wirkstoffe aber von Nutzen sein, vor allem bei Erkältungskrankheiten, Magen-Darm-Infektionen oder Blasenentzündungen. Die Aktivität des Immunsystems wird mit pflanzlichen Antibiotika nicht vollkommen außer Kraft gesetzt, es erhält vielmehr Unterstützung. Das ist gerade in der Behandlung von Kindern so wesentlich. Denn die vielen »banalen« Infekte, die ein Kind durchmachen muss, sind sinnvoll: Die Selbstheilungskräfte bekommen dadurch gut dosierte Wachstumschancen.

WELCHE PFLANZENTEILE WÄHLT MAN?

Die heilenden Wirkstoffe sind selten in der ganzen Pflanze in derselben Konzentration enthalten. Deshalb finden oft nur Teile eines Krauts Verwendung:

Früchte bzw. Samen: Anis, Bockshornklee, Fenchel, Herbstzeitlose, Holunder, Kümmel

Blüten: Arnika, Eibisch, Holunder, Kamille, Linde, Mädesüß, Malve, Ringelblume

Blätter: Birke, Brennnessel, Brombeere, Efeu, Eibisch, Malve, Melisse, Pfefferminze

Oberirdische Pflanzenteile: Benediktenkraut, Eisenkraut, Gänsefingerkraut, Hirtentäschel, Johanniskraut

Wurzel bzw. Knolle: Baldrian, Bibernelle

Rinde: Eiche, Weide

Erkältungsschutz mit Pflanzen

Seit der Wiederentdeckung der Pflanzenheilkunde in den letzten Jahren wird immer mehr Kräutern eine immunstärkende Wirkung zugeschrieben. Darunter sind etwa Holunder, Brechwurz, Roter Sonnenhut (Echinacea), Thuja, Gelber Jasmin oder die Kapland-Pelargonie. All diese Pflanzen besitzen mehr als einen Wirkstoff. Der Rote Sonnenhut, die Echinacea, ist die am besten untersuchte

Pflanze. Sie enthält Substanzen, die gegen Bakterien wirksam sind. Diese Wirksamkeit wird zusätzlich verstärkt durch andere Stoffe, die als Reizkörper bestimmte Immunzellen aktivieren. Beide Prinzipien, die im Körper gemeinsam wirken, machen Präparate mit Sonnenhut oder anderen Pflanzen mit immunmodulierender Wirkung für die Medizin so wertvoll. Sie können die Häufigkeit von grippalen Infekten reduzieren und die mit ihnen verbundenen Beschwerden mildern.

WIE WENDET MAN PFLANZEN AN?

Damit die Inhaltsstoffe ihre heilenden Wirkungen entfalten können, muss ein Tee richtig zubereitet sein. **Der Aufguss** ist die häufigste Zubereitungsart. Dabei übergießt man 1–2 TL getrocknete Pflanzenteile mit 1 Tasse kochendem Wasser, lässt sie 10 Min. ziehen und seiht sie ab. **Die Abkochung** wendet man bei harten Pflanzenteilen wie Wurzeln, Stängeln oder Früchten an. 1–2 TL Pflanzenteile, bei Bedarf fein geschnitten, setzt man mit 1 Tasse kaltem Wasser an, kocht sie je nach Rezept einige Minuten und seiht sie ab. **Den Kaltauszug** macht man bei schleimhaltigen Pflanzen wie Eibischwurzeln oder bei Pflanzen mit hitzeempfindlichen Inhaltsstoffen. Dabei übergießt man die Pflanzenteile wie bei der Abkochung mit kaltem Wasser, lässt den Sud aber 6–8 Stunden ziehen. Nach dem Abseihen wird der Tee nur leicht erwärmt. Wichtig für alle Zubereitungsarten: Das Gefäß sollte immer zugedeckt werden, damit die wertvollen Inhaltsstoffe nicht verloren gehen.

Mit Vorsicht genießen

Echinacea-Arzneien scheinen hinsichtlich ihrer Nebenwirkungen zwar relativ harmlos zu sein, doch gehört die Pflanze zur Gruppe der Korbblütler, deren Vertreter Allergien auslösen können. Grundsätzlich gilt: Treten nach der Einnahme Symptome wie Hautveränderungen auf, muss man das Präparat sofort absetzen und den Arzt aufsuchen! Wichtig ist auch, dass Eltern bei Kindern unter zwei Jahren keine Immunstimulation versuchen sollten, denn je jünger ein Kind ist, desto unreifer ist sein Immunsystem. Obwohl noch nicht voll entwickelt, ist das Abwehrsystem dennoch schon fein reguliert. Wird es durch entsprechende Medikamente stimuliert, muss eine Gegenregulation erfolgen, damit das sensible System nicht aus dem Gleichgewicht gerät. Deshalb soll man das Immunsystem von Kleinkindern nicht über Wochen und Monate mit solchen Präparaten in Alarmbereitschaft halten.

Heilpflanzen für Kinder

Es gibt seit Menschengedenken ausgesprochene »Kinderpflanzen« wie Kamille, Gänseblümchen, Ackerstiefmütterchen oder Spitzwegerich. Kinder sind sehr sensibel und alles bei ihnen ist neu angelegt, deshalb sprechen sie so gut auf die natürlichen Heilmittel an. Aber sie können auch überraschend heftig reagieren, unter Umständen sogar mit Allergien. Denn Pflanzen können sanft, aber auch stark wirken. Und alles, was stark wirkt, kann auch Nebenwirkungen haben. Aus diesem Grund sollten Eltern sehr gut über die einzelnen Pflanzen und ihre Wirkungsweisen informiert sein. Auch für die Dosierungen gibt es einige Regeln: Schulkinder erhalten bei Tees die Hälfte der für Erwachsene angegebenen Dosis, für kleinere Kinder halbiert man die Dosis noch einmal. Will man Heilkräuter selbst sammeln, muss man genaue Kenntnisse haben, denn etliche unter ihnen sind geschützt, einige sind leicht mit giftigen oder unwirksamen »Doppelgängern« zu verwechseln. Da auch Wechselwirkungen mit synthetischen Medikamenten auftreten können, sollten Eltern immer auch den Kinderarzt informieren, wenn sie ihrem Kind zusätzlich zum Verordneten etwas Pflanzliches geben.

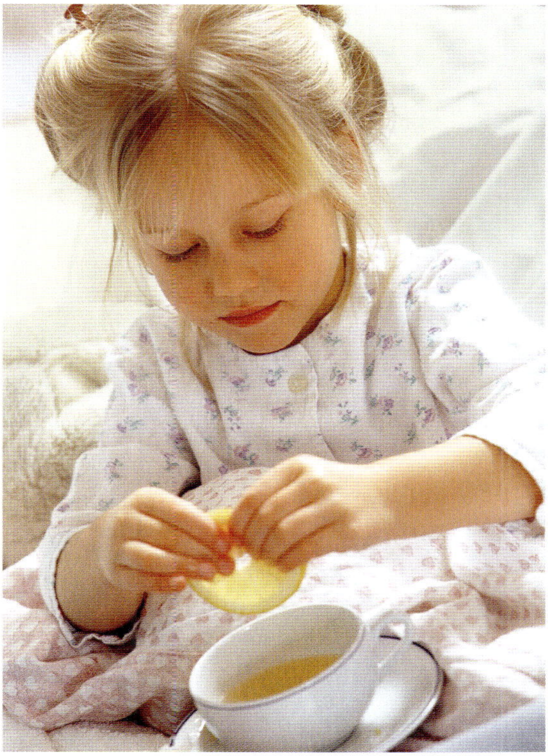

Gerade bei Erkältungskrankheiten darf die Zitrone nicht fehlen. Sie enthält viel Vitamin C und ätherisches Öl, das entzündungshemmend wirkt.

Doch trotz aller Mahnungen zur Vorsicht bleibt es dabei: Viele pflanzliche Arzneimittel sind gut verträglich – und damit ideal für Kinder. Bei zwei Pflanzenfamilien muss man wegen der Gefahr allergischer Reaktionen allerdings grundsätzlich vorsichtig sein: Das sind die Korb- und die Doldenblütler. Zu den Korbblütlern gehören beispielsweise Arnika, Kamille und Löwenzahn, zu den Doldenblütlern zählt man unter anderen Anis, Fenchel und Kümmel. Kinder, die zu Allergien neigen, sollte man besonders behutsam behandeln. Man geht davon aus, dass blonde und rothaarige Kinder sensibler auf Pflanzen reagieren können.

Es gibt auch Pflanzen, die für Kinder nicht geeignet sind. Das betrifft unter anderem alle bitteren Kräuter oder Pflanzen mit einem hohen Gehalt an ätherischen Ölen. Die Pfefferminze zum Beispiel ist in zu hohen Dosen schädlich für Kinder, deshalb sollte bei anhaltenden Verdauungsbeschwerden eher Kümmel zum Einsatz kommen. Für Schulkinder gilt: 1 EL Pfefferminzblätter pro Tag, dies entspricht etwa 3 Tassen Tee. Kindergartenkinder sollten nur die halbe Dosis bekommen.

Kaufen von Heilpflanzen

Für den Einkauf von Heilkräutern empfiehlt es sich, entweder eine auf Heilpflanzen spezialisierte Apotheke oder einen Kräuterladen ausfindig zu machen. In gut besuchten Kräuterläden bekommt man oft die frischere Ware, da sie einen größeren Umsatz an Trockendrogen haben. In jedem Fall sollte man nachfragen, welche Kontrollen die Teedrogen durchlaufen. Stammen die verwendeten Pflanzen zum Beispiel aus kontrolliert-biologischem Anbau, ist das ein wichtiges Sicherheitskriterium. Einkaufshilfen können auch Farbe und Geruch von getrockneten Heilpflanzen sein. Je frischer die Pflanzen sind, desto intensiver riechen sie und umso kräftiger ist ihre Farbe. Heilpflanzen aus der Apotheke unterliegen strengen Auflagen und Kontrollen bezüglich Reinheit, Inhaltsstoffen und Schadstoffbelastung. So genannte Zulassungsnummern, wie es sie auch bei den chemisch definierten Medikamenten gibt, gewähren hier Sicherheit.

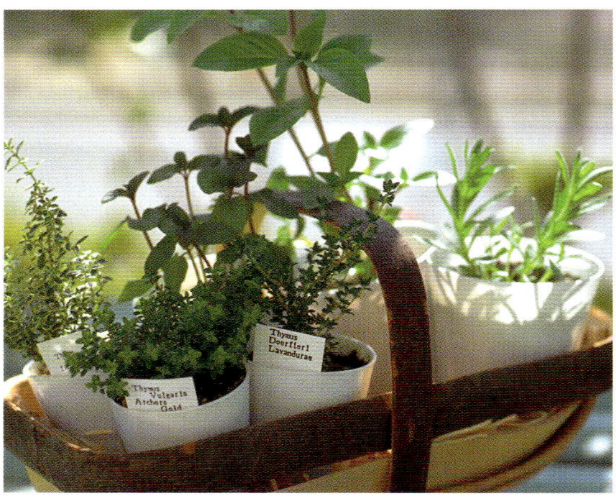

Um sich für die Küche und zu Heilzwecken selbst versorgen zu können, braucht man nur eine Fensterbank. Wichtig ist allerdings, dass man die Pflanzen in biologischen Gärtnereien kauft.

Heilen mit Liebe und Ritualen

Ein Kind, dessen Eltern sich mit der Heilkraft der Pflanzen auskennen, lernt etwas sehr Wesentliches: Wir Menschen sind unseren Beschwerden nicht hilflos ausgeliefert. Die Natur hält alles bereit, damit es uns bald wieder besser geht. Bereiten Eltern ihren Kindern aus Heilpflanzen einen intensiven, schmackhaften Tee, verwenden sie eine Tinktur, einen Saft oder Badezusatz, dann geben sie damit ihrem kleinen Patienten Zuwendung, die dem Heilprozess neben den Pflanzenwirkstoffen auch sehr förderlich ist. Die positiven Sinnesreize durch die Anwendungen unterstützen die Heilung. Man muss nicht esoterischen Weltbildern anhängen, um zu verstehen und zu akzeptieren, dass die Rituale, die mit der Zubereitung von pflanzlichen Arzneien verbunden sind, eine zusätzliche Heilwirkung bei Kindern haben. Schließlich ist an jedem Heilungsprozess auch die Seele beteiligt. Selbst der Schulmedizin zugeneigte Fachleute drücken das dann oft so aus: »Die Pharmakologie wird häufig über- und die Psychologie unterschätzt.«

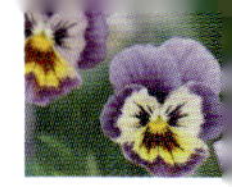

Heilpflanzen: Wirkung und Anwendungen

ARNIKA	schmerzlindernd, wundheilungsfördernd, desinfizierend, entzündungshemmend	Verletzungs- und Unfallfolgen, schlecht heilende Wunden, Insektenstiche
BALDRIAN	anregend bei Konzentrationsschwäche, beruhigend bei Nervosität und Ängsten	Unruhezustände, nervös bedingte Einschlafstörungen
BRENNNESSEL	harntreibend, entzündungshemmend, blutreinigend	Harnwegsinfekte, zur Entgiftung und Stoffwechselanregung (Fasten)
EICHE	zusammenziehend, entzündungshemmend, virushemmend	entzündliche Hauterkrankungen, Durchfallerkrankungen
FENCHEL	krampflösend, entzündungshemmend, schleimlösend, entblähend	Atemwegserkrankungen, Blähungen, Magen-Darm-Krämpfe
JOHANNIS-KRAUT	stimmungsaufhellend, wundheilend, entzündungshemmend	Angst und Depression, Nervosität, Verletzungen, Verbrennungen
KAMILLE	entzündungshemmend, krampflösend, beruhigend, keimhemmend	Hautentzündungen, Atemwegserkrankungen, Magen-Darm-Krämpfe
LINDENBLÜTEN	schweißtreibend, hustenreizlindernd, fiebersenkend, immunstärkend	Erkältungen, trockener Reizhusten, Blasen- und Nierenleiden
MELISSE	beruhigend, entkrampfend, entblähend, keimhemmend	Einschlafstörungen, Nervosität, Magen-Darm-Krämpfe, Herpes
RINGELBLUME	entzündungshemmend, wundheilend, aktiviert das lokale Immunsystem	Schleimhautentzündungen, schlecht heilende Wunden
ROSMARIN	krampflösend, vitalisierend, hautreinigend, durchblutungs- und heilungsfördernd	Verdauungsbeschwerden, niedriger Blutdruck, Wunden
SALBEI	entzündungs- und keimhemmend, sekretionsfördernd, schweißhemmend	Schleimhautentzündungen in Mund, Rachen und Darm, Durchfälle

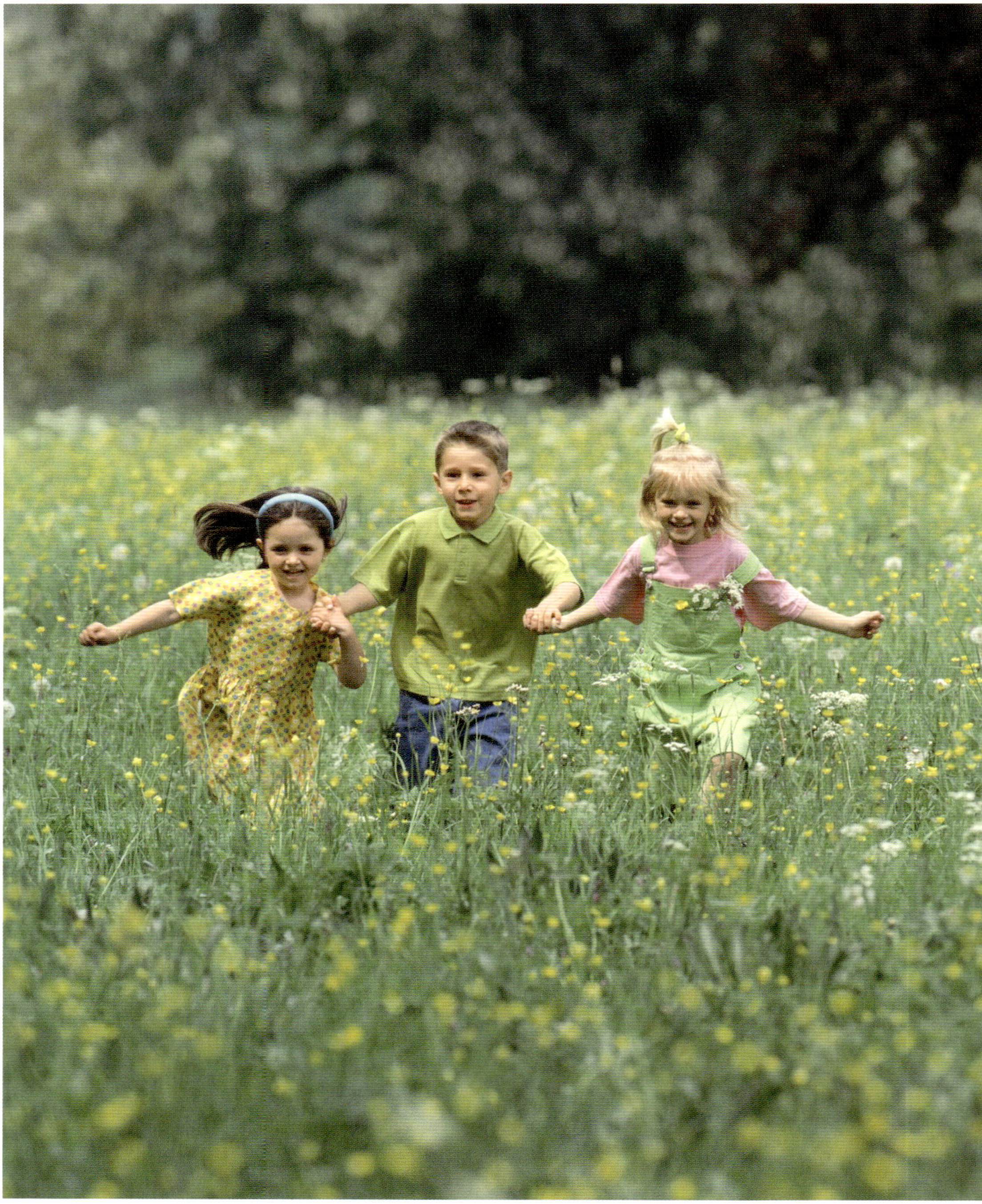

Homöopathie

Mit ihren sanften Impulsen zur Selbstheilung ist die Homöopathie ein alternatives Heilverfahren, das mittlerweile auch viele Kinderärzte anwenden. Homöopathische Mittel schlagen bei Kindern besonders gut an und sind daher oft eine willkommene Ergänzung zur Schulmedizin.

Weshalb sie wirkt, begreife er selbst nicht. Dieses Bekenntnis von Samuel Hahnemann, dem Begründer der Homöopathie, ist Wasser auf die Mühlen der Kritiker. Sie meinen, mehr als Placebo-Effekte könne die Homöopathie nicht bewirken, denn die Gabe von extrem verdünnten Arzneien, deren Wirkstoffe wissenschaftlich nicht mehr nachweisbar sind, verstoße gegen grundlegende Erkenntnisse der Chemie. Und dennoch: Den Heilerfolgen der Globuli haben auch die Kritiker dieses Verfahrens immer weniger entgegenzusetzen. Und schon morgen kann ein Fenster in der Forschung aufgehen – beispielsweise in der Quantenelektrodynamik, einem noch recht jungen Zweig der Physik –, das den Blick auf das Wirkprinzip der Homöopathie freigibt.

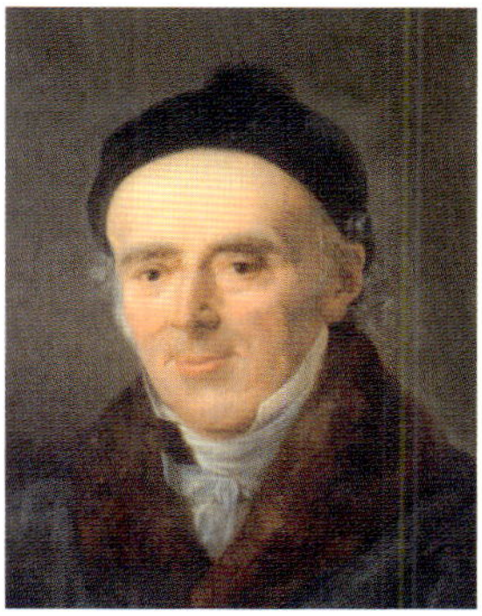

Schon zu Lebzeiten bewundert und umstritten: Samuel Hahnemann (1755–1843), der Begründer der Homöopathie.

Die Homöopathie stimuliert die Selbstheilungskräfte

Die Selbstheilungskräfte von Kindern sind nicht nur für Eltern, sondern auch für Kinderärzte immer wieder ein Wunder. Man sollte alles dafür tun, sie zu bewahren und möglichst ungestört reifen zu lassen. Da Kinder sich noch am Anfang des Lebens befinden, besitzen sie ein hohes Entwicklungspotenzial all ihrer heranreifenden biologischen Organsysteme. Außerdem sind sie noch weitgehend unbelastet von Zivilisationsfaktoren wie Stress, falscher Ernährung, Schadstoffen und ungesunden Lebensweisen. Sind die Regulationssysteme des kindlichen Körpers aus dem Gleichgewicht geraten, hilft in der Homöopathie ein passendes so genanntes Konstitutionsmittel, die energetische Ausgewogenheit wiederzufinden. Vor allem bei kleinen Kindern lassen sich die körpereigenen Selbstheilungskräfte auf natürliche Weise und sehr wirkungsvoll bereits durch kleinste Anreize aktivieren. Während die Schulmedizin chemisch in den Stoffwechsel eingreift, um Beschwerden zu bekämpfen, bekämpft die Homöopathie nicht – sie stimuliert. Sie motiviert den Organismus dazu, die Regulation selbst in die Hand zu nehmen, und nutzt dazu die Informationsimpulse der homöopathischen Arzneien. Dafür reichen unvorstellbar kleine Arzneimittelgaben aus.

Die drei Säulen der Homöopathie

Den uralten medizinischen Grundsatz, dass Ähnliches mit Ähnlichem geheilt werden könne (»Similia similibus curentur«), hat Samuel Hahnemann vor 200 Jahren in seinem legendären Selbstversuch mit Chinarinde neu entdeckt. Er entwickelte nach der Einnahme als gesunder Mensch Fieberschübe, wie er sie von Malariakranken kannte, die eben durch die Gabe von Chinarinde geheilt werden konnten. Nach weiteren Selbstversuchen an sich, an Freunden und an seiner Familie formulierte er das »Ähnlichkeitsgesetz«, das sich als Grundprinzip bei der Heilung von Krankheiten zurückverfolgen lässt bis zu den griechischen Priesterärzten. Das Ähnlichkeitsgesetz und die »Arzneimittelprüfung am Gesunden« stellen zwei der drei Säulen dar, auf denen die Homöopathie fußt. Die dritte Säule ist das »Prinzip der Potenzierung«: Samuel Hahnemann stellte fest, dass die in der damaligen Medizin üblichen Dosierungen von Arzneien beträchtliche Nebenwirkungen oder sogar Symptome wie bei einer Vergiftung hervorriefen. Deshalb verdünnte er die Arzneien, wobei er sie auf jeder Verdünnungsstufe sehr stark verschüttelte. Heute werden die Stoffe zur Verdünnung zunächst intensiv mit Milchzucker verrieben und dann mit einem Wasser-Alkohol-Gemisch verschüttelt. So entstand eine weitere Besonderheit der Homöopathie: Die Potenzierung der Homöopathika, ein Verfahren, bei dem das krank machende Potenzial des Wirkstoffs in einen heilenden Reiz umschlägt. Das richtige homöopathische Mittel zu finden ist die eine Kunst, die richtige Potenz zu

DIE HOMÖOPATHISCHE REISEAPOTHEKE

Magen-Darm-Beschwerden: Nux vomica D6. Wenn das noch nicht hilft, sollte man mit Bryonia D6 abwechseln. Auch Okoubaka D6 hat sich bei Durchfall aufgrund von Klimaveränderungen bewährt.
Reiseübelkeit: Okoubaka D6, Cocculus indicus D6, Petroleum D6
Hautausschläge, Sonnenallergie und Lippenherpes: Rhus toxicodendron D6
Bei Fieber, Sonnenbrand (den man allerdings besser verhindern als behandeln sollte!) **oder leichtem Sonnenstich:** Belladonna D6
Jetlag und Schlafstörungen: Cocculus indicus D6
Insektenstich: Ledum palustre D6, Apis mellifica D6
Dosierung: 4- bis 6-mal täglich 3 Globuli

wählen die andere. Die hohen Verdünnungen waren immer wieder Anlass zu Kritik an diesem Heilverfahren, nach der Devise »Da ist nichts Wirksames mehr drin!«. Mittlerweile haben Chemiker beobachtet, dass auch stark verdünnte Ausgangslösungen ihre Informationen weitergeben, da sich Moleküle umso stärker aneinander klammern, je höher die Verdünnung ist. Vermutlich reagieren diese größeren Zusammenschlüsse intensiver mit biologischem Gewebe. Der Arzneireiz wird jedenfalls durch ein Kügelchen oder einen Tropfen genauso ausgelöst wie durch 20 oder durch 50.

Das Geheimnis des Potenzierens

In der Homöopathie gibt es rund 2000 Einzelmittel, die als Grundlage jeweils eine pflanzliche oder tierische Substanz, ein Mineral oder ein Metall enthalten. Seit ungefähr 200 Jahren werden die homöopathischen Arzneien auf unveränderte Weise hergestellt. Alle Arzneimittel sind apotheken-, aber nicht verschreibungspflichtig. Sie werden in dunklen Fläschchen angeboten, damit Lichteinwirkungen das Mittel nicht verändern.

So paradox es klingt: Je weniger Wirk- bzw. Botenstoff in den Mitteln enthalten ist, desto stärker und länger wirken sie. Der Verdünnungsgrad ist an dem Großbuchstaben und der Ziffer nach dem Namen der Wirksubstanz zu erkennen. D steht für Dezimal (1:10), C steht für Centesimal (1:100), Q steht für Quintesimal (1:50 000). C1 bedeutet also, dass 1 Teil Ursubstanz mit 99 Teilen Trägerstoff vermischt worden sind. Wird diese C1 wieder mit 99 Teilen verdünnt und verschüttelt, entsteht die C2. Man unterscheidet in der Homöopathie drei Potenzierungsstufen, die auf Körper, Geist und Seele wirken:

- **Tiefpotenzen (bis D6):** Urtinkturen (= 0) und Arzneien bis D3 werden nur bei ungiftigen Wirkstoffen, wie zum Beispiel Camphora (bei Erkältung), zubereitet. Sie wirken vornehmlich auf der körperlichen Ebene.
- **Mittelpotenzen (D12 bis D18):** Sie werden vor allem bei funktionellen Störungen eingesetzt – also Beschwerden ohne sichtbare Veränderungen an Organen und Geweben.
- **Hochpotenzen (ab D30):** Sie wirken vor allem im seelisch-geistigen Bereich und der Therapeut braucht sehr viel Erfahrung, um sie einzusetzen.

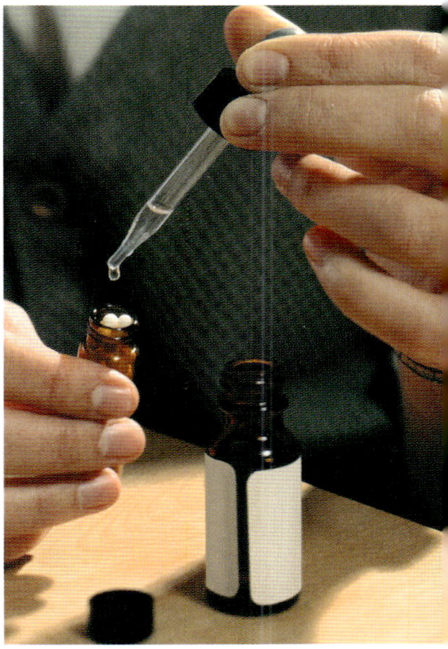

Globuli werden beim Hersteller oder beim Apotheker mit der potenzierten Arznei benetzt. Diese »Kügelchen« sind alkoholfrei und deshalb für Kinder sehr gut geeignet.

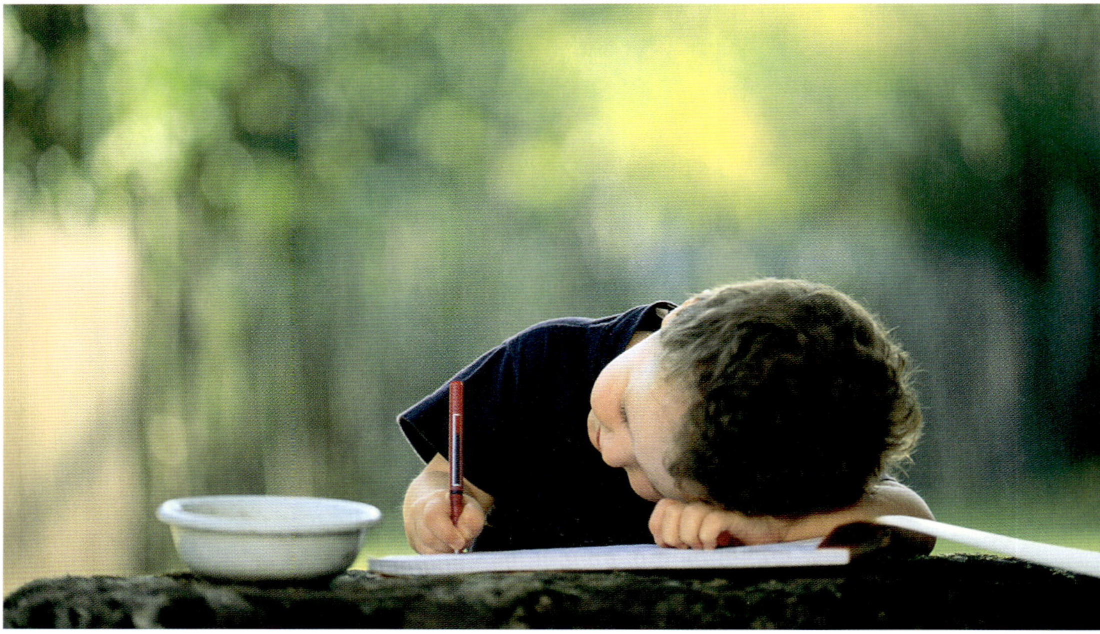

Es gibt Zeiten, in denen ein Kind in seiner Entwicklung gebremst ist. Die Homöopathie kann solche Blockaden durch Selbstheilungsimpulse auflösen und so zu einem geistigen, seelischen und körperlichen Entwicklungsschub verhelfen.

Für jeden Menschen die passende Arznei

Um die Selbstheilung bzw. Selbstregulation des kindlichen Körpers anzuregen, muss das gewählte Mittel möglichst genau zu seinen Modalitäten (siehe dazu auch Seite 26) passen. Kommt ein Kind beispielsweise wegen häufiger Kopfschmerzen in die Praxis, braucht der Arzt eine gute Beobachtungsgabe, um alles Wichtige zu sehen, zu erfragen und zu erspüren. Nicht nur Gestik, Mimik, Körperhaltung, Stimme und Wortwahl spielen eine Rolle, sondern vielleicht auch das Räuspern beim Erzählen über eine bestimmte Lehrerin. Es könnte ein Hinweis darauf sein, dass das Kind im Kontakt mit dieser Lehrerin verborgene Verletzungen oder Ängste hat.

Kopfschmerzen sind für Homöopathen also nicht gleich Kopfschmerzen. Und ein einziges Medikament bei Kopfschmerzen gibt es auch nicht, denn ein und demselben Symptom können ganz unterschiedliche Störungen zugrunde liegen, die jeweils unterschiedliche Arzneien erfordern. Die so genannte klassische Homöopathie kennt grundsätzlich keine Arzneien gegen bestimmte Krankheiten, sondern nur Mittel für einen bestimmten Menschen. So liegt auch den Einzelmitteln, wie etwa Arnica, Belladonna, Cha-

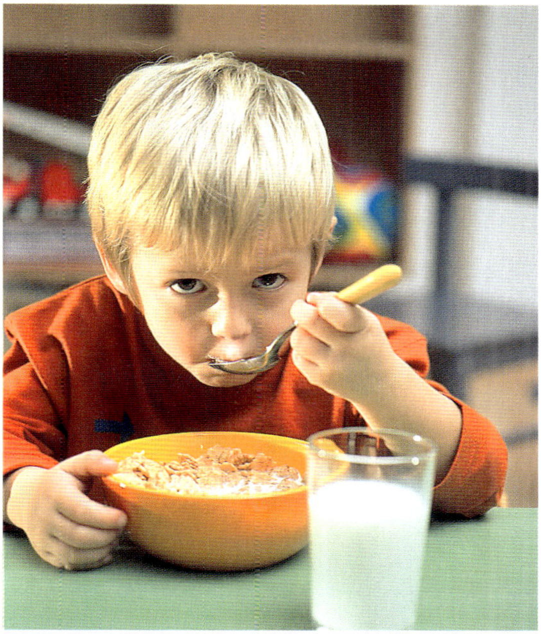

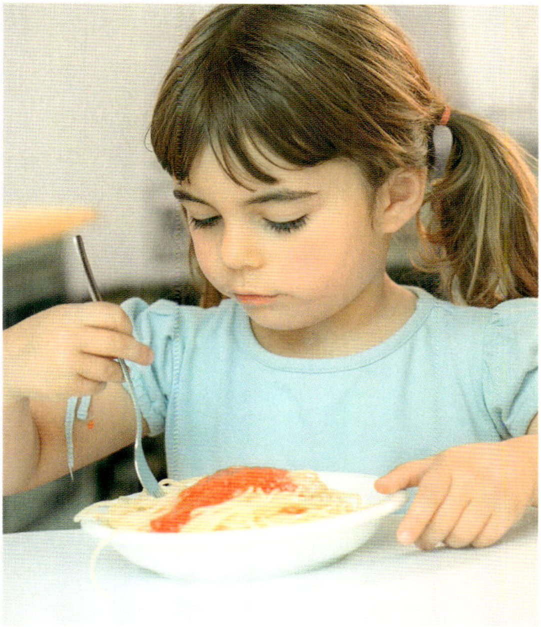

momilla oder Pulsatilla, kein herkömmlicher Beipackzettel bei, in dem beschrieben wird, gegen welche Beschwerden oder Störungen das Präparat eingesetzt werden soll und mit welchen Nebenwirkungen zu rechnen ist.

Geduld, Einfühlungsvermögen und ein »Urvertrauen« in die Selbstheilungskräfte, also in die Fähigkeit des Patienten, immer wieder die ganz eigene Balance zu finden, stehen sowohl bei homöopathisch behandelnden Ärzten als auch bei entsprechend ausgebildeten Heilpraktikern im Vordergrund. Diese Eigenschaften eines Therapeuten sind auch wichtig für die ausführliche und notwendige Anamnese, die wiederum das passende Konstitutionsmittel bestimmt. Denn für keine andere Heilkunde ist die Individualität eines Menschen ein so zentrales Thema wie für die Homöopathie. Homöopathen wollen so viel wie möglich zusammentragen über die Veranlagung eines Kindes, über seine Vorlieben, Erfahrungen, Erlebnisse und Stimmungslagen. Was sind seine Lieblingsspeisen, isst es lieber warm oder kalt, hat es nachts böse Träume, erwacht es morgens leicht, geht es auch bei niedrigen Temperaturen gern ohne Jacke aus dem Haus, welche Spiele liebt es, weint es schnell oder kann es etwas wegstecken?

Ob ein Kind Süßes oder Salziges bevorzugt, ob es kaltes oder warmes Essen lieber mag – auch das gibt Hinweise für die Wahl des Konstitutionsmittels.

Homöopathen denken ganzheitlich

Dass Körper, Seele und Geist eine Einheit sind, stand in der Homöopathie niemals außer Frage. Fieber und Schmerzen haben hier denselben Stellenwert wie Ängste, Grübeleien, Enttäuschungen und Wut. Krankheitssymptome zeigen die Anstrengungen des Organismus, alles wieder in die Balance zu bringen. Allein an den Symptomen ist deshalb nicht zu erkennen, was genau aus dem Lot ist.

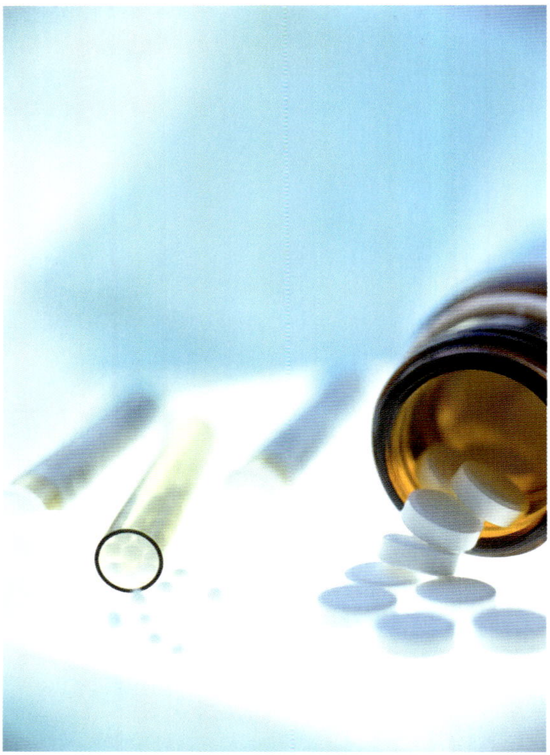

Homöopathische Mittel gibt es als Tabletten, Tropfen und Globuli. Diese »Kügelchen« bestehen aus Zucker und schmecken Kindern am besten.

In den Augen der Homöopathen ist jeder Mensch einzigartig, jedes Kind ein einmaliges Wesen. Und das nicht nur genetisch gesehen: Ein Menschenleben wird geprägt sowohl durch seine Eltern als auch durch frühere Generationen. Beschwerden und Krankheiten können durch diese (Vor-)Geschichte bzw. durch die sich daraus ergebende seelisch-geistige Veranlagung bedingt sein. Aber auch aufwühlende Erlebnisse (»Auslösungen«) können Störungen hervorrufen, worauf wiederum jedes Kind in einzigartiger Weise reagiert.

Für die individuelle Arzneimittelwahl sind die Symptome und Modalitäten wichtig: Wo genau machen sich die Beschwerden bemerkbar, wie fühlen sie sich an? Brennend, stechend oder drückend ...? Was lindert und was verstärkt sie, um welche Tageszeit treten die Beschwerden gehäuft auf, wonach sehnt sich das Kind, was meidet es? Symptome und Modalitäten begriffen zu haben bedeutet aus homöopathischer Sicht die erste wahre Begegnung mit dem Kind.

Manchmal wirken Globuli sofort

Die Homöopathie ist eine Familienmedizin – Mittel in der Niedrigpotenz lassen sich leicht einsetzen und ihre Wirkung kann in der Regel gut eingeschätzt werden. Es gilt die Faustregel: Je rascher die Krankheit gekommen ist, umso schneller muss das Mittel wirken.

Sind die Ohrenschmerzen in den vergangenen 15 Minuten eingetreten, sollte möglichst in 15 bis 30 Minuten Linderung erreicht werden. Bei chronischen Krankheiten, wie etwa Rheuma oder Neurodermitis, brauchen die Mittel drei bis vier Wochen, um Wirkung zu zeigen. Diese Erkrankungen haben sich entsprechend langsam entwickelt. Mit zunehmender Behandlungserfahrung bekommen auch die Eltern ein Gespür dafür, wie lange ein Mittel schwingt, das heißt, wie lange der Effekt im Körper zu sehen ist. Bei hochakuten Krankheiten lässt die Mittelwirkung manchmal nach 15 bis 30 Minuten wieder nach, dann darf das Kind die Gabe noch einmal bekommen. Hochpotenzen, die jedoch in der Regel nur von erfahrenen Therapeuten gegeben werden, zeigen meist einen wochenlangen Effekt. Bei der Auswahl der geeigneten Potenz sind zwei Regeln wichtig: 1. Je akuter die Krankheit, desto öfter erfolgt die Gabe. 2. Je höher die Potenz, desto seltener erfolgt die Gabe.

Wenn es dem Kind nach den ersten Gaben erst einmal schlechter geht, ist das oft sogar ein gutes Zeichen. Folgt dieser so genannten Erstreaktion bald eine deutliche Besserung der Beschwerden, so kann man sicher sein, dass die Behandlung anschlägt. Chronische Beschwerden gehören eher in die Hand eines erfahrenen Therapeuten, da die Erstreaktion schwer einschätzbar ist, leitet sie doch die in der Vergangenheit unterdrückten Krankheitssymptome zunächst aus, um den Körper für einen dauerhaften Heilungsprozess zu öffnen.

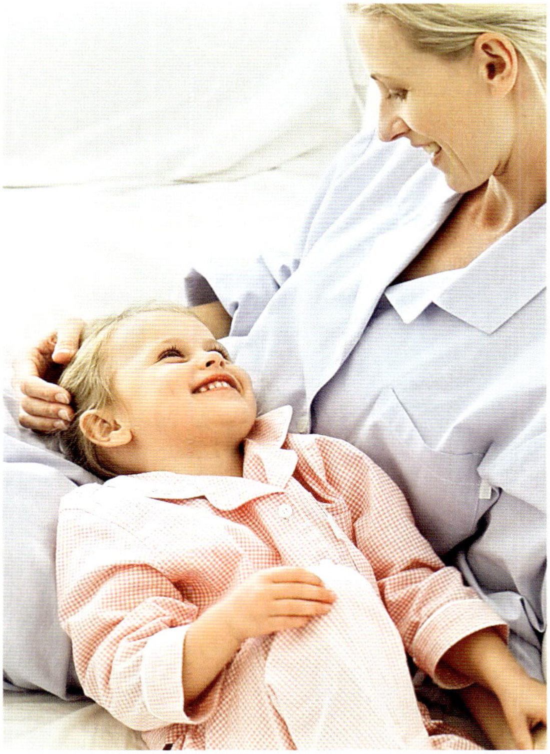

Vor allem wenn es zu einer Erstreaktion kommt, sind Verständnis und Zuwendung der Eltern für das Kind besonders wichtig.

Stört Zahnpasta die Wirksamkeit?

Ob die »Heilungshindernisse«, die Samuel Hahnemann dereinst zusammengetragen hat, allesamt ernst zu nehmen sind, darüber streiten sich die modernen Homöopathen. Heute warnen viele Homöopathen davor, die Arznei von einem Metalllöffel zu nehmen.

Auch wenn homöopathische Mittel Flugreisen überstehen müssen oder in der Nähe von Strahlungsquellen wie Computer, Fernsehern, Mikrowellengeräten oder Trafos für Halogenlampen aufbewahrt werden, könnte dies ihre Heilinformation verändern. Die gleichzeitige Einnahme schulmedizinischer Präparate halten manche homöopathisch orientierten Ärzte ebenfalls für ein Hindernis auf dem Weg zur Heilung. Überdies raten sie dazu, für die Einnahme der Arznei stets einen ruhigen Moment – am besten vor dem Essen – zu wählen.

Unumstritten wichtig ist: Das Mittel sollte nicht sofort heruntergeschluckt, sondern in der Backentasche so lange »aufbewahrt« werden, bis es sich aufgelöst hat. Homöopathische Wirkstoffe gelangen nämlich über die Mundschleimhaut in unseren Blutkreislauf, die Magensäure würde sie zerstören. Auch starke ätherische Öle, wie sie beispielsweise in Hustenbonbons, Zahncremes oder Bronchialbalsamen verwendet werden, können die Wirkung eines homöopathischen Arzneimittels stören. Die Regel, 30 Minuten vor und nach der Einnahme nicht die Zähne zu putzen und kein Pfefferminzbonbon zu lutschen, hat möglicherweise ihre Berechtigung. Damit Homöopathika ihre Wirkung im Laufe der Zeit nicht verlieren, sollten die dunklen Fläschchen am besten in einer Schublade aufbewahrt werden.

HEILERFOLGE IN SCHWIERIGEN FÄLLEN

Nasenbluten: Phosphor D30 (einmalig 3 Globuli); bei dieser Beschwerde hilft die höhere Potenz, die man einmalig verabreicht.

Bauchschmerzen durch Leistungsdruck: Nux vomica D12 (ehrgeizig, setzt sich selbst unter Druck), Argentum nitricum D12 (Lampenfieber), Calcium carbonicum D12 (kommt mit dem Unterrichtstempo nicht mit, fühlt sich überfordert); jeweils 2-mal täglich 1 Gabe*

Kopfschmerzen durch Schulstress: Calcium phosphoricum D12; jeweils 2-mal täglich 1 Gabe*

Heuschnupfen und allergische Hauterkrankungen: Galphimia glauca D6, zu Beginn der Erkrankung gibt man alle 30–60 Min. 3 Globuli, bis sich die Beschwerden bessern. Dann reduzieren auf 3-mal täglich, bis keine Beschwerden mehr auftreten.

Sonnenallergie: Acidum hydrofluoricum D6, 3-mal täglich 1 Gabe*; hilft das nicht, dann Cantharis D6 in derselben Dosierung

* 1 Gabe entspricht ab D4: 3 Globuli

Homöopathie hilft auch in schwierigen Fällen

Homöopathie ist inzwischen zur beliebtesten alternativen Heilmethode avanciert, auch wenn ihr bisher die wissenschaftliche Anerkennung, wie sie die Akupunktur bereits erhalten hat, versagt geblieben ist. Allerdings hat die Homöopathie auch gewisse Grenzen. Einen Knochenbruch, einen insulinpflichtigen Diabetes oder einen entzündeten Blinddarm kann man nicht mit Globuli heilen. Der homöopathischen Begleittherapie jedoch sind nur wenige Grenzen gesetzt. Und es gibt viele Störungen, die trotz gesunder Organsysteme auftreten. Bei einer Allergie beispielsweise ist organisch alles in Ordnung. Auch bei Migräne kann man noch so oft neurologische Untersuchungen anstellen, man wird in der Regel nichts finden. Hier handelt es sich um eine Regulationsstörung.

Kein Wunder also, dass die Schulmedizin in der Behandlung von solchen Erkrankungen manchmal mit dem Rücken an der Wand steht. Eine Schweizer Studie zeigt zum Beispiel, dass 75 Prozent der hyperaktiven Kinder auf Homöopathie gut ansprechen. Vor einem solchen Hintergrund verordnen auch immer mehr Ärzte, die von Haus aus Schulmediziner sind, in »schwierigen Fällen« homöopathische Präparate.

BEWÄHRTE KOMPLEXMITTEL

Fieberhafte Infekte: Engystol N, Influvit, Influex, Naranotox plus, Nisylen

Heuschnupfen: Hewallergia I u. II, Lomupren, Euphorbium compositum, Heuschnupfenmittel DHU

Halsschmerzen: Meditonsin H, Tonsillitis PMD, Tonsillopas, Tonsiotren H, Angin-Heel

Husten: Viropect, Bronchiselect, Drosera Similiaplex, Monapax, Asthma Bomin H

Schnupfen und Nebenhöhlenentzündungen: Sinupret, Sinuselect, Sinusitis PMD, Sinusitis Hevert N, Sinfrontal (Stirnhöhlenentzündung)

Ohrenentzündung: Otovowen

Migräne-Vorbeugung: Antimigren

Kopfschmerzen, Migräne: Cyclamen Pentarkan, Gelsemium plantaplex N

Verletzungen: Traumeel

Menstruationsbeschwerden: Magnesium phosphoricum Pentarkan, Mastodynon N

Schwindel: Vertigoheel, Vertigopas

Bronchitis: Bronchopas

Was sind Komplexmittel?

Homöopathische Komplexmittel enthalten jeweils mehrere Wirkstoffe, die sich bei bestimmten Beschwerden bewährt haben. Im Gegensatz zu den Einzelmitteln liegt ihnen ein herkömmlicher Beipackzettel über die Anwendung bei. Der Vorteil dieser Mittel ist, dass sie beispielsweise auch rasch und ohne vorangehende gründliche Analyse verabreicht werden können. Komplexmittel werden auch verordnet, wenn der Therapeut unsicher ist, ob ein Einzelmittel tatsächlich ausreicht. Hat sich ein Komplexmittel bei ihrem Kind bewährt, dürfen Eltern dies im Fall des Falles auch ohne vorheriges Befragen des Arztes geben. Treten die Beschwerden sehr häufig auf, ist es jedoch besser, gemeinsam mit dem homöopathischen Arzt nach einem konstitutionellen Einzelmittel zu suchen.

Vertreter der klassischen Homöopathie lehnen diese Komplexmittel grundsätzlich ab. Hier würden die gleichen Konzepte wie in der Schulmedizin angewandt, so ihr Argument. Denn nicht der Mensch, sondern die Krankheit und die Diagnose stünden dabei im Mittelpunkt.

Die homöopathische Hausapotheke

Im Notfall ist es praktisch, wenn eine Familie über eine kleine Hausapotheke verfügt. Vor allem die Mittel, die in den ersten beiden Jahren der homöopathischen Betreuung durch einen Therapeuten eingesetzt wurden, sollten Eltern in ihrer Hausapotheke bereithalten. Zusätzlich empfehlenswert sind so genannte »bewährte« homöopathische Einzelmittel, von denen hier 28 Mittel in den Potenzen D6, D12 oder D30 ausgewählt wurden. Sie sind im Gegensatz zu den »konstitutionellen« Mitteln nicht auf das Wesen eines Einzelnen abgestimmt, sondern haben sich in bestimmten Situationen vielfach bewährt. Dennoch sollte vor ihrer Verabreichung genau beobachtet werden, ob sie tatsächlich zur Krankheit bzw. zum Patienten passen. In der Apotheke bekommt man Sets mit homöopathischen Mitteln samt ausführlichem Begleitbuch, die von erfahrenen homöopathischen Ärzten und Heilpraktikern zusammengestellt wurden.

ACONITUM D30:
akutes Fieber mit heißer, trockener Haut sowie alle Erkrankungen, die plötzlich auftreten

ALLIUM CEPA D6:
(Heu-)Schnupfen mit scharfem Nasensekret, Augentränen, Bindehautentzündung; Besserung an der frischen Luft

APIS MELLIFICA D6:
Insektenstiche, Hautausschläge, Verbrennungen, Gelenkbeschwerden; Besserung durch kalte Umschläge

ARNICA D6:
alle Verletzungen wie Prellungen, Quetschungen, Blutergüsse, offene Wunden sowie bei Muskelkater

BELLADONNA D6:
alle plötzlich auftretenden und heftigen Entzündungen sowie Fieber, Kopfschmerzen, Sonnenstich, Koliken

BRYONIA D6:
trockener Husten, Bauchkrämpfe, Kopfschmerzen; Besserung durch Ruhe und Wärme

CALENDULA D6:
alle Verletzungen, Schürf-, Schnitt- und Platzwunden, Erfrierungen und Verbrennungen

CANTHARIS D30:
Harnwegsinfektionen, Verbrennungen, Verbrühungen, Hautentzündungen mit Blasenbildung

CARBO VEGETABILIS D30:
Blähungen, Dreimonatskoliken, Lebensmittelvergiftung, Neigung zu Kreislaufproblemen

CAUSTICUM HAHNEMANNI D6:
Reizhusten, Entzündung der Atemwege

CHAMOMILLA D6:
Blähungsschmerzen, Schlaflosigkeit, Ohrenschmerzen, schwierige Zahnung; fieberhafter Atemwegsinfekt; Besserung durch Herumtragen

COLOCYNTHIS D6:
krampfartige Bauchschmerzen; Besserung durch Zusammenkrümmen und durch Wärme

DROSERA D6:
Bronchitis, Asthma, Keuchhusten, Krampfhusten; mit Brechreiz und Neigung zu Nasenbluten; Verschlechterung nach Mitternacht

EUPATORIUM PERFOLIATUM D6:
Erkältungskrankheiten, Grippe mit Knochenschmerzen, Reizblase

FERRUM PHOSPHORICUM D6:
Entzündungen und Infekte, Ohrenschmerzen, Tubenkatarrh

GELSEMIUM D6:
dumpfe Kopfschmerzen (ausgelöst durch seelischen Stress), Migräne, Grippe

HEPAR SULFURIS D30:
Ohren- und Halsschmerzen, Nasennebenhöhlenentzündung mit gelbem Sekret, Hautvereiterungen

IGNATIA D30:
krampfartige Magenschmerzen Migräne, depressive Verstimmung, Kummer, Affektkrämpfe

IPECACUANHA D6:
Übelkeit, Husten, Bronchitis, Husten bis zum Würgen und Erbrechen; blasses Gesicht, kein Zungenbelag

KALIUM BICHROMICUM D12:
hartnäckige Nasennebenhöhlenentzündung mit zähem, fadenziehendem Sekret

LEDUM PALUSTRE D6:
Tierbisse mit punktförmigen Wunden, Stichverletzungen

MAGNESIUM PHOSPHORICUM D6:
Bauchkrämpfe, Menstruationsbeschwerden; Besserung durch Wärme

NUX VOMICA D6:
Magen-Darm-Beschwerden, Verstopfung mit Krämpfen im Unterbauch

PHYTOLACCA D6:
Entzündungen der Gaumenmandeln sowie des gesamten Rachenbereichs; Kind will kalt trinken, ausstrahlende Schmerzen bis in die Ohren

PULSATILLA D6:
Ohrenschmerzen, Verdauungsbeschwerden, Menstruationsprobleme; Weinerlichkeit, wenig Durst; Besserung an der frischen Luft

STAPHISAGRIA D6:
Insektenstiche, stark juckend oder mit großen, flächenartigen Schwellungen; allgemeine Müdigkeit und Reizbarkeit

TARTARUS EMETICUS D6:
Bronchitis, Lungenentzündung, Husten mit Erbrechen

VERATRUM ALBUM D30:
Brechdurchfall, kolikartige Schmerzen, Kollapsneigung; blasses Gesicht, kalter Schweiß

DIE RICHTIGE DOSIERUNG:
Im Akutfall gibt man alle 30–60 Min. 3 Globuli, bis sich die Beschwerden bessern. Dann reduziert man auf 3- bis 4-mal täglich. Mittel in D12 oder D30 sollten nach Besserung der Beschwerden nur noch 1-mal am Tag verabreicht werden.

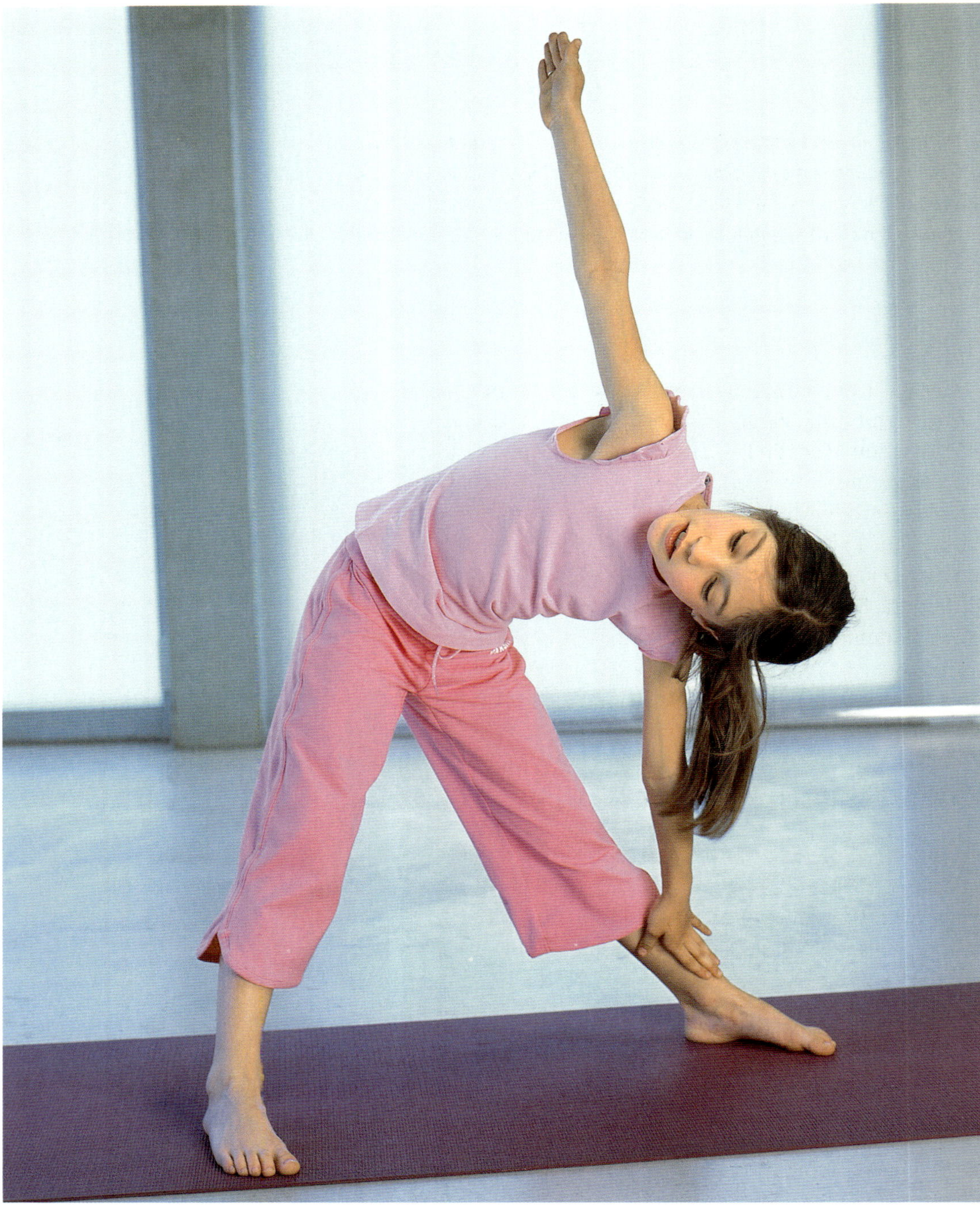

Die Medizin Asiens

Im Zentrum der fernöstlichen Heilweisen steht die Gesunderhaltung und damit die Lebensweise der Menschen. Ob Traditionelle Chinesische Medizin, Ayurveda oder japanisches Heilströmen: Jede dieser Therapien ist am einzigartigen Wesen des Patienten ausgerichtet – und damit ideal für Kinder.

DIE TRADITIONELLE CHINESISCHE MEDIZIN

Im alten China zahlte man einen Arzt nur in gesunden Zeiten, wurde man krank, zahlte man nicht mehr. Ärzte der Traditionellen Chinesischen Medizin (TCM) sehen ihre Aufgabe deshalb mit ganz anderen Augen: Für sie steht die Bewahrung der Gesundheit des Menschen im Mittelpunkt. Diese Haltung, die eine gesunde Lebensweise im Blick hat, ist gerade für Kinder ein Segen. Denn alles, was von einer sinnvollen Balance abweicht, hat Krankheit zur Folge. Diese altchinesische Denkweise fasziniert und beschäftigt mittlerweile auch immer mehr hiesige Ärzte und Therapeuten.

UMFASSEND: DIAGNOSE NACH TCM

Sehen, tasten, hören, riechen: TCM-Ärzte nehmen den Menschen mit allen Sinnesorganen wahr und befragen den Patienten nach seinem Bezug zu Mitmenschen, Natur und Kosmos. Außerdem spielt eine sehr differenzierte Puls- und Zungendiagnose eine wichtige Rolle. Auch Gesichtsfarbe, Stimme, Geruch und emotionalem Ausdruck wird große Bedeutung beigemessen. Schulmedizinische Messungen mit Geräten bzw. Laborwerte haben niemals den Stellenwert wie die Wahrnehmung des Arztes. Weil mit diesem Vorgehen jedoch auch einmal etwas übersehen werden kann, bedienen sich die meisten modernen TCM-Ärzte zusätzlich auch chemisch-technischer Diagnosemöglichkeiten.

Der ganzheitliche Ansatz der TCM

Gesunde Kinder sind Energiebündel. Sie erkunden ihre Umgebung, nähern sich neugierig anderen Menschen und fühlen sich eins mit dieser Welt. Aus chinesischer Sicht sind bei Kindern Yin und Yang und damit die Lebensenergie Qi im Gleichgewicht. Yin und Yang repräsentieren Gegensätze wie Tag und Nacht, Mann und Frau oder Leere und Fülle. Yin stellt das weibliche Prinzip dar, Yang ist dem Männlichen zugeordnet. Beide bedingen und brauchen sich gegenseitig, das eine besteht nicht ohne das andere. In der chinesischen Medizin trennt man den Menschen nicht in Körper, Geist und Seele. Alle Organe sind entweder Yin oder Yang zugeordnet und stehen unlösbar miteinander in Verbindung. Yin und Yang bilden das Qi, das mit dem Wort »Lebensenergie« nur unzureichend übersetzt werden kann. Das Qi durchströmt den Körper in einem Netz von Meridianen (Leitbahnen), die wiederum mit den inneren Organen in Verbindung stehen. Zirkuliert das Qi störungsfrei und sind die beiden Kräfte Yin und Yang im Gleichgewicht, ist der Mensch gesund. Ist das Qi blockiert oder dominiert Yin bzw. Yang, fühlt man sich nicht wohl. Krank machen nach chinesischer Anschauung äußere Faktoren wie Kälte, Hitze, Wind, aber auch Gefühle wie Trauer, Angst oder Wut.

Alle Verfahren der TCM dienen dem Ziel, die Yin-Yang-Harmonie des Menschen zu stabilisieren bzw. wiederherzustellen und das Qi frei fließen zu lassen. Hierzu nutzen chinesische Ärzte ein umfassendes Angebot an Heilweisen und gehen dabei meist nach dem alten Prinzip vor: Vor der Akupunktur kommen die Medikamente, vor den Medikamenten kommt die richtige Ernährung, vor der richtigen Ernährung die Behandlung des Geistes. Neben der Yin-Yang-Polarität spielt auch die chinesische Auffassung eine wichtige Rolle, dass sämtliche Dinge dieser Welt aus »Fünf Elementen« bzw. »Fünf Wandlungsphasen« bestehen – nämlich aus Holz, Feuer, Erde, Metall und Wasser. Diese Elemente gehen zyklisch auseinander hervor: Holz erzeugt Feuer, Feuer Erde, Erde Metall, Metall Wasser und Wasser wieder Holz.

DIE HEILMETHODEN DER TCM

Akupunktur: Stimulierung der Meridiane mit Nadeln
Akupressur: sanfte Alternative zur Akupunktur
Moxibustion: Erwärmung der Akupunkturpunkte
Tui-Na: sanfte Massageform
Qigong: Heilgymnastik, die Entspannungs- und Bewegungsübungen umfasst
Tai-Chi: ausgleichende Bewegungstherapie
Arzneimitteltherapie: mehr als 8000 verschiedene pflanzliche, tierische und mineralische Substanzen bietet die chinesische Medizin an
Ernährungslehre: Essen nach den Fünf Elementen

Die menschlichen Organe und ihre Funktionen werden ebenso den Fünf Elementen zugeordnet wie die Nahrungsmittel: sauer (Holz), bitter (Feuer), süß (Erde), scharf (Metall), salzig (Wasser). Jeder Mensch, jedes Kind hat ein individuelles Bedürfnis nach diesen Elementen bzw. Geschmacksrichtungen. Da viele Beschwerden durch Ernährungsfehler verursacht werden, können sie durch einen den Bedürfnissen entsprechenden Kostplan behandelt werden. Bei Kindern ist die Regulierung und Stärkung der Verdauungsfunktion äußerst wichtig, denn eine gestörte Verdauung hängt unmittelbar mit typischen Beschwerden wie Infektanfälligkeit, Verstopfung, Bauchschmerzen und Allergien zusammen.

Anerkannte Nadelkunst: die Akupunktur

Noch vor zehn Jahren galt die Akupunktur als unwissenschaftlich und in ihren Wirkungen als nicht nachweisbar. Heute setzen zahllose Kliniken und Arztpraxen Akupunktur ein, als sei sie ein Bestandteil der Schulmedizin. Zu diesem Sinnes- und Wertewandel haben Studien beigetragen, die nach westlichen Wissenschaftskriterien durchgeführt wurden. So ist beispielsweise belegt, dass das gekonnte Nadelstechen die Freisetzung von stimmungsaufhellenden und schmerzstillenden Botenstoffen auslösen kann.

Kleine Stiche, große Wirkung: Akupunktur kann die Lebensenergie wieder zum Fließen bringen.

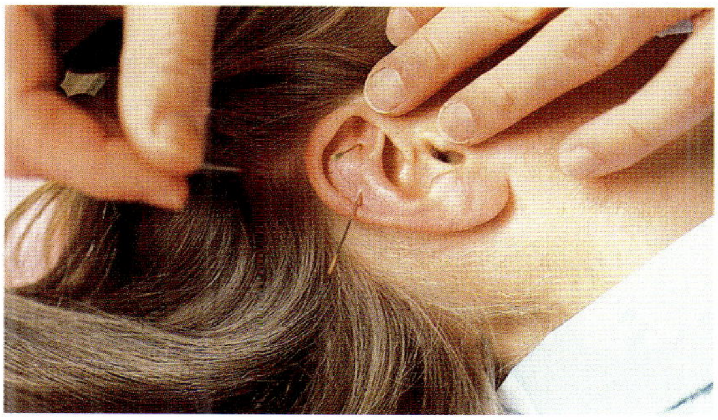

Die Akupunkturpunkte liegen auf den Meridianen und das Einstechen bzw. Manipulieren wie Drehen, Heben und Senken der Nadeln bringt das Qi wieder zum Fließen. Welche Akupunkturpunkte benutzt werden, wird ganz individuell nach Eigenschaften und Beschwerden des Patienten ausgewählt.

Akupunktur wird vor allem bei Befindlichkeitsstörungen und Schmerzen ohne organischen Befund eingesetzt, ist also ideal für Kinder. Doch die Nadeln flößen vielen Kindern Angst ein. Die sanfte Alternative für Kinder unter fünf Jahren ist die Laserakupunktur. Für ältere Kinder, bei denen der Therapeut es mit Nadeln versuchen möchte, gibt es feine Kinder-Akupunkturnadeln. Zuweilen setzen Ärzte bei der Erstbehandlung auch spitze Samenkörner ein, die mithilfe eines kleinen Pflasters am Ohr haften. Nach einer Akupunktur können so genannte Erstreaktionen auftreten, d. h., Krankheitssymptome können sich vorübergehend verstärken – das ist bekannt aus der Homöopathie.

AKUPUNKTUR EIGNET SICH FÜR KINDER BEI

- Migräne und anderen Kopfschmerzformen
- funktionellen (= ohne organischen Befund) Bauchschmerzen, Magen-Darm-Störungen und Verstopfung
- Einnässen, Schlafstörungen, Konzentrationsstörungen, psychomotorischer Unruhe (in Kombination mit psychotherapeutischer Begleitung)
- Lernstörungen, Lese-Rechtschreib-Schwäche
- Allergien

Einfach und leicht anzuwenden: die Akupressur

Sie ist die sanfte Schwester der Akupunktur und bedeutet so viel wie Druckmassage. Bei der Akupressur werden wie bei der Akupunktur dieselben sensiblen Areale behandelt, über die eine Wir-

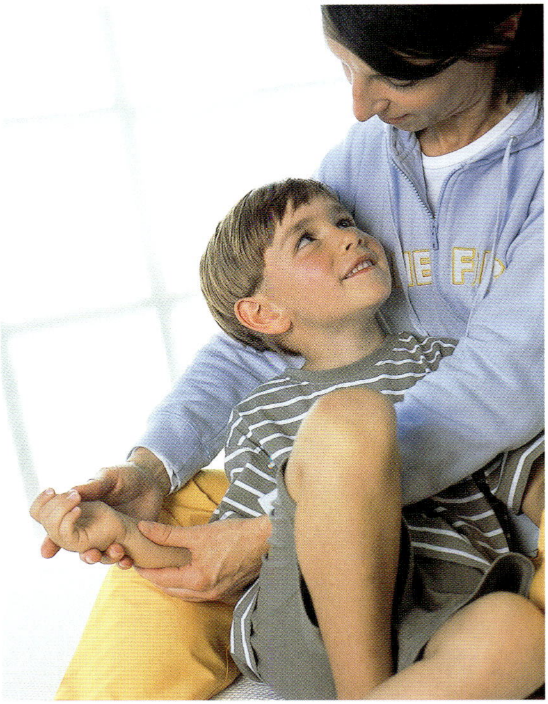

Sanfter Druck: Bei akuten und chronischen Erkrankungen kann man mit Akupressur die Selbstheilungskräfte des Kindes anregen.

kung auf den gesamten Körper erreicht werden kann. Mit sanftem Fingerdruck werden ganz bestimmte Punkte am Körper des Kindes massiert und dadurch der Energiefluss und die Selbstheilungskräfte aktiviert. Je jünger ein Kind ist, umso stärker spricht es auf die Akupressur an.

Was viele nicht wissen: Die Erwachsenen-Akupressur kann man nicht einfach auf Kinder übertragen. Einige Akupressurpunkte sind zwar für Groß und Klein identisch, diese werden aber bei Kindern meist kürzer behandelt. Die Technik ist dennoch so einfach, dass auch Kinder rasch lernen können, sie selbst anzuwenden.

Bei akuten Erkrankungen sollte man einmal am Tag (nach Möglichkeit morgens) akupressieren, da der Körper zu dieser Tageszeit am besten reagiert. Bei chronischen Erkrankungen wie Allergien behandelt man ein- bis zweimal pro Woche, wobei nach fünf Wochen eine 14-tägige Pause eingelegt werden muss, um den Körper nicht zu überreizen.

Qigong: ruhig durch Bewegungsübungen

Gong kann mit Übung oder Arbeit übersetzt werden. Qigong sind Übungen, die der Pflege der Lebensenergie dienen. Diese Übungen schulen die Körperwahrnehmung so, dass man einen Kräfteverschleiß intuitiv vermeidet. Die Kombination aus Konzentration, bewusstem Atmen und Bewegung führt zu innerer Ruhe und Ausgeglichenheit. Und das gilt nicht nur in China als eine elementare Voraussetzung für Gesundheit.

Die Qigong-Übungen können im Liegen, Sitzen oder Stehen ausgeführt werden. Sie wirken beruhigend und stabilisierend auf Herz, Kreislauf- und Nervensystem, stärken das Immunsystem, kräftigen die Muskeln sowie den Atmungsapparat und sorgen für seelische Harmonie. In speziellen Kursen können Eltern Qigong-Übungen für ihre Kinder oder mit ihnen zusammen lernen.

Tui-Na: Streicheleinheiten entlang der Meridiane

Fast alle Kinder lieben Massagen. Je jünger sie sind, desto mehr. Diese Vorliebe nutzen chinesische Heilkundige, die die ersten fünf Lebensjahre für die prägendsten halten, schon seit Jahrtausenden. Die Massagetechnik Tui-Na ist die wichtigste Behandlungsmethode der TCM in der Kinderheilkunde. Sie spielt eine ganz entscheidende Rolle für die Entwicklung eines gesunden Körpers mit starken inneren Organen, einem energetischen Gleichgewicht, einem abwehrbereiten Immunsystem und einem wachen Geist. In Krankenhäusern für TCM setzt man Tui-Na aber auch in der Behandlung aller üblichen Erkrankungen wie Fieber, Durchfall und Bauchweh ein.

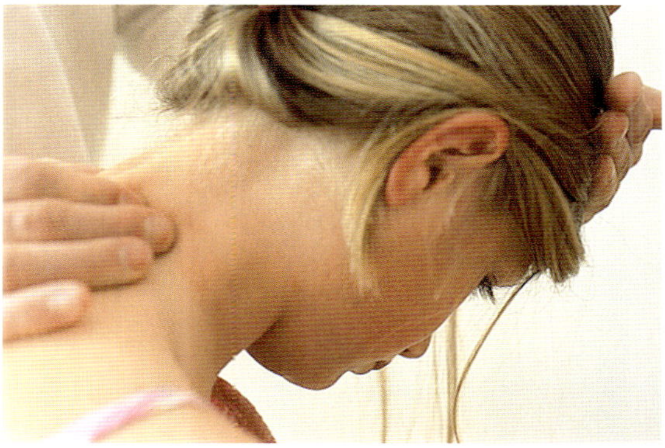

Reiben, kneifen oder kneten: Tui-Na-Massagen wirken je nach Technik beruhigend, schmerzstillend oder energetisierend.

Bei der Behandlung werden mit milder bis starker Kraft die Energiebahnen des Körpers mit den Händen beeinflusst. Drei Massage-Grundtechniken fördern das alles entscheidende Yin-Yang-Gleichgewicht in den Organsystemen des Kindes: Reiben (beruhigend, entspannend, Wärme erzeugend, durchblutungsfördernd), Kneifen (für eine gesunde Gewebsentwicklung) sowie Kneten (macht das Gewebe durchlässiger für das Qi). So kann man zum Beispiel den Schlaf fördern, den Muskelaufbau stärken, die Abwehrkräfte mobilisieren oder die Verdauung anregen. Tui-Na-Reibetechniken am Bauch oder am Kopf (dort für ältere Kinder auch als Selbstmassage geeignet) oder das Ausstreichen von Armen und Beinen helfen auch bei Unruhezuständen, Kopfschmerzen durch Schulstress oder sogar bei Hyperaktivität.

Hohe Kunst: Umgang mit chinesischen Heilkräutern

Eine weitere wichtige Säule der TCM in der Kinderheilkunde ist die Arzneimitteltherapie. Dass Kräuter der TCM für Kinder hierzulande wenig verschrieben werden, hängt damit zusammen, dass sich viele Ärzte und Heilpraktiker nicht gut genug damit auskennen. Der Schwerpunkt in der TCM-Ausbildung lag jahrelang bei der Akupunktur. Dabei macht das Nadeln in China nur etwa 20 Prozent, die Arzneimitteltherapie rund 80 Prozent der Behandlungen aus.

Vor allem bei chronischen, trotz oder wegen Antibiotikabehandlung immer wiederkehrenden Infekten werden chinesische Heilkräuter verschrieben. Dazu gehören auch Gewürze, die bereits in geringen Dosen hochwirksam sein können. Ingwerextrakte, Fenchel, Kardamom sowie Minze oder Ginsengwurzel sollen Magen und Darm harmonisieren, erwärmen, Feuchtigkeit und Schleim abbauen und die Verdauung stärken. Außerdem gibt es mittlerweile Fertigarzneien als Tabletten oder Granulate, deren Zusammensetzung ständig geprüft wird.

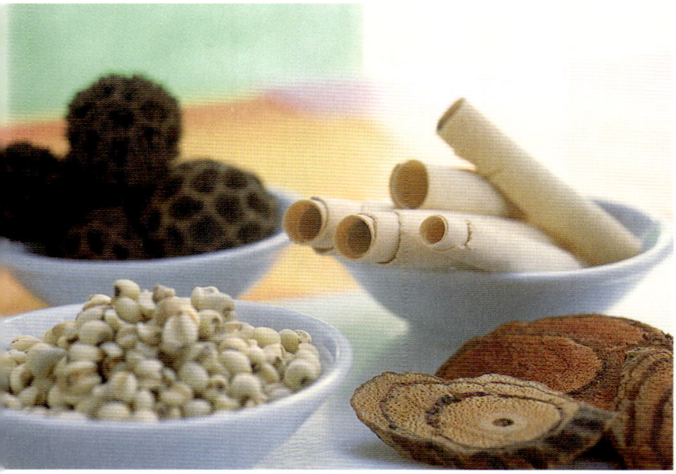

Exotische Kräuter und Substanzen: Mit chinesischen Heilkräutern umzugehen ist eine hohe Kunst, die jahrelange Ausbildung und Erfahrung erfordert.

Sehr wichtig ist, die Kräuter auf keinen Fall selbst auszuwählen. Man kann einfach nicht wissen, wie stark die Mittel mit Herbiziden und Pestiziden belastet sind, wie lange sie wo gelagert wurden und ob sich nicht in dieser Zeit Schimmel gebildet oder Bakterien vermehrt haben. Kräuter zweifelhafter Herkunft können auf Kinder weitaus schädlicher wirken als auf Erwachsene. Trotz der Gefahren ist die Nachfrage nach chinesischen Heilkräutern sehr groß. Inzwischen ist für die chinesische Medizin ein fast schon perfektes Vermarktungsnetz entstanden, denn die TCM gehört zu den Exportschlagern der Volksrepublik. Apotheker und Ärzte beklagen jedoch die immer schlechter werdende Qualität der importierten Pflanzen. Häufig kommt es vor, dass erhöhte Schwermetall- und Pestizidgehalte nachgewiesen werden. Und erst ganz allmählich fängt man hierzulande an, chinesische Kräuter anzubauen. In Deutschland sind chinesische Arzneimittel nicht zugelassen und werden deshalb nur als Nahrungsergänzungsmittel angeboten.

Abgesehen von der möglichen Schadstoffbelastung ist der Umgang mit den unzähligen TCM-Kräutern eine hohe Kunst. Dementsprechend dauert die Ausbildung in der chinesischen Kräutermedizin fünf Jahre. Hiesige Ärzte setzen chinesische Heilkräuter nur sehr vorsichtig ein, denn die TCM-Verfahren können auch mit westlichen Kräutern oder mit Homöopathika kombiniert werden. Verschreibt ein Arzt oder Heilpraktiker chinesische Kräuter, so kann man sie in Apotheken erhalten, die dem Verbund der TCM-Apotheken in Deutschland angehören.

AYURVEDA: DIE LEHRE VOM RICHTIGEN LEBEN

Nicht nur in China, sondern auch in Indien, Japan und Tibet haben sich in Jahrtausenden Heilweisheiten entwickelt. Eine von ihnen, die in den letzten Jahren im Westen viel Beachtung gefunden hat, ist Ayurveda – eine in Sanskrit, der alten Sprache Indiens, überlieferte Weisheit. Im Grunde ist Ayurveda weniger eine Heilkunde als vielmehr eine fast 5000 Jahre alte Wissenschaft mit philosophischen und religiösen Elementen, die Regeln für die tägliche Lebensführung und die Bewahrung der Gesundheit aufgestellt hat.

Nach ayurvedischer Auffassung steht jeder Mensch in einer Wechselbeziehung zum Universum und trägt kosmische Energie in sich. Dazu wirken in jedem drei Prinzipien in einem bestimmten, von Geburt an festgelegten Kräfteverhältnis: die drei Doshas »Vata«, »Pitta« und »Kapha«. Die Mischung dieser drei Energien, die ständig in Bewegung sind, steuert die körperlichen Vorgänge, bestimmt die geistige Verfassung und macht den individuellen Konstitutionstyp aus. Ob ein Mensch beispielsweise bei Stress eher an Gewicht zunimmt oder abnimmt, ob er normalerweise einen leichten Schlaf hat oder so fest schläft wie ein Bär – all dies sind Merkmale der Konstitution. Nach einigen traditionellen Ayurveda-Schulen werden Kinder bis zum achten Lebensjahr noch keinem Konstitutionstyp zugeordnet. In der Kindheit spielen andere Kriterien eine Rolle, denn im Wachstum ist das Kapha generell stark. Heilsame Wirkung kann Ayurveda bei Kindern mit Neurodermitis, Heuschnupfen oder anderen Allergien haben, aber auch bei Kindern mit Magen-Darm-Problemen sowie mit selteneren Beschwerden wie Migräne oder Schlafstörungen.

DIE DREI DOSHAS

Vata: leichter Körperbau, trockene Haut, wenig Appetit, bevorzugt süß, sauer und salzig; sehr aktiv, ängstlich, unsicher, wenig Schlaf

Pitta: durchschnittlicher Körperbau, ölige, helle Haut, guter bis übermäßiger Appetit, bevorzugt süß, bitter, zusammenziehend; mäßig aktiv, reizbar, eifersüchtig, kurzer, aber fester Schlaf

Kapha: schwerer Körperbau, dicke, ölige Haut, gleichmäßiger Appetit, bevorzugt scharf, bitter, zusammenziehend; lethargisch, ruhig und verhaftet, langer, fester Schlaf

Für jeden eine persönliche Therapie

Die ayurvedische Vorgehensweise sucht ebenfalls den ganz individuellen Zugang zum Patienten. Deshalb ist die gründliche Erhebung der Krankengeschichte mit vielen Fragen nach ganz persön-

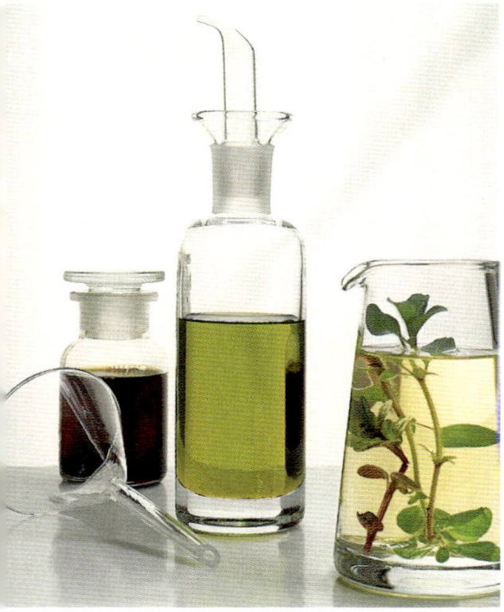

Öl ist nicht gleich Öl: Ayurvedische Öleinreibungen oder Ölmassagen sind ganz auf die Persönlichkeit des Patienten abgestimmt.

lichen Eigenschaften und die genaue körperliche Untersuchung sehr zeitaufwändig. Auch schulmedizinische Befunde werden zur ayurvedischen Diagnose herangezogen. Anschließend wird ein ganz individuelles Therapiekonzept entwickelt, das sehr umfassend ist: abgestimmte Ernährungsregeln, spezielle Gewürze, allgemeine Verhaltenshinweise und individuell für die Persönlichkeit des Patienten zubereitete Öleinreibungen oder regulierende Einläufe.

Da viele Krankheiten durch eine falsche Ernährung und eine belastende Atmosphäre verursacht werden, empfehlen ayurvedische Ärzte eine Ernährungsweise, die das individuelle »Verdauungsfeuer« stärkt. Also eine leichte Kost mit frischen und vielseitigen Nahrungsmitteln, mit viel Obst und Gemüse, wenig Fleisch und möglichst keinen Fertiggerichten. Denn wenn weniger Energie für die Verdauung gebraucht wird, bleibt mehr Kraft für das Immunsystem. Da auch emotionaler Dauerstress wie das Gefühl, ständig kritisiert zu werden, das kindliche Abwehrsystem nachhaltig schwächen kann, wird Eltern geraten, dies im Umgang mit ihrem Kind stärker zu berücksichtigen.

Ayurvedische Arzneimittel kommen in der Kinderheilkunde nur äußerst selten zum Einsatz. Sie sind in Deutschland auch nicht zugelassen, können jedoch vom Arzt verordnet und über eine internationale Apotheke oder über seriöse Internetanbieter beschafft werden. Eine 100-prozentige Garantie, dass auch drin ist, was draufsteht, und dass das jeweilige Mittel nicht mit Schadstoffen wie Blei, Quecksilber oder Kadmium behaftet ist, kann allerdings nicht gegeben werden.

Yoga – kindgerechte Bewegung und Meditation

Nach indischer Lehre durchfließen den Körper 72 000 Energiekanäle. Sie sind über die sieben Chakren – das sind Körperzonen mit »erhöhter Lebensenergie« – miteinander verknüpft. Jedem Chakra sind Eigenschaften und Organe zugeordnet, die man mit Yoga energetisch beeinflussen kann.

Spezielle Kinderkurse helfen durch die Konzentration auf Haltungsübungen, Spannungen abzubauen und Gefühle wie Angst, Ärger oder Freude richtig wahrzunehmen. Besonders bei Konzentrationsstörungen kann Yoga sehr hilfreich sein. Manche Lehrer machen in den Unterrichtspausen Yogaübungen mit den Kindern.

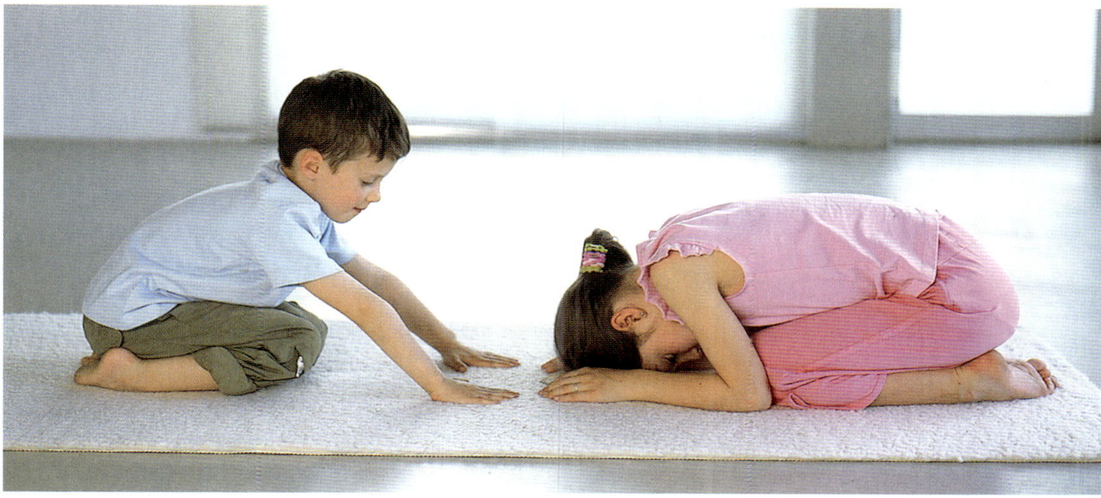

Yoga tut Kindern gut. Wer mit Kindern Yoga-Übungen machen möchte, sollte spezielle Kinder-Yoga-Kurse besuchen.

Die Atem-, Entspannungs-, Bewegungs- und Meditationsübungen helfen auch bei (Schul-)Bauchschmerzen, gegen innere Unruhe und Haltungsprobleme.

Kinder-Yoga-Kurse setzen vor allem auf spielerische Übungen, die den natürlichen Bewegungsdrang der Kleinen aufnehmen. Die Übungen, auch Asanas genannt, sind größtenteils der Gestalt von bekannten Gegenständen, Pflanzen (»Die Lotusblüte, die noch schläft«) und Tieren bzw. deren Bewegungen nachempfunden. Yoga für Kinder unterscheidet sich grundsätzlich vom Erwachsenen-Yoga. Wer Kindern Yoga-Unterricht geben möchte, sollte die dreijährige Ausbildung zum Yogalehrer und zusätzlich noch mindestens drei Kinder-Yoga-Seminare absolviert haben.

JAPANISCHES HEILSTRÖMEN

Hände schaffen es mit wenigen Berührungen, einen Körper mit Glückshormonen und Schmerzstillern zu durchfluten und ihm schnell Linderung für alle möglichen Beschwerden zu schenken. Hände sind zudem außerordentlich lernfähig und sensibilisierbar. Ist man entsprechend ausgebildet, können sie Krankheitsursachen aufspüren, die kein Gerät dieser Welt erkennen würde. Bei Jin Shin Jyutsu und auch bei Reiki handelt es sich um alte japanische Heiltechniken, die die Lebensenergien mithilfe der Hände wieder in die Balance bringen und krank machende Blockaden lösen.

Jin Shin Jyutsu: das Innere kennen und behandeln

Jin heißt »wissender, mitfühlender Mensch«, Shin bedeutet »Schöpfer« und Jyutsu ist die »Kunst«. Frei übersetzt könnte Jin Shin Jyutsu also heißen: die Kunst, sein Inneres genau zu kennen und einfühlsam damit umzugehen.

Jin Shin Jyutsu ist eine jahrtausendealte japanische Heilweise, die zur Harmonisierung der Lebensenergie und zum Lösen von Energieblockaden dient. Das Besondere daran: Man braucht dazu keinen Therapeuten, es reichen entsprechende Unterweisungen – und dann kann es jedes Kind. Jin Shin Jyutsu hat man im wahrsten Sinne des Worts immer zur Hand und kann es bei jedem körperlichen oder seelischen Ungemach zwischen Albträumen und Zyklusbeschwerden einsetzen. Oft reichen schon ein paar Minuten »Strömen«. Dazu werden die Finger ohne Druck auf bestimmte Stellen gelegt. Die Hände wirken dabei wie ein Starthilfekabel, um die Energie wieder in Fluss zu bringen.

Zu den grundlegenden Gedanken des Jin Shin Jyutsu gehören die 26 so genannten Sicherheitsschlösser (SES). Das sind Zonen, die sich in symmetrischer Anordnung an unterschiedlichen Stellen des Körpers vom Kopf bis zu den Füßen befinden. Sicherheitsschlösser heißen sie deshalb, weil ihre Aufgabe denen dem Fehlerstromschalter (FI-Schalter) ähnelt, der sich in jedem Haushalt im Stromkasten befindet und der die Versorgung abschaltet, sobald es im System eine Überlastung gibt. Gehen wir mit unserem Körper lieblos um – falsche Lebensgewohnheiten, belastendes Wetter, Umwelt- oder Nahrungsmittelgifte, Stress aller Art –, stoppen bestimmte Schlösser den Energiefluss. Beschwerden sind dann sozusagen die Botschaft: Check mal dein Haus durch, woran es liegt, dass sich der FI-Schalter umgelegt hat. Ist beispielsweise der SES 5 (an der Innenseite des Fußgelenks zwischen Knöchel und Ferse) geschlossen, sind Kopfschmerzen, Müdigkeit und Verdauungsstörungen die Folge.

Zonen mit einem Sicherheitsschloss fungieren aber auch als Energiepunkte. So gilt zum Beispiel der SES 5 als Angstbefreier und Erneuerer. Wird dieser Punkt geströmt, soll das nicht nur bei den genannten Beschwerden helfen, sondern auch Ängste auflösen und Kraft schenken, Altes abzulegen und Neues zuversichtlich anzugehen.

Positives Denken bzw. das »Prinzip Hoffnung« ist ein zentraler Punkt im Jin Shin Jyutsu. Denn hier geht man von der in der modernen Psychologie unumstrittenen Tatsache aus, dass jeder Mensch durch seine Denkweise sein Lebensgefühl und damit auch sein Schicksal weitgehend selbst bestimmt. Um die Gedanken in eine aktive und kraftvolle Richtung zu lenken, wird der Begriff »Mangel« durch das Wort »Bedürfnis« ersetzt. Statt »Krankheit« und »Problem« sagt man »Projekt«. Projekten steht man nicht hilflos gegenüber, sondern man kann aktiv an ihnen arbeiten.

Kurse in Jin Shin Jyutsu bieten viele Volkshochschulen an. Man kann sich aber auch übers Internet einen Jin-Shin-Jyutsu-Lehrer in Wohnortnähe suchen.

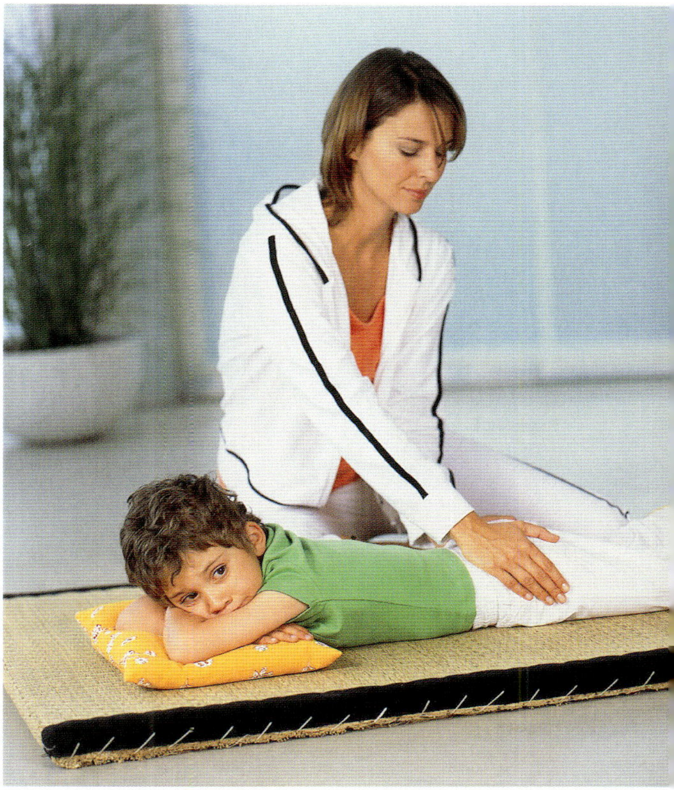

Wieder ins Lot kommen: Mit den Händen wird Reiki, die »universelle Lebensenergie«, auf bestimmte Körperpartien übertragen.

Reiki: Energie aus dem Universum

Reiki bedeutet auf Japanisch »universelle Lebensenergie«. In speziellen Kursen kann man lernen, wie jeder Mensch einem anderen Menschen Reiki (sprich: ree ki) geben kann. Dabei wird Energie aus der Umgebung aufgenommen und durch Handauflegen dahin geleitet, wo sie gebraucht wird. Die Hände werden nach einem festgelegten Ablauf auf bestimmte Körperpartien gelegt bzw. über sie gehalten. Vom Kopf abwärts werden die wichtigsten Organe, Energiebahnen und Chakren (Energiezentren) behandelt.

Der Reiki-Gebende wirkt als Mittler, gibt also keine eigene Energie ab. Die empfangende Person liegt auf einer weichen Unterlage, muss sich aber nicht entkleiden, denn die Energie durchdringt jedes Material. Kinder sind besonders empfänglich für diese Art der Energieübertragung. Reiki soll den Entwicklungsprozess fördern, die Selbstheilungskräfte aktivieren und das seelische Befinden harmonisieren. Dadurch können Kopfschmerzen, Verdauungsbeschwerden, Nervosität, Ängstlichkeit, Stimmungsschwankungen, Konzentrationsstörungen oder Schlafprobleme gelindert werden.

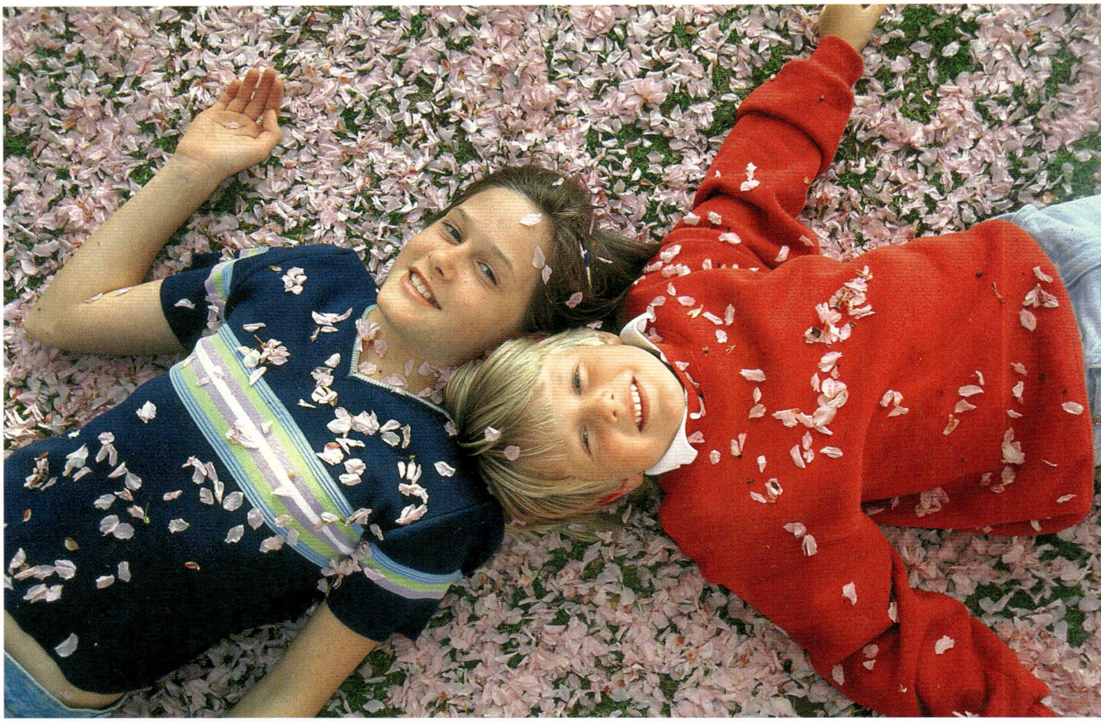

Die Behandlung seelischer Nöte von Kindern ist eine Domäne der Bach-Blüten-Therapie.

Bach-Blüten

Kinder machen im Laufe ihrer Entwicklung oft genug schwierige Phasen durch. Bach-Blüten helfen, diese Zeiten zu meistern, denn ihr Anwendungsgebiet ist die positive Veränderung von kindlichen Gemütszuständen. Die Essenzen der 38 Blüten geben der seelischen Entwicklung der kindlichen Persönlichkeit sanfte Impulse – und dies ohne jede Nebenwirkung.

Der englische Arzt Dr. Edward Bach (1886–1936) war zunächst als Homöopath tätig. Mit der Zeit konzentrierte er sich immer mehr auf die seelische Verfassung seiner Patienten – und bald stand für ihn fest, dass nicht die körperlichen Symptome einer Krankheit behandelt werden müssten, sondern der Gemütszustand eines Menschen. Eine Krankheit sei vor allem dazu da, so glaubte Bach, einen Menschen auf ein bestimmtes Fehlverhalten aufmerksam zu machen. Doch so weit müsste es ja gar nicht erst kommen, wenn Eltern die Eigenheiten ihres Kindes, die es in seiner Entwicklung behindern, frühzeitig erkennen und ihm helfen, diese zu überwinden. Zur Unterstützung sollen Bachs Blütenessenzen hilfreich sein, da sie bei ganz bestimmten negativen Stimmungen und psychosomatischen Störungen heilende Wirkung haben können. Wenn ein Kind sich in seiner Haut nicht wohl fühlt, sind nach Bachs Auffassung die sonst fein ausbalancierten Schwingungsverhältnisse gestört. Die Schwingungsimpulse aus den Pflanzen sollen dieses Gleichgewicht wiederherstellen können. Bach-Blüten wirken also – ebenso wie homöopathische Mittel – über die Informations- und nicht über die Substanzebene.

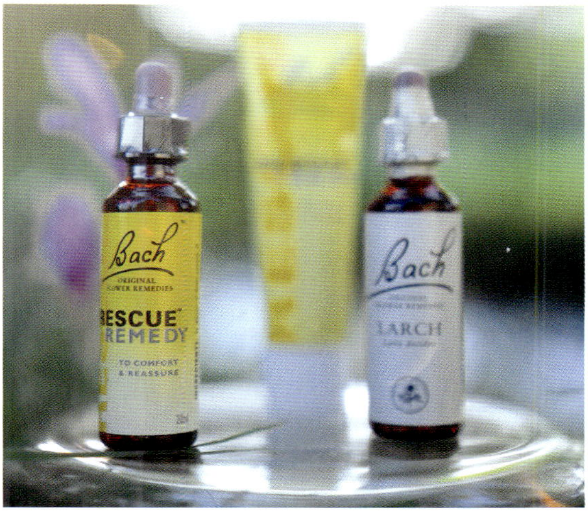

Dr. Bachs Notfalltropfen und seine Rescue-Salbe sind fertige Mischungen für alle Situationen, in denen »erste Hilfe« notwendig ist.

Obwohl auch in der Bach-Blüten-Therapie Pflanzenteile eingesetzt werden, hat sie mit der Pflanzenheilkunde streng genommen nichts gemeinsam. Nicht nur, dass für sie kein wissenschaftlicher Wirkungsnachweis vorliegt; sie ist mit ihrer rund 75-jährigen Geschichte auch geradezu ein »Grünschnabel« unter den alternativen Heilweisen. Ihr fehlt die jahrhundertelange Tradition, auf die etwa die Pflanzenheilkunde zurückblicken kann. Nichtsdestotrotz interessieren sich gerade Eltern für Bachs 38 Blütenessenzen, denn immer wieder wird von erstaunlichen Erfolgen in schwierigen Kindheitsphasen berichtet – ganz ohne Nebenwirkungen. Was man allerdings keinesfalls erwarten darf, sind grundlegende Wesensänderungen. Aus einem ängstlichen Kind wird kein Draufgänger und aus einem jähzornigen Sprössling keine Friedenstaube. Bach-Blüten können jedoch positive Entwicklungsanstöße geben.

Bei akuten Erkrankungen unterstützen die Bach-Blüten sowohl den Heilungsprozess als auch die körperliche Abwehr. Sie haben im Krankheitsfall eine harmonisierende Wirkung, die dem Kind hilft, das psychische Gleichgewicht wiederzufinden. Chronische Erkrankungen wie Neurodermitis oder Asthma haben oft einen psychosomatischen Anteil im Krankheitsbild – auch hier sind Bach-Blüten in der Lage, Linderung zu verschaffen. Sie helfen dem Kind, körperlich und psychisch an Krisen zu wachsen.

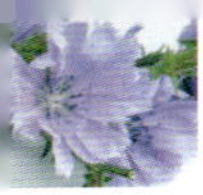

Bewährte Blüten und Mischungen

Bach-Blüten kann man in der Apotheke als Einzelessenzen in Vorratsfläschchen (Stock Bottle) kaufen. Etwa acht Blüten lassen sich mischen. Die Essenzen werden nicht direkt aus dem Vorratsfläschchen eingenommen, sondern im **Einnahmefläschchen** mit Wasser und Obstessig (als Konservierungsmittel) verdünnt: In ein braunes 10 ml-Tropffläschchen (oder Fläschchen mit Pipette) kommt je 1 Tropfen der ausgewählten Essenz(en) aus dem Vorratsfläschchen. Anschließend füllt man das Fläschchen zu 3/4 mit Wasser und zu 1/4 mit Obstessig. Diese Blütenmischung ist im Kühlschrank 4 Wochen haltbar und eignet sich vor allem bei längerfristigen Beschwerden. In Akutfällen verabreicht man die Blütenessenz am besten nach der **Wasserglasmethode**. Dazu gibt man 200 ml frisches Wasser in ein Glas und fügt je 2 Tropfen Blütenessenz(en) hinzu. Das Glas wird in 2–3 Std. in kleinen Schlückchen ausgetrunken.

TROTZPHASE

Holly: gegen Aggressivität
Impatiens: gegen Ungeduld
Vervain & Vine: gegen den Kampf, immer den eigenen Willen durchsetzen zu wollen

AGGRESSIVES VERHALTEN

Cherry Plum: gegen innere Anspannung mit dem Gefühl, jeden Moment »auszurasten«
Heather: gegen Selbstbezogenheit, Kind braucht immer Publikum, hat wenig Mitgefühl
Holly: gegen Aggressivität
Impatiens: gegen Ungeduld
Larch: gegen Minderwertigkeitsgefühle
Sweet Chestnut: gegen unterschwellige Verzweiflung

ALBTRÄUME

Aspen: vage Ängste, Furcht vor drohendem Unheil
Cherry Plum: gegen innere Anspannung
Mimulus: gegen Schüchternheit und Ängstlichkeit
Rock Rose: gegen panische Ängste
Star of Bethlehem: gegen Traurigkeit
Zusätzlich jeweils Notfalltropfen

GESCHWISTERSTREIT

Beech: Kind neigt zum Nörgel
und lehnt alles Fremde ab
Heather: gegen Selbstbezogen
heit, Kind braucht immer Publ
kum, hat wenig Mitgefühl
Holly: Kind wird leicht wütend
und aggressiv
Vine: Kind ist rechthaberisch und duldet keine Kritik
Willow: Kind sieht sich schne
als Opfer und schiebt anderen die Schuld zu

QUENGELN

Chicory: Kind neigt zum Selbs
mitleid, es möchte immer das Gefühl haben, von allen geliebt zu werden
Heather: gegen Selbstbezoge
heit, Kind braucht immer Pub
likum, hat wenig Mitgefühl
Impatiens: Kind ist sehr unge
duldig, es geht ihm alles nich
schnell genug

TRENNUNGSANGST

Chicory: Kind kann schlecht allein spielen
Mimulus: gegen Schüchternh
und Ängstlichkeit
Red Chestnut: Kind will nirgendwo allein bleiben

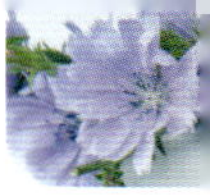

Walnut: erleichtert die emotionale Ablösung und die Einstimmung auf neue Situationen

PRÜFUNGSÄNGSTE

Elm & Larch: zur Stärkung des Zutrauens in die eigene Leistung
Gentian: gegen eine negative Erwartungshaltung
Honeysuckle: für das Loslassen schlechter Erfahrungen
Mimulus: gegen die Angst, zu versagen
Zusätzlich jeweils Notfalltropfen

LERNSCHWIERIGKEITEN

Chestnut Bud: Basis-Blüte bei Lernschwierigkeiten und Konzentrationsstörungen
Bei Bedarf mit einer oder mehreren Essenzen ergänzen:
Agrimony: Kind lässt sich leicht ablenken
Cerato: Kind ersetzt aus Unsicherheit in Schulaufgaben Richtiges durch Falsches
Clematis: Kind träumt von Dingen, die in der Zukunft liegen
Gentian: Kind hat keine Ausdauer, gibt schnell auf
Grab Apple: Kind verzettelt sich
Honeysuckle: Kind hat zu oft Vergangenes im Kopf
Hornbeam: Kind hat Anlaufschwierigkeiten
Impatiens: Kind neigt zu Flüchtigkeitsfehlern, weil es zu unruhig ist
Larch: gegen fehlendes Zutrauen in die eigene Leistung
Olive: Kind wirkt unausgeschlafen und erschöpft
Scleranthus: Kind ist labil und sprunghaft
Wild Rose: Kind ist motivationslos

SCHULÄNGSTE

Gentian: gegen eine negative Schulerwartung
Larch: für mehr Selbstbewusstsein und Zutrauen in die eigene Leistung
Mimulus: gegen Ängste, zu versagen oder von anderen nicht gemocht zu werden
Rock Water: Kind setzt sich selbst unter Druck
Star of Bethlehem: nach einer großen Enttäuschung, die das Kind in der Klasse erlebt hat
Sweet Chestnut: gegen Weinerlichkeit und Verstocktheit
Vine & Beech: Kind findet in der Klassengemeinschaft keinen Anschluss
White Chestnut: gegen Schlafstörungen

MEHR GEDULD FÜR ELTERN

Beech: mehr Toleranz für kindliche Äußerungen
Holly: für mehr Gelassenheit bei kindlichem Trotz
Impatiens: gegen Ungeduld
Olive: gegen seelische und körperliche Erschöpfung

DIE RICHTIGE DOSIERUNG:

Im Allgemeinen ist die Dosierung unabhängig vom Alter des Kindes: morgens, mittags, nachmittags und abends jeweils 4 Tropfen auf einem Plastiklöffel (mit etwas Abstand zur Mahlzeit). Das Kind sollte die Lösung möglichst eine Weile im Mund behalten. Inzwischen gibt es Bach-Blüten auch als Globuli, die sich besonders für Kinder eignen. Pro Bach-Blüte gibt man dem Kind 4-mal täglich 1 Kügelchen. Bei dieser Methode sollte man nicht mehr als fünf verschiedene Bach-Blüten gleichzeitig geben.

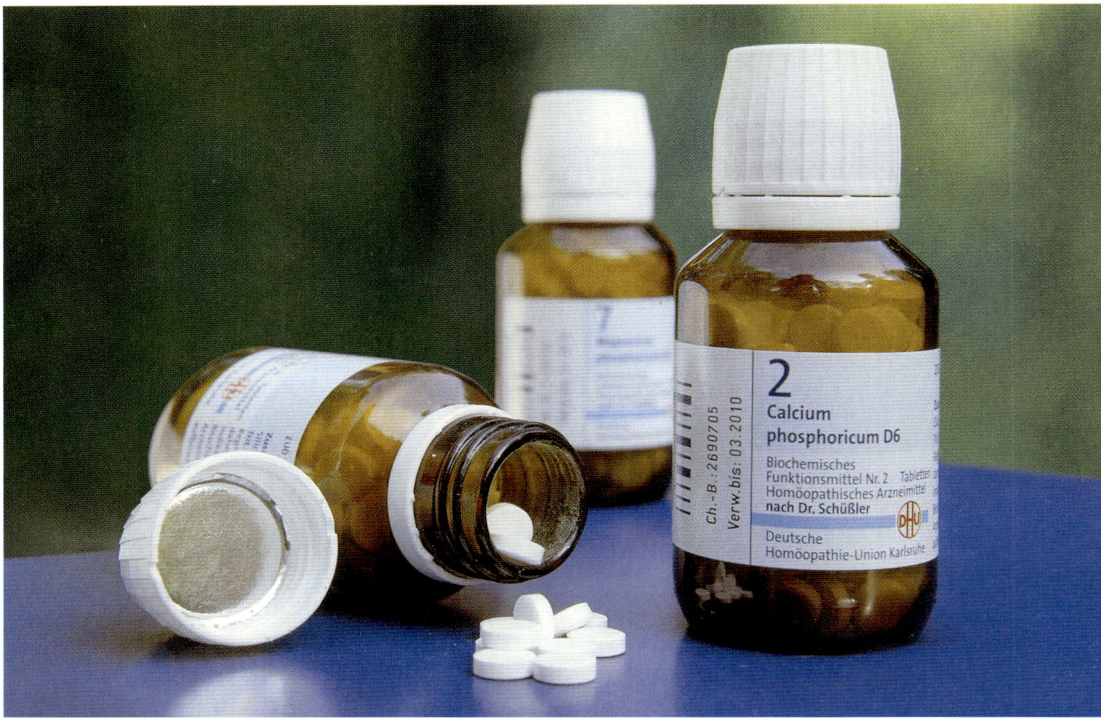

Schüßler-Salze können alltäglichen Beschwerden vorbeugen bzw. sie wirkungsvoll lindern.

Schüßler-Salze

Die Gesundheit jeder Zelle und damit das körperliche und seelische Wohlbefinden hängt vor allem von der richtigen Versorgung mit Mineralstoffen ab. So jedenfalls die Theorie des Arztes Wilhelm Heinrich Schüßler (1821–1898). Die Mineralien, die Dr. Schüßler testete und in potenzierter Zubereitung entwickelte, können dem kleinen Kinderkörper wertvolle Heilimpulse geben.

Die Mineralstoff-Therapie mit ihren 12 Schüßler-Salzen findet heute ganz neue Beachtung. Offenbar reagiert der kindliche Körper sehr gut auf die hoch aufgeschlossenen Mineralstoffe – es sollen sich fast alle Krankheiten und Befindlichkeitsstörungen von Akne, Angst, Energiemangel und Fieber bis hin zu Heuschnupfen, Konzentrationsstörungen, Übelkeit und Knochenerkrankungen damit behandeln lassen. Die auch als »Biochemie nach Schüßler« be-

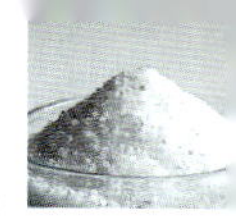

zeichnete Heilmethode ist nicht dazu gedacht, einen deutlichen Mineralstoffmangel wie Kalziummangel auszugleichen. Ein solches Defizit ist durch eine Blutuntersuchung nachweisbar und kann oft nur mit pharmazeutischen Präparaten behandelt werden. Schüßler-Salze setzen da an, wo noch keine Veränderungen messbar sind, das Befinden jedoch bereits beeinträchtigt ist. Bei nachweisbaren Mangelzuständen können Schüßler-Salze allerdings auch unterstützend eingesetzt werden. Die Behandlung erfolgt mit minimalen, potenzierten Gaben, ähnlich wie in der Homöopathie. Die potenzierten Gaben, so fand auch Dr. Schüßler heraus, setzen einen stärkeren Heilreiz als die Ursubstanzen. Denn die potenzierten, verdünnten Salze werden über die Mundschleimhaut schnell in den Blutkreislauf aufgenommen und von dort an den Ort geleitet, wo sie am dringendsten gebraucht werden. Das bedeutet, sie stellen dem Körper nicht nur die benötigten Salzmoleküle zur Verfügung, sie beeinflussen auch die Verteilung des im Körper natürlicherweise vorhandenen Mineralsalzes in positiver Weise. Denn sie sollen dafür sorgen, dass das Mineralstoffverhältnis zwischen dem Zellinneren und der Zellumgebung wieder in eine gesunde Balance kommt.

DIE »HEISSE SIEBEN«

Diese spezielle Anwendung mit dem großen Kinderheilmittel Magnesium phosphoricum D6 (Nr. 7) bewährt sich vor allem bei schmerzhaften und krampfartigen Beschwerden, bei denen schnelle Hilfe notwendig ist. In heißem Wasser lösen sich die Tabletten rasch auf, werden über die Schleimhaut aufgenommen und gelangen schnell ins Blut.

Anwendung: Für Kinder unter 12 Jahren 5 Tabletten, für Kinder über 12 Jahren 10 Tabletten Magnesium phosphoricum D6 (Nr. 7) in einem Glas mit heißem Wasser auflösen. Jeder Schluck sollte eine Weile im Mund behalten werden, damit möglichst viel von dem gelösten Mineral über die Schleimhaut ins Blut gelangt. Bei starken Beschwerden kann man dem Kind diese »Heiße Sieben« alle 30 Min. geben, allerdings nicht häufiger als 3- bis 4-mal täglich.

So setzt man die Salze ein

Schüßler-Salze werden in Deutschland in Apotheken als Tabletten, Tropfen und Salben in den gängigen Potenzen D3, D6 und D12 angeboten, und zwar unter den Bezeichnungen »Dr. Schüßler Mineralsalze«, »Biochemische Tabletten« oder »Biominerale«. Die Salze sollten immer über den Tag verteilt gegeben werden. Die Mittelwahl richtet sich nach den Symptomen, die besonders auffallend und belastend sind. Im akuten Krankheitszustand ist die niedrige Potenz D6 (selten D3), bei chronischen Beschwerden ist die D12 am wirksamsten. Ausnahmen sind die Salze Calcium fluoratum (Nr. 1), Ferrum phosphoricum (Nr. 3) und Silicea (Nr. 11), sie werden Untersuchungen Schüßlers zufolge vom Körper am besten in einer D12-Potenz aufgenommen.

Steckbriefe der 12 Schüßler-Salze

Die Dosierung und die Häufigkeit der Einnahme sind neben der richtigen Wahl des Schüßler-Salzes sehr wichtig. Die Tabletten aus Milchzucker (Achtung bei Milchzuckerunverträglichkeit!) sollten langsam im Mund zergehen, um über die Schleimhäute ins Blut zu gelangen. Die Wirkung ist am besten, wenn das Mittel auf nüchternen Magen, 20–30 Min. vor einer Mahlzeit gegeben wird. Innerhalb von 3–6 Wochen sollte sich bei chronischen Beschwerden eine Besserung zeigen. Akute Störungen sollten sich in 1–2 Tagen deutlich bessern – andernfalls muss jeweils überprüft werden, ob das richtige Salz ausgewählt worden ist. Anstelle von einzelnen Tablettengaben kann man auch die gesamte Tagesdosis in einem Glas Wasser auflösen und über den Tag verteilt trinken. Sind mehrere Mineralsalze zugleich empfohlen, sollten sie – vor allem bis zum vollendeten 2. Lebensjahr – abwechselnd verabreicht werden.

NR. 1: CALCIUM FLUORATUM D12

Körperliche Beschwerden: Haltungsschäden, Hüftgelenksdysplasie, harte Warzen, trockene Haut, Hornhautbildung an den Füßen, Anfälligkeit für Karies
Seelische Beschwerden: schnell aufkommende Lustlosigkeit, Unruhe, häufige Ängste

NR. 2: CALCIUM PHOSPHORICUM D6

Körperliche Beschwerden: Wachstumsschmerzen, Neigung zu Knochenbrüchen und Muskelkrämpfen, häufiges Nasenbluten, leichtes Frösteln, Schulkopfschmerzen
Seelische Beschwerden: Ängstlichkeit, Ungeduld, große Schreckhaftigkeit

NR. 3: FERRUM PHOSPHORICUM D12

Körperliche Beschwerden: häufige Erkältungen, Hals- und Mandelentzündungen, Bettnässen, niedriger Blutdruck, kalte Hände und Füße
Seelische Beschwerden: Gedächtnis- und Konzentrationsstörungen, Nervosität, Neigung zu schneller seelisch-geistiger Erschöpfung

NR. 4: KALIUM CHLORATUM D6

Körperliche Beschwerden: Schleimhautentzündungen wie Bronchitis, Rachen- und Mandelentzündung, Bindehautentzündung, Beschwerden nach Impfungen, hartnäckiger Schnupfen
Seelische Beschwerden: ausgeprägtes Pflichtbewusstsein, Neigung zu Selbstmitleid

NR. 5: KALIUM PHOSPHORICUM D6

Körperliche Beschwerden: Durchfall und Harndrang bei Aufregung, Muskelschwäche, Schlaflosigkeit, Hyperaktivität, starke Erschöpfungsgefühle
Seelische Beschwerden: Neigung zu Heißhungerattacken, Ängstlichkeit, Niedergeschlagenheit, Schreckhaftigkeit, Platzangst, Hypochondrie

NR. 6: KALIUM SULFURICUM D6

Körperliche Beschwerden: schuppige Haut, schlecht heilende Wunden, Akne, aller-

gische Ekzeme, Stirn- und Nebenhöhlenentzündungen
Seelische Beschwerden:
Neigung zu Melancholie und Ängstlichkeit, Antriebslosigkeit, Lustlosigkeit

NR. 7: MAGNESIUM PHOSPHORICUM D6

Körperliche Beschwerden:
Verspannungen und Krämpfe, Verdauungsprobleme, Zahnschmerzen, Krampf- und Reizhusten, Bronchialasthma, Migräne, Einschlafstörungen
Seelische Beschwerden:
innere Anspannung, die oft körperliche Beschwerden nach sich zieht, nächtliches Zähneknirschen, Gefühl von Minderwertigkeit, Aggressivität

NR. 8: NATRIUM CHLORATUM D6

Körperliche Beschwerden:
kalte Hände und Füße, trockene Haut und Schleimhäute, übermäßiges Schwitzen, Verdauungsstörungen
Seelische Beschwerden:
Weinerlichkeit, Überempfindlichkeit, Gereiztheit, Ärgerlichkeit, Wunsch nach Rückzug

NR. 9: NATRIUM PHOSPHORICUM D6

Körperliche Beschwerden:
Sodbrennen, Blähungen, Durchfälle, Asthma, Muskelverspannungen, Akne mit fettiger Haut
Seelische Beschwerden:
Heißhunger auf Süßes, Reizbarkeit, Angst vor Alleinsein und Dunkelheit, Einsamkeitsgefühle

NR. 10: NATRIUM SULFURICUM D6

Körperliche Beschwerden:
Kopfschmerzen, häufige Infekte, Verstopfung, Blähungen, Entzündungen, Hautausschläge
Seelische Beschwerden:
Unversöhnlichkeit bei Streit, Neigung zu trüben Gedanken

NR. 11: SILICEA D12

Körperliche Beschwerden:
Haarausfall, Nagelerkrankungen, schlechte Wundheilung, Hühneraugen, Abwehrschwäche, Furunkel, Pubertätsakne, übermäßiger Fußschweiß, immer wiederkehrende Mittelohrentzündungen
Seelische Beschwerden:
mangelndes Selbstvertrauen, Eigensinnigkeit, Schreckhaftigkeit, Ängstlichkeit

NR. 12: CALCIUM SULFURICUM D6

Körperliche Beschwerden:
Stirnhöhlen-, Mandel- und Mittelohrentzündungen, alle chronischen Erkrankungen, die auf eine ärztliche Behandlung schlecht ansprechen
Seelische Beschwerden:
Traurigkeit (Gefühl, nicht geliebt zu werden), Schüchternheit, Eifersucht, Aggressivität, Kontaktschwierigkeiten, Einsamkeitsgefühle

DIE RICHTIGE DOSIERUNG:

Im Akutfall:
Im 1. Lebensjahr: 3–4 Tabl. über den Tag verteilt; bei heftigen Beschwerden 1–2 Tabl. stündlich. 2.–12. Lebensjahr: 1–2 Tabl. stündlich, über 12 Jahre: alle 5–15 Min. 1 Tabl. Für alle gilt: Einnahme jeweils bis zur Besserung
Tagesdosis bei chronischen Beschwerden:
Im 1. Lebensjahr: 2-mal 1 Tabl.
2. Lebensjahr: 3-mal 1 Tabl.
3.–5. Lebensjahr: 4-mal 1 Tabl.
Ab 7. Lebensjahr: 5-mal 1 Tabl.
Ab dem 13. Lebensjahr: wie Erwachsene

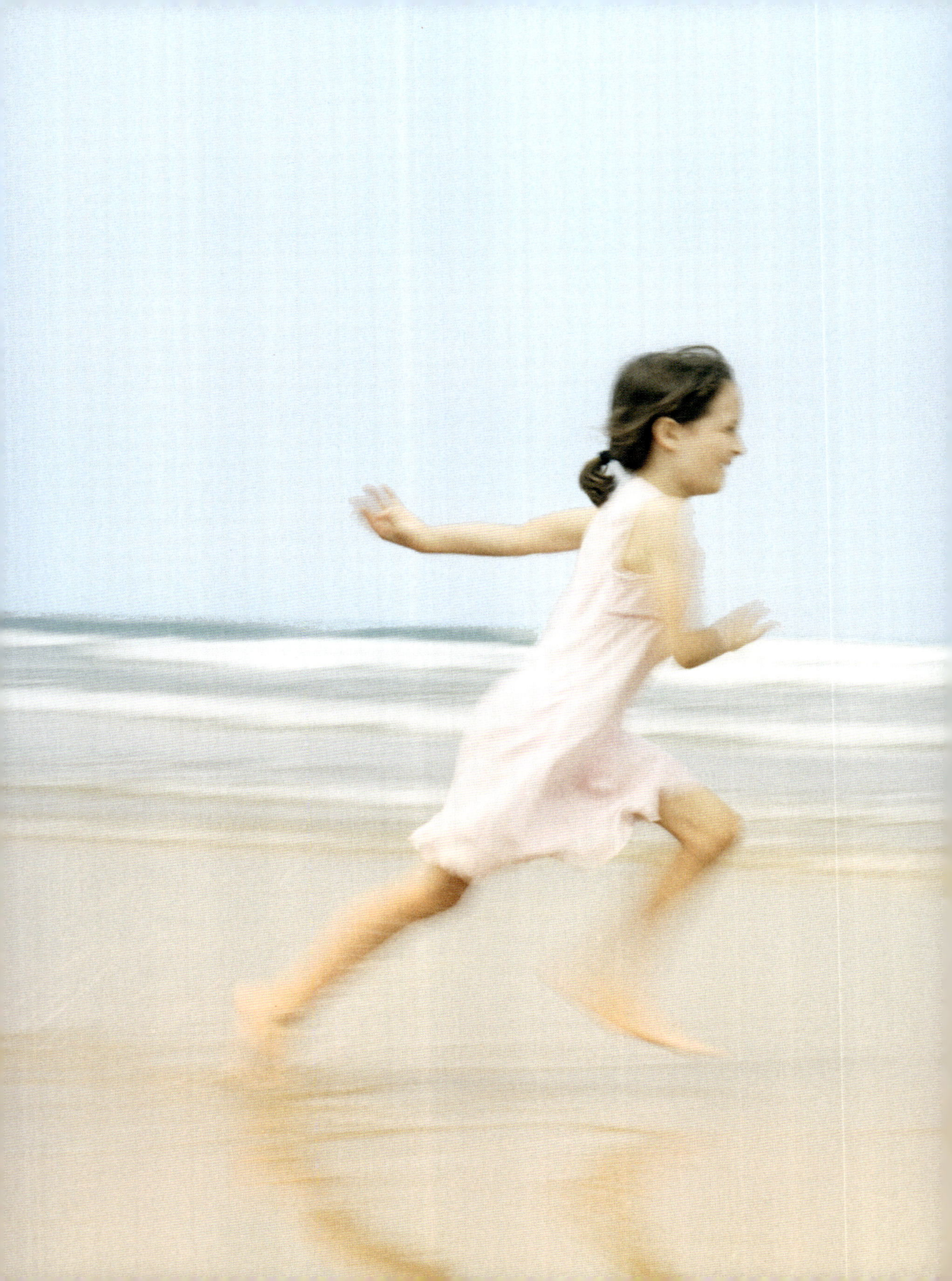

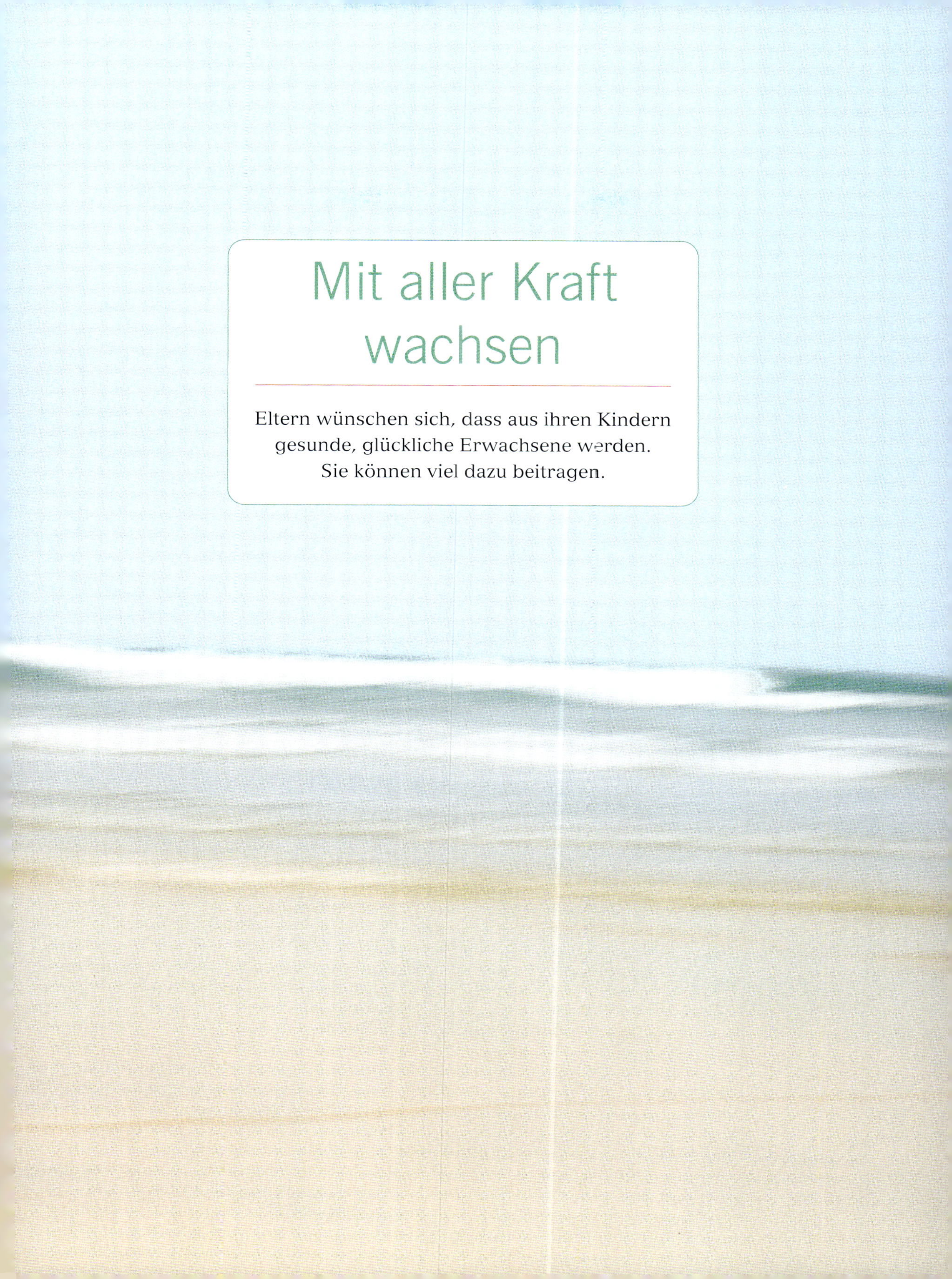

Mit aller Kraft wachsen

Eltern wünschen sich, dass aus ihren Kindern gesunde, glückliche Erwachsene werden. Sie können viel dazu beitragen.

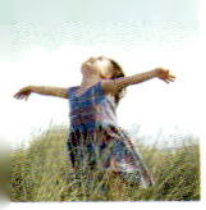

Gesund ins Leben

Wenn ein Baby geboren wird, ist es immer wieder erstaunlich, wie schnell es sich an seine neue Welt anpasst. Doch ohne unsere Fürsorge wäre es verloren. Alles an ihm muss sich noch entwickeln: die Sinneswahrnehmung, die Bewegungen, die Körpergröße, das Sprechen, das Denken und das Fühlen.

Eltern wünschen sich, dass ihr Kind gesund heranwächst und später glücklich sein Leben allein bewältigen kann. Dafür tun sie instinktiv das Richtige, wenn sie ihr Kind so annehmen, wie es ist, ihm viel Liebe und Verständnis entgegenbringen. Aber auch gesellschaftliche und kulturelle Faktoren sowie Umweltbedingungen beeinflussen die Entwicklung eines Kindes. Ob sie positiv verläuft, erkennt man nicht zuletzt daran, dass es sich körperlich, geistig und emotional seinem Alter entsprechend bewegt und verhält (siehe dazu die Kästen auf diesen Seiten).

WAS KINDER IM 18. MONAT ALLES KÖNNEN

Körpermotorik: frei gehen mit sicherer Gleichgewichtskontrolle; mit beiden Füßen hüpfen; eine Leiter hinaufklettern; rückwärts laufen

Handmotorik: Gegenstände festhalten, auf Verlangen wieder hergeben oder nach Aufforderung in ein Gefäß legen und danach wieder herausholen

Sprache: einzelne Worte und in Symbolsprache sprechen (z. B. »tüt-tüt« für Auto, »mi-mi« für Katze)

Kognitive Entwicklung: einen Turm aus zwei bis vier Holzklötzchen bauen; Bilder in Büchern wiedererkennen

Sozialisation: sich allein in einem Raum spielend aufhalten, wenn sie wissen, dass sich die Mutter im Nebenzimmer aufhält

Emotionale Entwicklung: zeigen, dass sie sich von ihren Eltern geliebt fühlen; sie sollten einen interessierten und unbeschwerten Eindruck machen und sich bei Kummer rasch trösten lassen

Meilensteine der Entwicklung

Man weiß aus wissenschaftlichen Untersuchungen, wann 90 bis 95 Prozent der Kinder einer bestimmten Bevölkerung gewisse Entwicklungsziele erreicht haben. Diese dienen als Maßstab zur Einschätzung aller Kinder bzw. ihrer Entwicklung und werden von Ärzten als Meilensteine bezeichnet. Bleibt ein Kind hinter diesen gesetzten Erwartungen zurück, sollte untersucht werden, welchen Grund es für die Entwicklungsverzögerung gibt. Allerdings darf man dabei nie vergessen, dass jedes Kind sein individuelles Entwicklungstempo hat, das im Laufe des Heranwachsens mal schneller, mal langsamer sein kann. Dennoch: Mögliche Störungen sollten frühzeitig entdeckt und behandelt werden, denn was in der

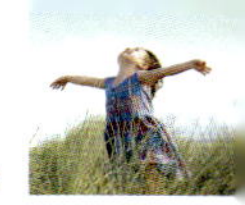

Kindheit versäumt wurde, ist später nur schwer nachzuholen. Fachleute sprechen in diesem Zusammenhang von »Gehirnfenstern« und meinen damit einmalige, zeitlich begrenzte Phasen, in denen bestimmte Fertigkeiten, wie etwa das Erlernen einer Sprache, schnell und gut entwickelt werden können. In diesen Phasen sind die Gehirnfenster weit geöffnet und nehmen all das auf, was zur Ausreifung der jeweiligen Fertigkeit nötig ist. Danach schließt sich dieses Fenster. Das heißt nicht, dass Lernen nun nicht mehr möglich wäre, aber es ist in jedem Fall mühsamer.

Eine Persönlichkeit wächst heran

Im Alter zwischen zwei und drei Jahren entdecken Kinder, dass sie ein eigenständiges Wesen sind. Sie beginnen, »ich« zu sagen, und sprechen nicht mehr in der dritten Person von sich. Sie möchten jetzt vieles selbst in die Hand nehmen und brauchen doch zugleich die Hilfe und Geborgenheit der Eltern. Dieses Hin und Her verunsichert sie und führt oft zu heftigen Gefühlsausbrüchen. Kinder müssen nun erleben, dass sich nicht jede Idee verwirklichen lässt und auch nicht jedes Bedürfnis sofort erfüllt wird. Dies sind Erfahrungen, die für das spätere Leben von großer Bedeutung sind.

In der Pubertät ist die emotionale, körperliche und soziale Verselbstständigung der Kinder oft ein sehr schmerzhafter Prozess, der Eltern und Jugendliche vor eine Zerreißprobe stellt. Die Heranwachsenden provozieren durch Benehmen, Kleidung, Musik oder Freundeskreis. Sie wollen sich von ihrer Umgebung abnabeln und die bisherigen Autoritäten nicht mehr anerkennen. Und sie wollen als Persönlichkeiten ernst genommen werden. Die meisten jungen Menschen kommen nach dieser mehr oder weniger langen »Umbauphase« mit ihrem Leben gut zurecht, und Eltern können oft nur staunen, wie wunderbar sich ihr Kind entwickelt hat.

WAS KINDER IM 5. JAHR ALLES KÖNNEN

Körpermotorik: selbstständig Treppen steigen im freien Wechselschritt
Handmotorik: mit einer Schere schneiden; einfache Basteleien mit Klebstoff ausführen; Baum, Haus oder Menschen (skizzenhaft) malen
Sprache: fehlerfrei aussprechen; Erlebnisse in logischer, zeitlich korrekter Reihenfolge erzählen; Sätze grammatikalisch richtig, aber einfach aufbauen
Kognitive Entwicklung: allein und mit anderen Kindern Rollenspiele mit allen Details (Puppenspiele, Familienspiele) spielen; aus Bauelementen mit oder ohne Vorlagen Bauwerke gestalten
Sozialisation: kooperativ mit anderen Kindern spielen; Spielregeln befolgen; den Tagesablauf kennen; kleine Aufgaben und Aufträge übernehmen
Emotionale Entwicklung: über Stunden oder über Nacht bei vertrauten Personen getrennt von ihren Eltern bleiben

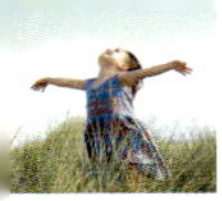

Richtiges Essen macht fit

Der Stoffwechsel eines Kindes läuft auf Hochtouren. Ein siebenjähriger Junge braucht am Tag schon fast so viele Kalorien wie seine Mutter. Diese Energie bedarf einer optimalen Mischung an »Kraftstoffen«. Gerade in den ersten Lebensjahren, in denen ein Kind mengenmäßig noch relativ wenig zu sich nimmt, ist eine optimale Ernährungsweise ganz entscheidend. Je vielfältiger die tägliche Kost zusammengesetzt ist, umso sicherer können Eltern sein, dass ihr Kind alles bekommt, was es zum gesunden Wachsen braucht. Dabei sind die Prinzipien der gesunden Ernährung für Kinder nicht anders als die für Erwachsene: viel frisches Gemüse und Obst, reichlich vollwertige Getreideprodukte, regelmäßig Milchprodukte, häufiger Fisch, etwas mageres Fleisch und nur zu besonderen Gelegenheiten Süßigkeiten oder Gebäck. Eine gute Ernährung lebt auch von der Atmosphäre bei Tisch, von der Freude am Essen, am Kosten und Schmecken. Genussvolle, bewusste Mahlzeiten lernen Kinder vor allem im Elternhaus.

VIELE KINDER TRINKEN ZU WENIG

Die Deutsche Gesellschaft für Ernährung (DGE) empfiehlt für Ein- bis Vierjährige eine tägliche Flüssigkeitsaufnahme von 950 ml, untersuchte Kinder kamen jedoch nur auf durchschnittlich 650 ml. Das ist deshalb Besorgnis erregend, weil Kinder – bezogen auf ihr Körpergewicht – einen deutlich höheren Wasserumsatz haben als Erwachsene. Ideale Durstlöscher sind Kräuter- oder Früchtetees und Obstsaftschorlen, auch Leitungswasser wird von der DGE als »gutes und sicheres Getränk« empfohlen.

Vom Umgang mit Süßem

Über Jahrtausende waren Nahrungsmittel mit möglichst dicht gepackter Energie die wichtigste Zutat, die das Überleben der Menschen sicherte. Süßes, kombiniert mit Fett, diente als Nahrung, Belohnung und Schmerzmittel und der Körper entwickelte im Laufe der Zeit ein Verlangen danach. Es scheint daher sinnlos, das »Schlecken« gänzlich zu verbieten, doch einige Regeln sollte es in jeder Familie geben: Ständiges Belohnen mit Süßigkeiten setzt falsche Signale, Eltern sollten lieber öfter nach Alternativen suchen und die Süßigkeiten für Besonderheiten aufheben. Am besten ist es, sich mit dem Kind auf eine kleine festgelegte Tages- oder Wochenration zu einigen. Die Eltern sind auch hier ein Vorbild, deren Umgang mit Süßigkeiten sich das Kind abschauen wird.

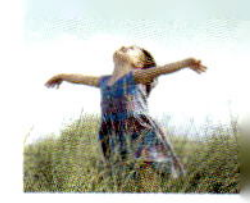

Vitalstoffe für optimales Wachstum

VITAMIN A	Wichtig für gesunde Nervenzellen im Gehirn und die Stimulation von Abwehrzellen. Bei Mangel Ermüdung, Nachtblindheit und Eisen-Unterversorgung. Enthalten in Eiern, Milch, Milchprodukten, Karotten, Spinat, Fenchel, Leber, Thunfisch.
VITAMIN B1	Wichtig für das Nervensystem. Bei Mangel geistige Trägheit. Enthalten in Schweinefleisch, Vollkornprodukten und Hülsenfrüchten.
VITAMIN C	Wichtig für die Leistung der Abwehrzellen, Schutz vor aggressiven Sauerstoffmolekülen. Bei Mangel Wundheilungsprobleme, Infektanfälligkeit, raue Haut, Müdigkeit, Lustlosigkeit. Enthalten in Zitrusfrüchten, Kiwis, Kartoffeln, Brokkoli, Spinat, Paprika, Sanddornsaft.
VITAMIN E	Wichtig für die Leistung der Abwehrzellen, Schutz vor aggressiven Sauerstoffmolekülen. Bei Mangel Nervenschäden. Enthalten in Nüssen sowie pflanzlichen Fetten und Ölen.
VITAMIN B6	Wichtig für die Botenstoffe des Nervensystems. Bei Mangel Kopfschmerzen, Blutarmut, Hautprobleme. Enthalten in Leber, Avocados, Bananen, Hülsenfrüchten, Brokkoli.
FOLSÄURE	Wichtig für Zellwachstum und -erneuerung. Bei Mangel Störung der Bildung von roten Blutkörperchen, Schwächung des Immunsystems. Enthalten in Blattsalaten, Rosenkohl, Brokkoli, Spinat, Hülsenfrüchten, Kartoffeln, Vollkornprodukten, Hühnerfleisch, Leber.
VITAMIN B12	Wichtig für die Aktivierung der Folsäure. Bei Mangel Gedächtnisstörungen. Enthalten in Seefisch, Leber, Eigelb, Milch und Milchprodukten.
JOD	Wichtig für die Bildung von Schilddrüsenhormonen. Bei Mangel Antriebslosigkeit. Enthalten in Seefisch und Meeresfrüchten.
EISEN	Wichtig für Immunzellen, Blutbildung und Sauerstofftransport. Bei Mangel Antriebsschwäche, Infektanfälligkeit. Enthalten in rotem Fleisch, Hirse, Vollkornprodukten.
KALZIUM	Wichtig für Knochenaufbau. Bei Mangel spätere Osteoporose. Enthalten in Milch, Milchprodukten, Gemüse, Obst.
MAGNESIUM	Wichtig für die muskuläre Erregung, Bestandteil des Knochens. Bei Mangel Leistungsabfall. Enthalten in Sojamehl, Sonnenblumenkernen, Weizenvollkornbrot, Linsen.

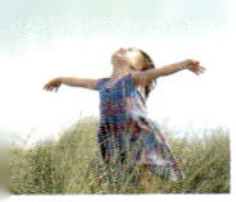

Gesund durch Bewegung

Kinder bewegen sich gern. Damit sich Knochen, Muskeln und Organe gesund entwickeln, müssen sie ausreichend mit Sauerstoff versorgt werden. Je mehr ein Kind herumtollt, umso besser ist die Durchblutung und damit die Sauerstoffversorgung. Bewegung ist jedoch nicht nur für den körperlichen Reifeprozess nötig. Beim Laufen, Rennen, Toben, Schaukeln und Klettern entwickeln Kinder ein Gefühl für den eigenen Körper, für Höhen und Tiefen, Schnelligkeit und Weite. Sie trainieren Ausdauer, Kraft und Geschicklichkeit. Bewegung stärkt nicht nur die Muskeln und Gelenke, sondern unterstützt die Entwicklung von Gehirn, Nerven- und Hormonsystem. Die Gehirnreifung läuft nicht automatisch nach einem genetisch vorgegebenen Programm ab. Vielmehr ist das Gehirn für die Ausbildung seiner Strukturen auf vielfältige körperliche Bewegung angewiesen. Im Rahmen des Einschulungstests wird daher auch die motorische Geschicklichkeit geprüft. Schwierigkeiten bei bestimmten Bewegungsabläufen sind Indikatoren für bevorstehende Schulprobleme – und womöglich für einen bleibenden Mangel an Selbstwertgefühl. Bewegung scheint einer der Schlüsselfaktoren in der Gesundheit der Kinder zu sein. Kinder, die sich viel bewegen, sind auch dann gesünder als andere, wenn sie nicht optimal ernährt werden.

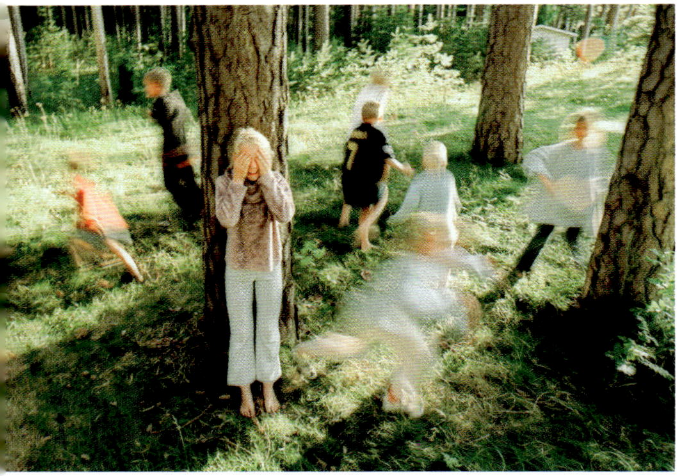

Bewegungsfreude, soziales Verhalten und den geschickten Umgang mit dem eigenen Körper – das alles lernen Kinder im Spiel.

Bewegungsmangel bringt auch Kommunikationsmangel mit sich: Kinder können dann nicht unbefangen mit Gleichaltrigen üben und sich nicht mit ihnen messen. Je älter sie werden, desto mehr Verhaltensauffälligkeiten zeigen sich. Selbst regelmäßige Sportstunden ändern kaum etwas daran. Wichtig ist der unreglementierte Umgang von Kindern untereinander und mit ihrer Umgebung. Kinder brauchen Korrektive aus der Umwelt, sie müssen die Möglichkeit haben, Fehler zu machen, Pleiten zu erleiden, sich Schrammen zu holen und Strapazen auszuhalten. Werden ihnen diese Erfahrungen vorenthalten, können sie ängstlich und unselbstständig werden.

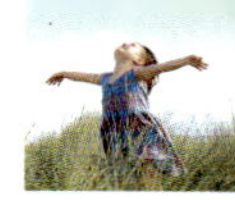

Die Immunkraft wächst mit

Ein junges Abwehrsystem braucht Husten, Schnupfen und Halsweh als »Trainingseinheiten«, um sich zu entwickeln – ebenso wie Staub und Schmutz. In einer Umgebung, in der ständig auf perfekte Hygiene geachtet wird, kann ein Immunsystem nichts lernen. Die wachsende Zahl der Allergien soll zu einem großen Teil darauf zurückzuführen sein, dass das kindliche Immunsystem seine Kräfte für harmlose Substanzen wie etwa Tierhaare einsetzt, da es ihm an adäquaten Aufgaben mangelt. Das Immunsystem braucht »ebenbürtige Feinde«, um effektive Waffen zu entwickeln. Mit dem Arsenal, das es im Laufe einer Kinderzeit zusammenträgt, wehrt es dann im Erwachsenenalter das Gros der Eindringlinge erfolgreich ab. Der Darmschleimhaut kommt in diesem Zusammenhang eine besondere Rolle zu. Denn um eine optimale Auseinandersetzung mit Erregern von außen zu erlernen, ist eine große Kontaktfläche mit der Umwelt nötig. Die größte, die der Körper zu bieten hat, ist die 200 m^2 große, gefältete Darmwand. Sie beherbergt ein großes System aus Abwehrzellen, Antikörpern und Verteidigungsmechanismen. Eine gesunde Darmflora, in der es 300 bis 400 Bakterienstämme gibt, trägt daher entscheidend dazu bei, dass krank machenden Eindringlingen Paroli geboten wird.

ERHÖHTE INFEKTANFÄLLIGKEIT?

Eltern machen sich oft große Sorgen, wenn ihr Kind eine Erkältung nach der anderen bekommt. Von einer erhöhten Infektanfälligkeit sprechen Ärzte aber erst dann, wenn

- ein Kleinkind mehr als zwölf Infekte, ein Schulkind mehr als acht Infekte pro Jahr hat;
- der Verlauf der Infekte schwerer ist als üblich;
- es häufig zu bakteriellen Zusatzinfektionen kommt;
- regelmäßig Komplikationen wie Mittelohr-, Nebenhöhlen- und Lungenentzündung auftreten;
- kaum Erholungsphasen zwischen den Infekten stattfinden;
- das Wachstum und die Entwicklung des Kindes beeinträchtigt sind.

Lebensfreude stärkt das Kind

Glück hält gesund, Unglück macht krank. Auf diese einfache Formel könnte man die Erkenntnisse der Psychoneuroimmunologie (PNI) bringen. Diese relativ junge Wissenschaft befasst sich mit den Wechselwirkungen von Psyche, Verhalten, Nerven- und Immunsystem. Menschen, die oft Ärger, Trauer und Wut empfinden, sind anfälliger für Krankheiten. Denn dadurch werden im Blut die Antikörper reduziert, die die allgemeine Abwehrkraft stärken.

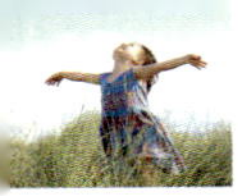

Allergien – was tun?

Zu wenig Kontakt mit allem, was die Natur uns bietet, scheint Studien zufolge einer der Hauptgründe für die wachsende Zahl von Allergien zu sein. Kinder, die auf einem Bauernhof inmitten blühender Wiesen aufwachsen, haben seltener unter Heuschnupfen zu leiden als kleine Städter. Auch der Kontakt zu den Tieren im Stall senkt das Allergierisiko. Grundsätzlich werden alle Substanzen, die wir mit der Nahrung, durch Medikamente, durch Hautkontakt und durch die Luft aufnehmen, vom Immunsystem auf ihre Schädlichkeit hin geprüft. Abwehrreaktionen auf einen vollkommen harmlosen Stoff nennt man Allergie. Die Veranlagung zu dieser überschießenden Reaktion des Immunsystems auf Nahrungsbestandteile, pflanzliche oder tierische »Produkte« wie Tierhaare oder auf Kosmetika und vieles andere mehr bringt ein Kind in seinen Genen mit.

Bereits bei der ersten Begegnung beispielsweise mit einem Katzenhaar bildet der Organismus eines Katzenhaar-Allergikers Antikörper, die bei der nächsten Begegnung mit dieser Substanz sofort auf den Plan gerufen werden. Aus einer zunächst kaum merklichen Empfindlichkeit wird mit jedem »Wiedersehen« eine immer dramatischer werdende Reaktion des Immunsystems.

Gegen Allergien gibt es keine wirkliche Vorbeugung. Man kann jedoch den Ausbruch der allergischen Reaktionen hinauszögern und ihre Intensität mildern. Von der Naturheilkunde sollte man keine raschen Erfolge erwarten: Alternative Verfahren wollen nicht die Symptome beseitigen, sondern die Selbstheilungskräfte aktivieren und den Organismus umstimmen. Besonders erfolgversprechend ist die Behandlung mit homöopathischen Mitteln.

Stillen ist der beste Schutz

Muttermilch ist für Babys das beste Nahrungsmittel – deshalb sollten Mütter möglichst sechs Monate stillen. Mit der Muttermilch erhält der Säugling unter anderem Abwehrstoffe, die die Mutter selbst gegen bestimmte Substanzen gebildet hat. Diese Immunglobuline bilden im Darm des Babys eine Art Schutzfilm. Kinder, die gestillt wurden, haben ein stärkeres Immunsystem, bekommen nicht so leicht Allergien und neigen später seltener zu Ess-Störun-

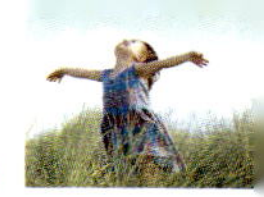

gen und Übergewicht. Ihre prophylaktische Wirkung kann die Muttermilch jedoch nur entfalten, wenn das Kind ausschließlich damit ernährt wird. Bei industriell hergestellter Babynahrung sollte man darauf achten, dass man HA-Produkte (HA = Hypoallergen) kauft, die so wenig wie möglich allergieauslösend sind, auch wenn man dies nicht völlig ausschließen kann. Erblich vorbelastete Kinder dürfen keinesfalls normale (nicht-hypoallergene) Säuglingsmilch oder gar Kuhmilch bekommen – auch nicht verdünnt!

> **HYPOSENSIBILISIERUNG**
>
> Hyposensibilisierung (frei übersetzt: weniger empfindlich machen) oder Spezifische Immuntherapie (SIT) nennen Mediziner die Behandlung, bei der Allergiker durch langsam größer werdende Gaben »ihres« Allergie-Auslösers unempfindlich gemacht werden. Auf diese Weise kann man Heuschnupfen und allergisches Asthma – ausgelöst durch Pollen, Hausstaubmilben und bestimmte Schimmelpilze – sowie Allergien auf Insektengifte unter Kontrolle bekommen. Die Erfolgsraten liegen bei 80 bis 90 Prozent. Allerdings kommt die SIT für Patienten, die gegen viele Substanzen allergisch sind, nicht infrage. Vor dem sechsten Lebensjahr sollte man keine Hyposensibilisierung versuchen, denn ganz unproblematisch ist die Prozedur nicht. Gibt man zu wenig Allergen-Präparat, nützt die Therapie nichts, gibt man zu viel, riskiert man eine massive allergische Reaktion, die im Extremfall lebensgefährlich sein kann. Deshalb sollte man die Hyposensibilisierung nur von erfahrenen Allergologen durchführen lassen.

Tipps für die Ernährung

Man sollte möglichst wenig experimentieren, wenn mit der Beikost begonnen wird. Babys brauchen noch keine Abwechslung im Geschmackserleben. Jedes neue Lebensmittel, jeder neue Bestandteil wird vom Immunsystem geprüft und bringt es in Unruhe. Allergie-Experten empfehlen: keine Zitrusfrüchte, keine Nüsse, kein Weizen, kein Ei. Und das mindestens bis zum ersten Geburtstag. Zusätzlich sollte man bis zum 15. Lebensmonat darauf verzichten, Sellerie und Fisch anzubieten. Für Allergiker gilt auch: Auf Zusätze und Farbstoffe in industriell hergestellten Lebensmitteln (durch die E-Nummern deklariert) achten und so gut es geht auf die entsprechenden Nahrungsmittel verzichten!

Nie wieder Hausstaubmilben

Bei allergischen Reaktionen auf Hausstaubmilben empfehlen Experten, nach Möglichkeit alle Textilien wie Teppiche, Vorhänge und Polster zu entfernen. Außerdem sollte man eine spezielle Matratze mit milbendichtem Bezug kaufen. Die Bettwäsche muss alle zwei Wochen bei über 60 °C gewaschen werden und das Bettzeug sollte man täglich an die frische Luft hängen. Kuscheltiere sollten alle vier Wochen mindestens 24 Stunden in die Tiefkühltruhe gelegt und danach im Freien ausgeklopft werden.

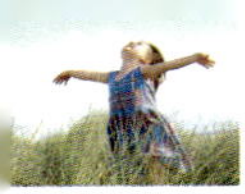

Impfungen: immun nach Plan

Impfungen sind zwar segensreich, aber auch umstritten. Sie schützen vor tödlich verlaufenden Krankheiten wie Tetanus oder Diphtherie oder vor Krankheiten, die schwere Komplikationen oder bleibende Schäden mit sich bringen können. Viele Krankheiten wie Pocken oder auch Kinderlähmung (Poliomyelitis) sind durch Impfungen fast vollständig ausgerottet worden. Als Impfstoff, auch Vakzin genannt, wird eine biologisch oder gentechnisch hergestellte Substanz verwendet, die aus Eiweiß- oder Erbgut-Bruchstücken des jeweiligen Erregers besteht oder aus abgeschwächten bzw. abgetöteten Krankheitskeimen. Das Immunsystem reagiert auf das feindliche Material mit der Bildung von Antikörpern und spezialisierten Zellen, die einen anhaltenden Schutz vor der jeweiligen Krankheit bieten: je nach Erreger zwischen einigen Jahren bis lebenslang.

Die Impfstoffe sind in den letzten Jahren enorm verbessert worden und mittlerweile sehr gut verträglich. Einige Impfungen richten sich gegen die klassischen Kinderkrankheiten wie Mumps, Röteln oder Masern. Den Begriff Kinderkrankheit halten viele Ärzte inzwischen für problematisch, weil er den Ernst der Infektion verharmlost. Als es beispielsweise noch keine Masernimpfungen gab, war es gar nicht zu vermeiden, dass sich ein Kind die Maserninfektion bereits in seinen ersten Lebensjahren einfing, denn das Masernvirus ist (ähnlich dem Windpockenvirus) hoch ansteckend. Bekommt man eine Kinderkrankheit erst als Erwachsener, muss man nicht selten mit einem schweren Verlauf rechnen.

Impfgegner verweisen auf die Gefahr von Impfschäden, die allerdings heutzutage extrem selten sind. Häufig ist nicht nachzuweisen, dass zwischen Impfung und schwerer Erkrankung (wie beispielsweise chronische Darmentzündung, Allergie oder Autismus) tatsächlich ein Zusammenhang besteht. Fest steht jedoch: Eine

SCHWEREN INFEKTIONEN VORBEUGEN

Tetanus: Schutz vor einer fast immer tödlich verlaufenden Infektion

Polio: Schutz vor teils schweren körperlichen Behinderungen; Nebenwirkungen sind extrem selten.

Diphtherie: Schutz vor einer lebensgefährlichen Infektion. Extrem selten verursacht der Diphtherie-Tetanus-Impfstoff (in der Regel vorübergehende) Nervenlähmungen.

Hepatitis B: Schutz vor akutem Leberversagen und chronischer Leberentzündung; Nebenwirkungen wurden nicht beobachtet.

Hämophilus influenzae b (Hib): Schutz vor Hirnhautentzündung sowie vor lebensbedrohlicher, eitriger Kehldeckelentzündung; Nebenwirkungen sind extrem selten.

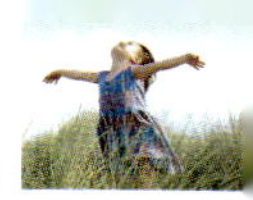

Impfung geht nicht immer ganz spurlos an einem Kind vorüber. Wie jedes Medikament können auch Impfstoffe unerwünschte Nebenwirkungen haben, die aber in keinem Verhältnis zu den Risiken der Infektionen stehen, vor denen sie schützen. Neben einer Rötung und Schwellung an der Impfstelle tritt häufig 6 bis 14 Tage nach der Impfung eine 1- bis 2-tägige Temperaturerhöhung auf: das sichere Zeichen, dass sich der Organismus mit den eingedrungenen Krankheitserregern auseinander setzt. Schwere Reaktionen wie vorübergehende Fieberkrämpfe, Blutgerinnungsstörungen oder Hirnhautreizungen sind extrem selten. Eltern können sich von einem homöopthischen Therapeuten beraten lassen, mit welchen Mitteln sich auftretende Impfreaktionen des Kindes lindern lassen.

Die Annahme, ein Kind erreiche dadurch, dass es eine schwere Infektionserkrankung durchmacht, einen sonst nicht möglichen Entwicklungsschub, erscheint fragwürdig. Man sollte bei der Impfentscheidung jedoch bedenken, dass zum Beispiel ein gegen Masern geimpftes Mädchen später als Mutter ihrem Baby den so genannten »Netzschutz«, der 6 bis 9 Monate anhält, nicht mehr gewähren kann, da sie selbst die Masernkrankheit nicht durchgemacht hat. Infolgedessen muss ihr Baby schon so früh wie möglich dagegen geimpft werden. Das wiederum kann für das noch unausgereifte Immunsystem des Babys eine große Belastung sein.

Schon ab der achten Lebenswoche wird die Dreifach-Impfung gegen Diphtherie, Tetanus und Keuchhusten (DTPa-Impfung) ausgeführt. Diese Impfung kann auch mit dem Polio-, dem Hämophilus- und dem Hepatitisimpfstoff kombiniert werden. Diese Sechsfach-Impfung wird ab dem dritten Lebensmonat empfohlen. Geimpft werden kann natürlich nur, wenn das Kind infektfrei ist. Die STIKO (die »Ständige Impfkommission« aus erfahrenen Immunologen) gibt ein Standardimpfprogramm vor, an dem Ärzte sich orientieren.

KINDERKRANKHEITEN VORBEUGEN

Keuchhusten: Je mehr Kinder geimpft sind, desto weniger Säuglinge, für die die Krankheit lebensbedrohlich ist, stecken sich an; vollständiger Impfschutz erst mit der 3. Impfung im 6. Lebensmonat

Windpocken: Schützt noch nicht erkrankte Jugendliche, bei denen die Infektion oft einen schweren Verlauf nimmt; Kinder vor der Pubertät sollten die Infektion durchmachen, denn der natürliche Immunschutz ist sicherer.

Masern: Schutz vor Masernkomplikationen wie zum Beispiel Lungenentzündung (in 1:20 Fällen) und Gehirnentzündung mit bleibenden Behinderungen (in 1:1500 Fällen)

Mumps: Schutz vor Hodenentzündung, die Unfruchtbarkeit verursachen kann

Röteln: Schutz ungeborener Kinder vor der Rötelnembryopathie

Nach Masern-Mumps-Röteln-Impfung sind Impfreaktionen möglich, in 1:40000 Fällen kommt es zu einer (vorübergehenden) Herabsetzung der Blutgerinnungsfähigkeit, sehr selten zu einer Gehirn(haut)entzündung.

Klassische Kinderkrankheiten

Kinderkrankheiten, das klingt nach lästigen, aber harmlosen Plagen, die man als Kind einfach durchmachen muss. Doch Masern, Mumps, Scharlach, Keuchhusten, Röteln und Windpocken gehören nicht in die Kategorie »banale Infekte« wie die Erkältungskrankheiten. Diese klassischen Kinderkrankheiten sind schwere Infektionen, die (wenn auch nur in seltenen Fällen) bleibende Schäden an Herz, Nieren, Gehirn oder Fortpflanzungsorganen hinterlassen können. Keuchhusten und Scharlach können mit Antibiotika behandelt werden, wodurch sich das Komplikationsrisiko verringern lässt. Bei den Virusinfektionen Masern, Mumps und Röteln kann man hingegen nur die Beschwerden lindern und hoffen, dass keine schweren Folgeerkrankungen auftreten. Daher raten auch viele naturheilkundlich orientierte Kinderärzte zur vorbeugenden Impfung bzw. im Krankheitsfall zur Antibiotika-Behandlung. Vor allem das Immunsystem von Kindern im ersten Lebensjahr wird mit schweren Infektionskrankheiten oft schlecht fertig, da es noch nicht vollständig aufgebaut ist. Doch Säuglinge haben auch einen Vorteil: Da sie noch den Nestschutz durch die Abwehrstoffe der Mutter aus Schwangerschaft und Stillzeit besitzen (falls diese nicht als Kind gegen diese Krankheiten geimpft wurde), werden sie viel seltener angesteckt als Kleinkinder.

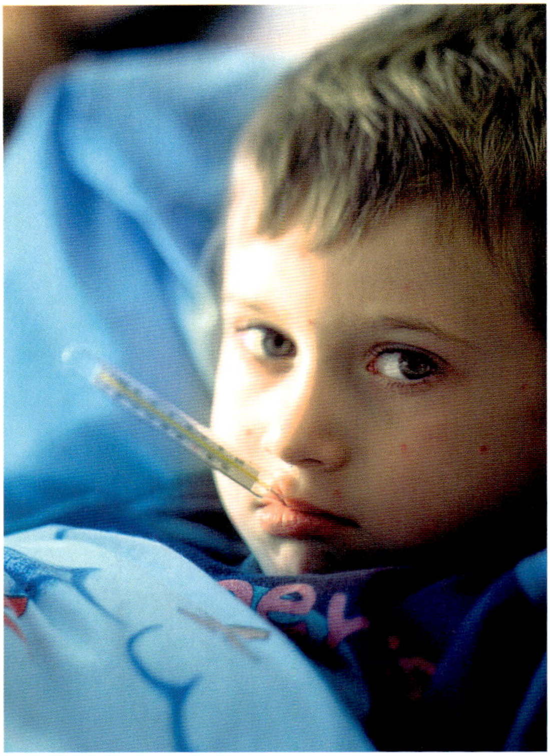

Ein Kind mit einer klassischen Kinderkrankheit hält oft von selbst Bettruhe ein.

Nachdem die Kinder sich mit einem Krankheitserreger angesteckt haben – meist über die Schleimhaut –, erfolgt zuerst die Inkubationszeit, während der sich der Erreger im Körper vermehrt, das Kind jedoch noch nicht krank erscheint. In dieser Zeit können die Kinder allerdings andere schon unbemerkt anstecken. Viele Kinderkrankheiten beginnen mit den eher typischen Symptomen einer Erkältung: verschnupfte rote Nase, leichtes bis hohes Fieber, Ab-

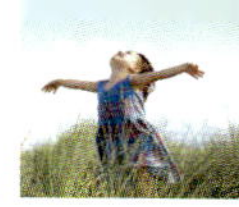

geschlagenheit und Appetitmangel. Im weiteren Krankheitsverlauf kann ein charakteristischer Hautausschlag hinzukommen, den Laien jedoch nicht immer einzuordnen wissen. Deshalb sollten Eltern in jedem Fall einen Kinderarzt zu Rate ziehen, wenn sich bei ihrem Kind ein Hautausschlag entwickelt. Bei einigen sehr infektiösen Krankheiten wie den Masern kommt es zu regelrechten Epidemien bei ungeimpften Kindern. An anderen Infektionen wie etwa Scharlach, erkrankt nicht jedes Kind – es muss eine gewisse Bereitschaft für die Ansteckung haben.

Wie Eltern helfen können

Ein Kind mit einer klassischen Kinderkrankheit sollte sich auf jeden Fall schonen und bei hohem Fieber das Bett hüten. Vor allem bei Scharlach ist Bettruhe eines der wichtigsten Heilmittel überhaupt. Bei hohem Fieber verliert das Kind während des Schwitzens Flüssigkeit und auch Salze über die Haut, deshalb ist es wichtig, ihm viel zu trinken zu geben. Kräutertees, verdünnte Säfte und Wasser sind empfehlenswert, um den Wasserhaushalt im Körper wieder auszugleichen. Den Salzverlust macht eine Fleisch- oder Gemüsebrühe wieder wett. Während der Körper sich mit der Krankheit auseinander setzt, ist leichte Kost ratsam. Da Fieber eine sinnvolle Reaktion des Körpers ist, sich Krankheitserregern zu widersetzen, sollten Eltern nicht grundsätzlich etwas dagegen unternehmen. Hohes Fieber kann man mit bewährten Hausmitteln wie Wadenwickeln um ½ bis 1 °C senken. Zudem ist es sinnvoll, die Selbstheilungskräfte durch ganzheitliche Verfahren wie die Homöopathie zu fördern. Die asiatische Medizin wirkt harmonisierend auf Körper, Geist und Seele, die sich während einer Krankheit im Ungleichgewicht befinden. Die Kräuterheilkunde hält Pflanzen mit antiviraler, entzündungs- und bakterienhemmender Wirkung bereit.

DIE »NEUEN« KINDERKRANKHEITEN

Masern, Mumps und Diphtherie sehen Kinderärzte heute wegen der Impfungen nur noch selten. An die Stelle der klassischen Kinderkrankheiten sind andere Probleme getreten. Wenn man Kinderärzte fragt, womit sie sich heute beschäftigen, so spielen schon bei sehr kleinen Kindern zum Beispiel Essschwierigkeiten, Bewegungsprobleme oder Schlafstörungen eine Rolle. Die Erwartungen an die wenigen Kinder, die Eltern heute haben, sind enorm hoch. Sie wollen durch viel Förderung und Zuwendung möglichst perfekte Eltern sein. Das kann zu so genannten Überstimulierungen führen – die nötige Balance zwischen Ruhe und Anregung wird nicht erreicht. So kann es schon sehr früh zu Entgleisungen im Eltern-Kind-Dialog kommen. Die Folge ist, dass Kinder ihre Leistungspotenziale nicht ausschöpfen. Schulschwierigkeiten entstehen vor allem vor dem Hintergrund, dass ein Kind mit sich und mit anderen nicht zurechtkommt. Die Probleme haben sich mithin teilweise vom Körperlichen zum Seelischen verlagert. Viele Kinder klagen über Kopfschmerzen, auch die Häufigkeit von Depressionen wächst. Der Medikamentenkonsum ist beunruhigend hoch, selbst schon im Grundschulalter.

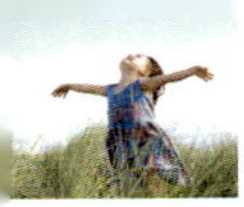

Die typischen Kinderkrankheiten

KRANKHEIT (ERREGER)	INKUBATIONS-ZEIT	SYMPTOME	KOMPLIKATIONEN
MASERN (Viren)	9–12 Tage	Schnupfen, hohes Fieber, Bindehautentzündung; später Hautausschlag mit kleinen roten Flecken, Husten	Mittelohr-, Lungen-, Kehlkopf-, Gehirnentzündung
MUMPS (Viren)	14–21 Tage	Schluckbeschwerden, Kopfschmerzen, Fieber, Schwellungen vor dem Ohr (»Hamsterbacken«)	Gehirn(haut)entzündung, Hoden- bzw. Eierstockentzündung
RÖTELN (Viren)	14–21 Tage	Schnupfen, Bindehautentzündung, vergrößerte Lymphknoten im Nacken, linsengroßer, hellroter Ausschlag vor allem auf Brust und Rücken	Gelenkschmerzen; schwere Organschäden beim Ungeborenen bei Infektion der Mutter in den ersten drei Schwangerschaftsmonaten
SCHARLACH (Bakterien) Schulmed. Behandlung: Antibiotikum	2–4 Tage	hohes Fieber, Erbrechen, Halsschmerzen, Schluckbeschwerden, rötlicher Hautausschlag; Zunge erst weiß belegt, dann himbeerrot	Nieren-, Herz- und Gelenkentzündungen
WINDPOCKEN (Viren)	14–21 Tage	Fieber, Gliederschmerzen; rote Flecken, die zu Bläschen werden, starker Juckreiz	in seltenen Fällen Gehirnentzündung, Gürtelrose (schmerzhafte Virusinfektion der Haut)
KEUCHHUSTEN (Bakterien) Schulmed. Behandlung: Antibiotikum	7–14 Tage	Grippeähnliche Beschwerden, schwere Hustenanfälle mit Erbrechen	Gehirnentzündung, Bronchitis, Lungenentzündung; bei Säuglingen Atemstillstand

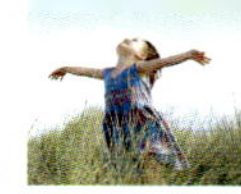

Wie Eltern helfen können

KRÄUTER- UND HAUSAPOTHEKE	HOMÖOPATHISCHE BEHANDLUNG		
Fiebersenkend: Lindenblütentee (Seite 91), Wadenwickel (Seite 72), viel trinken, Bettruhe	**Aconitum D30** heftiges, plötzliches Fieber, trockene Haut, Frostschauer, viel Durst, Unruhe; Dosierung**	**Belladonna D6** Fieber, heißer Kopf, kalte Füße, glänzende Augen, feuchte Haut; Dosierung*	**Bryonia D6** brummig, abweisend, schleppender Krankheitsverlauf, Durst; Dosierung*
Schmerzlindernd: Auflage mit Archangelica-Salbe (Fertigpräparat) oder mit Calendula-Öl (Fertigpräparat), Wärmflasche, Bettruhe	**Belladonna D6** rechte Seite entzündet, geschwollen; berührungsempfindlicher Hals, heftiger Beginn, hohes Fieber; Dosierung*	**Rhus toxicodendron D12** linke Seite entzündet und geschwollen, starke Gliederschmerzen, Fieberbläschen an den Lippen; Dosierung**	**Phytolacca D6** Harte Schwellung am Ohr, Schmerzen beim Schlucken, dunkelroter Hals; Dosierung*
Lindernd: Bettruhe bei Fieber, Wärmflasche bei Lymphknotenschmerzen	**Aconitum D30** plötzliches, heftiges Fieber, trockene Haut, ängstlich, ruhelos, viel Durst; Dosierung**	**Ferrum phos. D6** leichtes bis mittleres Fieber, relativ gutes Allgemeinbefinden; Dosierung*	**Pulsatilla D6** weinerlich, zuwendungsbedürftig, Verbesserung bei frischer Luft, kaum Durst; Dosierung*
Entzündungshemmend: Kamillentee (Seite 98), Gurgeln mit Salbeitee (Seite 98), Kartoffelwickel (Seite 99), Bettruhe	**Belladonna D6** plötzliches, hohes Fieber, heißes, rotes Gesicht, Halsschmerzen, feuerrote Zunge; Dosierung*	**Apis mellifica D6** stark geschwollene Mandeln, feuerrote Zunge, Fieber, trockener Mund, kein Durst; Dosierung*	**Hepar sulfuris D6** Halschmerzen ausstrahlend ins Ohr, gelbliche Beläge auf der Zunge, Mundgeruch; Dosierung*
Juckreizlindernd: Abwaschung mit Stiefmütterchentee (Seite 148) oder mit Kamillentee (Seite 98)	**Rhus toxicodendron D12** juckende, brennende Bläschen auf roter Haut; Dosierung**	**Apis mellifica D6** Bläschen auf geschwollener roter Haut, besser durch Kälte; Dosierung*	**Antimonium tart. D6** pockenartige Pusteln, dicker weißer Zungenbelag; Dosierung*
Hustenreizlindernd: Isländisch-Moos-Tee (Seite 98), Eibischwurzeltee (Seite 107), Thymianbrustwickel (Seite 106)	**Drosera D6** heftige kurze, bellende, hohl klingende Hustenattacken; Dosierung*	**Cuprum metallicum D6** krampfartiger, heftiger trockener Husten, Hustenattacken mit Würgereiz; Dosierung*	**Coccus cacti D6** krampfartiger, würgender Husten, Rasseln in der Brust, zäher Schleim; Dosierung*

Dosierung = im Akutfall alle 15–30 Min. 1 Gabe (= 3 Globuli); maximal 4 Gaben, danach 3-mal täglich 1 Gabe*
*Dosierung** = im Akutfall alle 1–2 Std. 1 Gabe (= 3 Globuli); maximal 3 Gaben, danach 1-mal täglich 1 Gabe, bei Aconitum ein Folgemittel*

Vorsorge beim Kinderarzt

Jedes Kind in Deutschland hat Anspruch auf zehn Vorsorgeuntersuchungen beim Kinderarzt. Neun so genannte Kindervorsorgeuntersuchungen finden vor der Schule statt (U1 bis U9), eine Jugendgesundheitsberatung (J1) zwischen dem 12. und 14. Lebensjahr.

Die intensivste und rascheste Entwicklung eines Kindes vollzieht sich im ersten Lebensjahr. Bis zum Beginn des zweiten Lebensjahres hat sich die Körperlänge nahezu verdoppelt, das Geburtsgewicht hat sich verdreifacht. Um zu kontrollieren, ob ein Kind normal wächst, wird seine Körpergröße mit Durchschnittswerten verglichen. Mithilfe eines Formblatts erfasst der Arzt nicht nur das Wachstum eines Kindes, sondern bewertet auch außergewöhnliche Verläufe, wie etwa einen Wachstumsstillstand. Körpergröße und Gewicht werden bei jeder Untersuchung vom Arzt in eine Grafik (»Wachstumskurve«) eingetragen. Sind die Werte immer auf der vergleichbaren Kurve, handelt es sich um eine altersgerechte Entwicklung. Abweichungen sind dagegen immer ein Grund, näher hinzusehen.

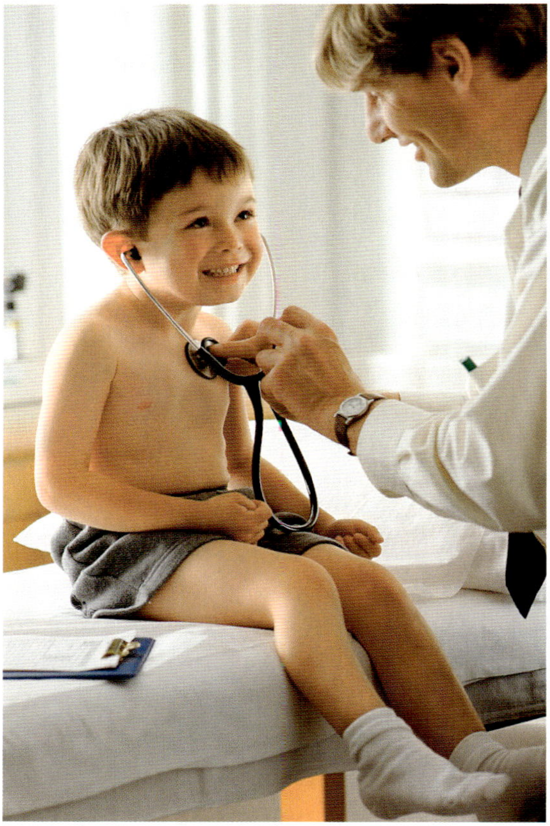

Bei den Vorsorgeuntersuchungen wird die altersgemäße Entwicklung des Kindes beobachtet.

Wichtig für die Beurteilung der kindlichen Entwicklung ist der Kopfumfang: Er ist ein Zeichen für die Reifung und die Größenzunahme des Gehirns, das wiederum Einfluss auf das Verhalten, die Bewegungen und die Reaktionen des Kindes auf seine Umwelt hat. Jedes Mal hört der Arzt das Kind ab und betastet durch die Bauchdecke die inneren Organe. Die Haut wird in Augenschein genommen, die Reflexe werden geprüft und bestimmte Meilensteine der motorischen Entwicklung abgefragt. Auch die Geschlechtsteile werden untersucht. Zur Beruhigung aller Eltern sei gesagt: Selbst wenn das Kind mal etwas »Verspätung« hat, handelt es sich selten um eine Entwicklungsstörung, sondern meist um das individuelle Entwicklungstempo des Kindes.

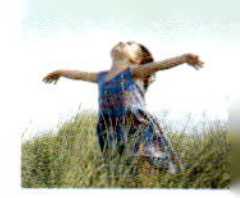

Alle Untersuchungen auf einen Blick

WANN	WAS GEMACHT WIRD (SCHWERPUNKTE)
U1: NACH DER GEBURT	▸ Bewertung des Geburtsverlaufs, APGAR-Index (Atmung, Herzschlag, Muskelspannung, Hautfarbe und Reflexe) ▸ Kopfumfang, Gewicht, Körpergröße, Vitamin-K-Gabe zur Verbesserung der Blutgerinnung
U2: 3.–10. TAG	▸ Neugeborenen-Basisuntersuchung: Geburtsverletzungen, Fehlbildungen, Neugeborenen-Gelbsucht, auffällige Muskelreflexe ▸ Bluttest, um angeborene Stoffwechselerkrankungen festzustellen ▸ Besprechung von Rachitis- und Kariesprophylaxe, Gabe der zweiten Dosis Vitamin K
U3: 4.–6. WOCHE	▸ Entwicklung: Gewicht, Größe, Kopfumfang, Reflexe, Psychomotorik ▸ Abtasten der Organe, Ultraschall der Hüfte ▸ Gabe der dritten Dosis Vitamin K, Ernährungsfragen
U4: 3.–4. MONAT	▸ Entwicklung: Gewicht, Größe, Kopfumfang, Reflexe, Psychomotorik, Organe ▸ Erste Impfungen
U5: 6.–7. MONAT	▸ Entwicklung: Gewicht, Größe, Kopfumfang, Reflexe, Psychomotorik, Organe ▸ Prüfung der geistigen Entwicklung: Reaktionen auf die Umwelt
U6: 10.–12. MONAT	▸ Entwicklung: Gewicht, Größe, Kopfumfang, Reflexe, Psychomotorik, Organe ▸ Sprachentwicklung, Körperkoordination, Ernährungsfragen
U7: 21.–24. MONAT	▸ Entwicklung: Gewicht, Größe, Kopfumfang, Reflexe, Psychomotorik, Organe ▸ Gang, Stellung und Haltung von Wirbelsäule, Füßen und Beinen ▸ Sprach- und Sozialentwicklung, Besprechung der Sauberkeitserziehung
U8: 43.–48. MONAT	▸ Entwicklung: Gewicht, Größe, Kopfumfang, Reflexe, Psychomotorik, Organe ▸ Kindergartenreife, genaue Hör- und Sehprüfung
U9: 60.–64. MONAT	▸ Entwicklung: Gewicht, Größe, Kopfumfang, Reflexe, Psychomotorik, Organe ▸ Schulreife, Feinmotorik und Koordination, Ergänzung von Impfungen
J1: 12–14 JAHRE	▸ Körperliche Untersuchung, Information über Empfängnisverhütung, Gesprächsangebot (Drogen, familiäre oder Schulprobleme)

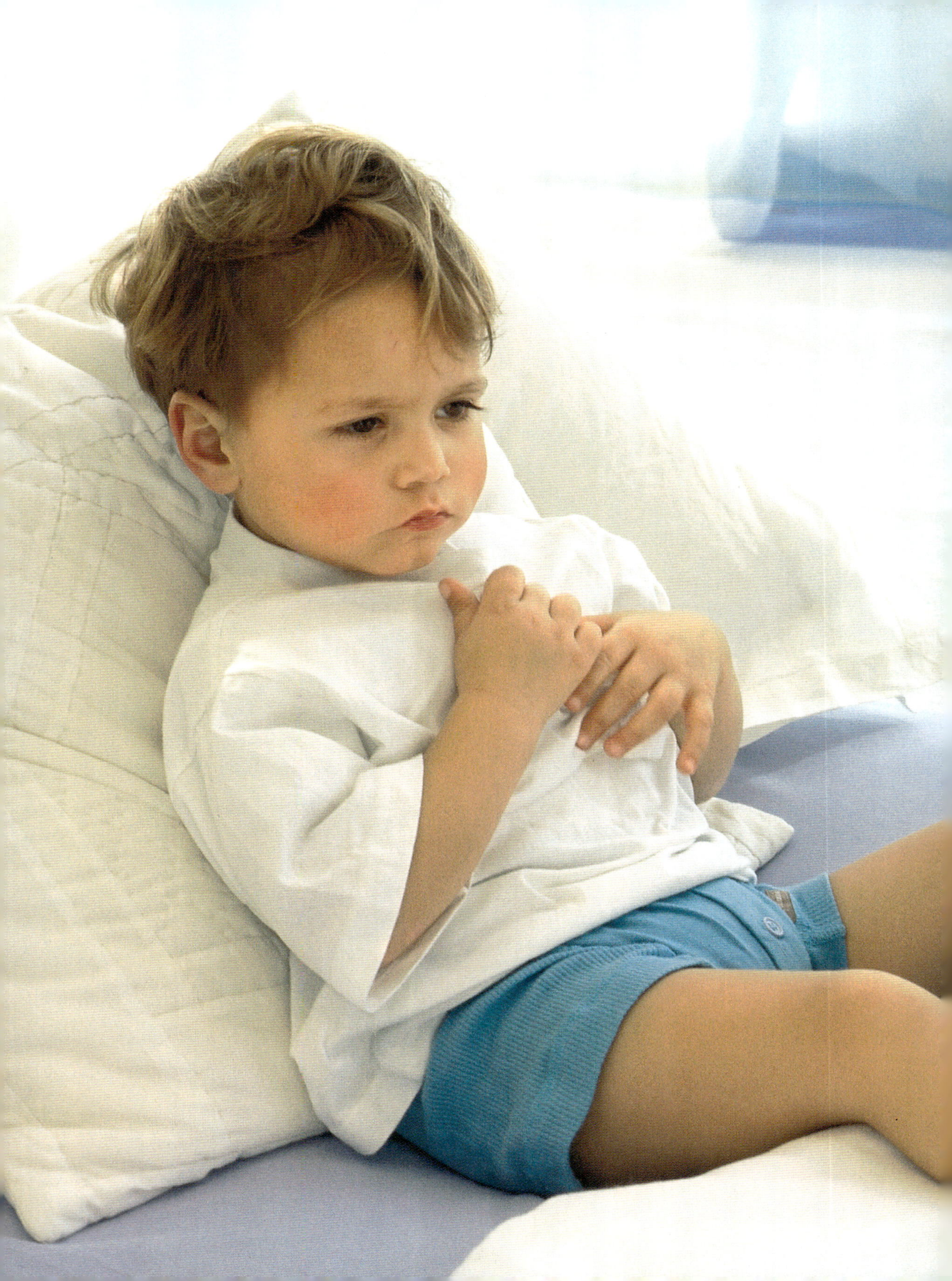

Mit den richtigen Anwendungen helfen

Wickel anlegen, Bäder bereiten, Kompressen auflegen, Akupressurpunkte behandeln – gut zu wissen, wie es wirklich geht.

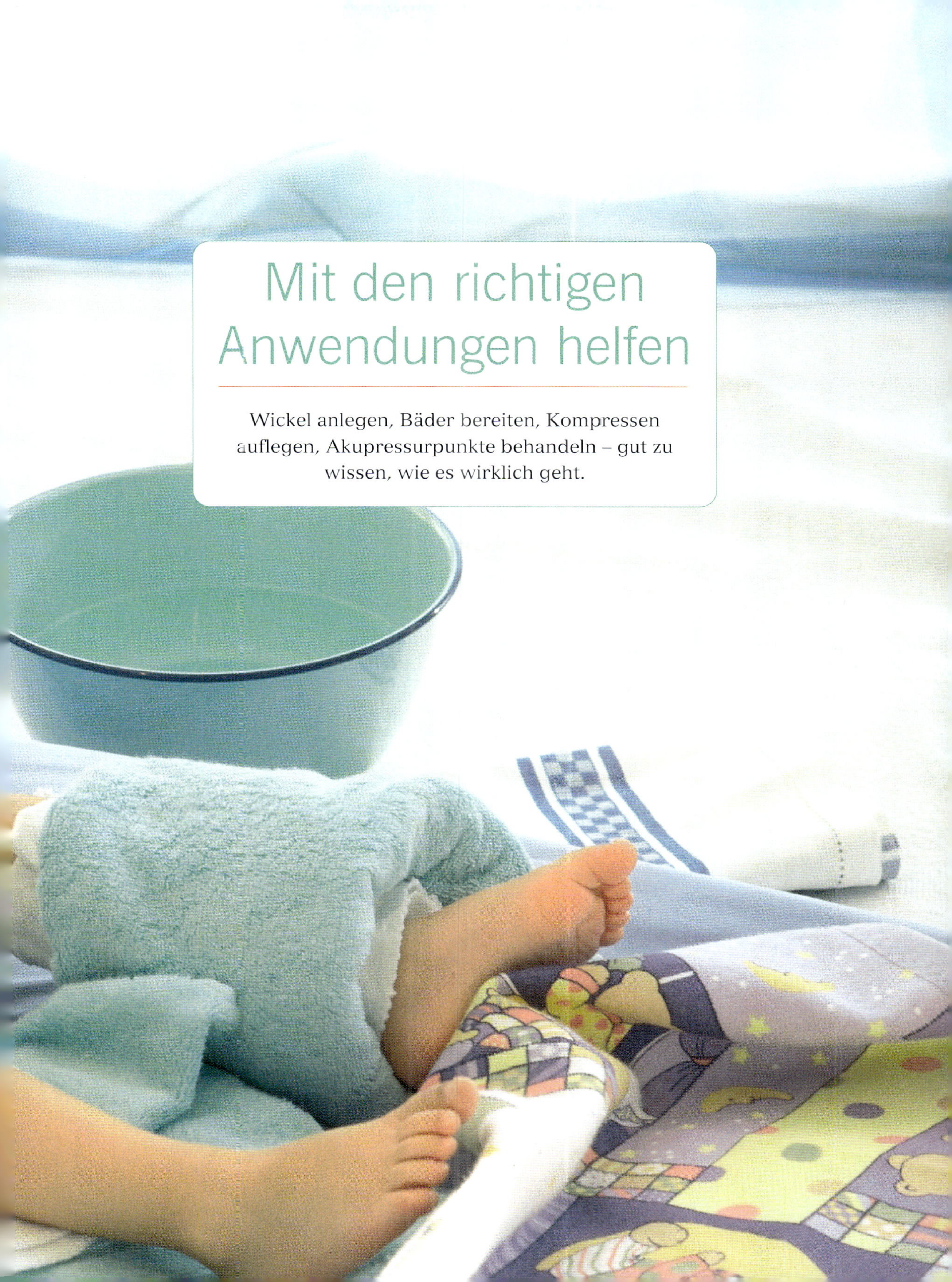

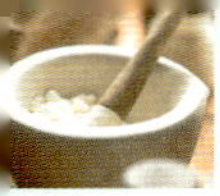

Wickel richtig anlegen

Grundregeln für Wickel

»Einen Wickel machen« – das klingt praktisch und einfach. Doch Wickeln ist eine hohe Kunst, in der man sich auskennen muss, um die gewünschte Heilwirkung zu erzielen. Eine wichtige Rolle spielt die Temperatur des Wassers oder der Hausmittel, die man verwendet, denn die Wickeltücher haben nur eine »Mittlerrolle«. Das Grundprinzip eines Wickels: Ein baumwollenes Innentuch wird auf die Größe des zu behandelnden Körperteils zusammengefaltet. Das Zwischentuch aus Baumwolle oder Leinen soll das Innentuch abdecken und ist deshalb etwas größer. Das Außentuch – ein Handtuch, ein Wollschal oder eine Decke – soll die Wärme bzw. Kälte des Wickels möglichst lange halten. Wickel, die wärmen sollen, kann man zusätzlich mit Heilwolle (aus der Apotheke) isolieren. Für Allergiker ist diese unversponnene Schafwolle allerdings nicht geeignet; als Ersatz kann man Watte in ein Baumwolltuch einschlagen. Alle Wickel sollen rasch angelegt werden, wobei das Innentuch straff und faltenfrei auf der Haut liegen muss. Der gesamte Wickel soll zwar fest sitzen, das Kind darf sich jedoch nicht beengt fühlen. Da ein Wickel anstrengend für den Kreislauf ist, sollte das Kind danach immer im Bett ruhen.

Wadenwickel

Wadenwickel sind das klassische Naturheilmittel, um Fieber zu senken. Solange ein Kind noch Schüttelfrost hat – ein Zeichen dafür, dass das Fieber noch steigen wird –, darf man allerdings auf keinen Fall einen solchen Wickel anlegen. So geht's: Zwei Baum-

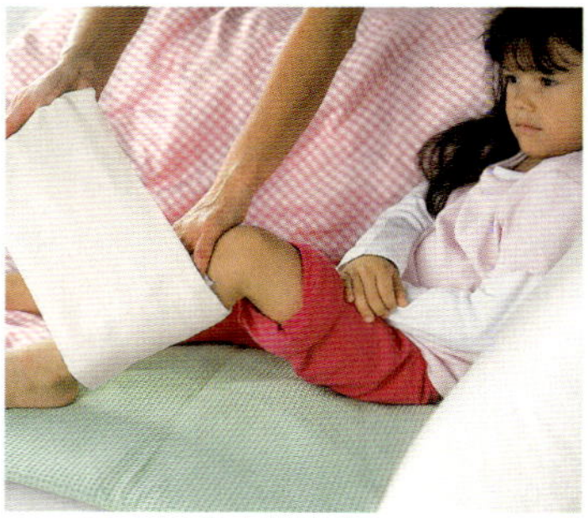

1. Das in Wasser getauchte und leicht ausgewrungene Baumwolltuch faltenfrei, doch nicht zu straff, um die Wade wickeln.

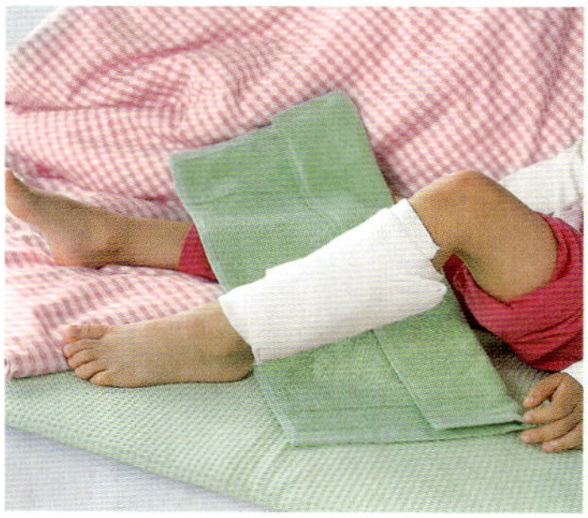

2. Über das Tuch wird ein trockenes Leinen- oder Baumwolltuch gewickelt, das etwas größer sein sollte.

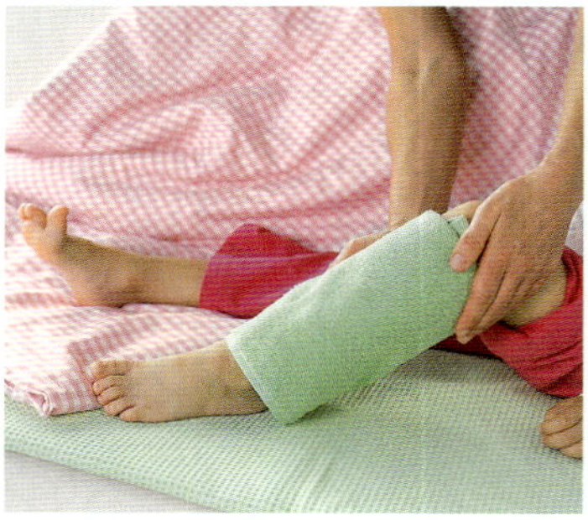

3. Zum Schluss wickelt man ein Frotteetuch oder einen Wollschal um die Wade. Den Wadenwickel 20–30 Min. wirken lassen.

wolltücher in Wasser tauchen. Das Wasser sollte höchstens 5 °C unter der Körpertemperatur des Kindes liegen. Es ist ratsam, die Temperatur mit einem Thermometer zu bestimmen. Die in das Wasser eingetauchten Baumwolltücher auswringen und um die Unterschenkel zwischen Knöchel und Knie legen. Die Tücher müssen jeweils faltenfrei liegen. Darüber kommen ein trockenes Baumwolltuch und ein Wollschal zum Fixieren (siehe Abbildungen links unten). Den Wickel 20–30 Min. wirken lassen. Bei Bedarf kann man ihn nach 30 Min. wiederholen.

Quarkwickel: warm oder kühl

Quark wirkt, wenn er zimmerwarm aufgetragen wird, entzündungshemmend, schleim- und krampflösend. Wendet man ihn dagegen kühl an, wirkt er eher temperaturausgleichend. Die temperierte Anwendung eignet sich zur Behandlung von Bronchitis oder Asthma, jedoch nicht, wenn das Kind fiebert. Die Menge des Quarks richtet sich danach, welche Körperregion mit dem Wickel versehen werden soll. Um den Quark streichfähig zu machen, wird er mit einigen Tropfen Essig oder etwas Milch verrührt, dann im Wasserbad auf etwa 20 °C erwämt und fingerrückendick auf ein Baumwolltuch verteilt. Das Kind kann sich entweder mit dem Rücken auf das bestrichene Tuch legen, damit der Wickel auf Brust und Rücken wirken kann, oder man gibt nur eine Lage auf die Brust. Darüber legt man ein trockenes, baumwollenes Zwischentuch und wickelt als dritte Lage einen Wollschal oder ein Frotteetuch darum (siehe Abbildungen unten). Den Quarkwickel lässt man 30–60 Min. einwirken, er kann aber auch über Nacht bleiben. Sollte das Kind allerdings frösteln oder frieren, muss der Wickel sofort entfernt werden. Bei Notfällen (z. B. Verstauchungen) oder bei entzündlichen Prozessen im Hals steht die kühlende, temperaturausgleichende Wirkung des Quarks im Vordergrund. Man kann auch diese Wickel über Nacht einwirken lassen, jedoch nicht, wenn das Kind friert.

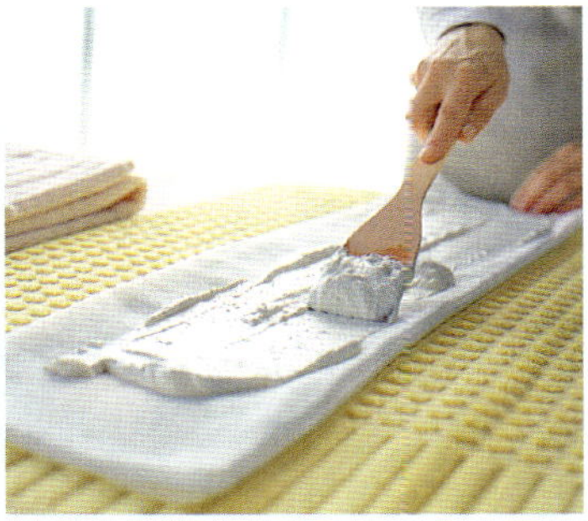

1. Streichfähigen Quark (20 °C) mit einem Teigschaber fingerrückendick auf ein baumwollenes Innentuch verteilen.

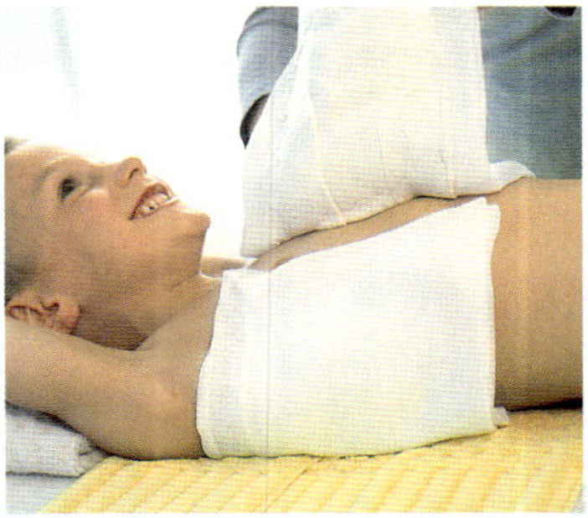

2. Das Kind mit dem Rücken auf das Tuch legen und dieses über der Brust schließen. Oder das Tuch nur auf die Brust legen.

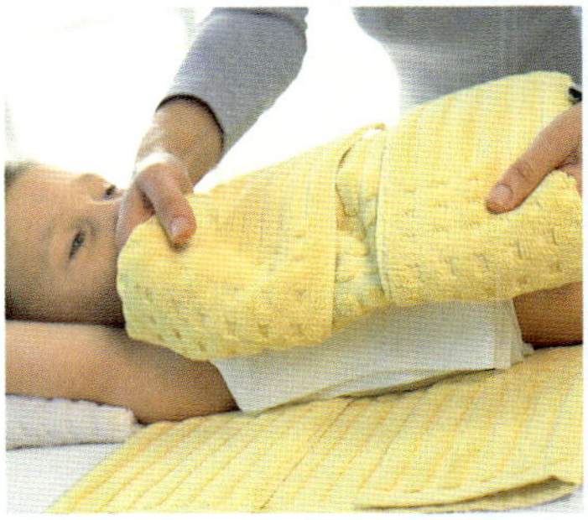

3. Mit einem Zwischentuch umwickeln und zuletzt mit einem breiten Wollschal oder einem Frotteetuch fixieren.

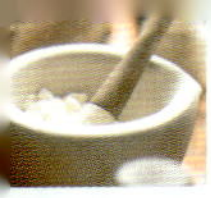

Warme Wasseranwendungen

Wasser ist zwar ein einfaches, doch sehr effektives Heilmittel: Es kann sowohl als wärmendes als auch als kühlendes Element große Dienste leisten. Der Auftrieb, den der Körper bei einem Vollbad im Wasser erfährt, entlastet Gelenke und Muskeln. Mit Teilbädern wie Arm-, Fuß- oder Sitzbädern kommen zwar nur bestimmte Körperzonen mit dem Wasser in Berührung, doch die Wirkung erreicht den gesamten Organismus.

Ansteigendes Fußbad

Bei einem ansteigenden Fußbad wird die Temperatur des Wassers nach und nach um 5–10 °C erhöht, bis sie gerade noch erträglich ist. Durch die langsam ansteigende Temperatur werden nicht nur Füße und Beine erwärmt, sondern der ganze Körper. Die Durchblutung des gesamten Organismus wird gesteigert, besonders die der Schleimhäute im Bereich der Atemwege. Wendet man das Fußbad bei den ersten Anzeichen einer Erkältung an, kann man ihr damit oftmals erfolgreich entgegenwirken (siehe Abbildungen unten).

Vollbad und Sitzbad

Für ein Vollbad lässt man so viel 38 °C warmes Wasser in die Badewanne einlaufen, dass das Kind bis zum Hals darin eintauchen kann. Die Badezeit sollte 20 Min. nicht überschreiten. Dann das Kind abtrocknen und 30 Min. im Bett ruhen lassen. Beim warmen Sitzbad in einer Schüssel (Gesäß im Wasser) sollte die Temperatur 36–40 °C betragen, die Dauer bis zu 20 Min. Wichtig: Regelmäßig die Wassertemperatur prüfen und den Oberkörper mit einem Pullover warm halten.

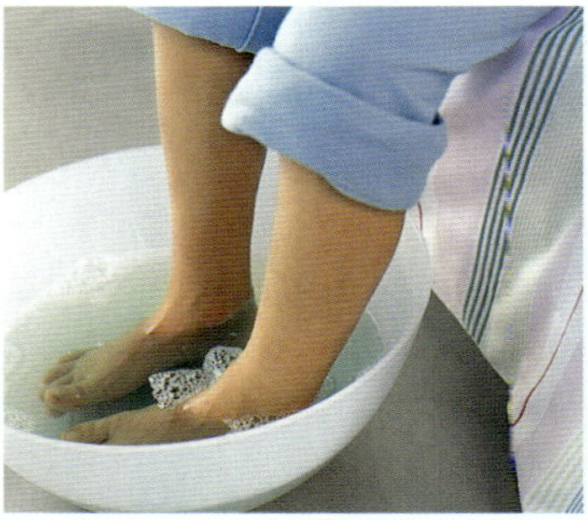

1. In eine Fußbadewanne oder Schüssel knöchelhoch 35 °C warmes Wasser gießen und die Füße hineinstellen.

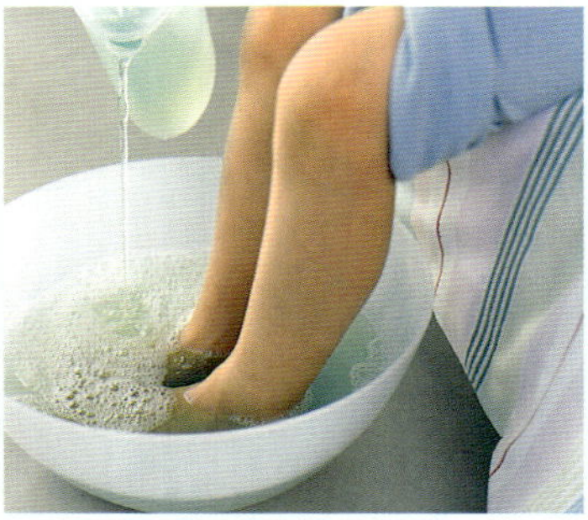

2. In Abständen von 1 Min. immer wieder etwas heißes Wasser dazugießen, bis eine Temperatur von 40 °C erreicht ist.

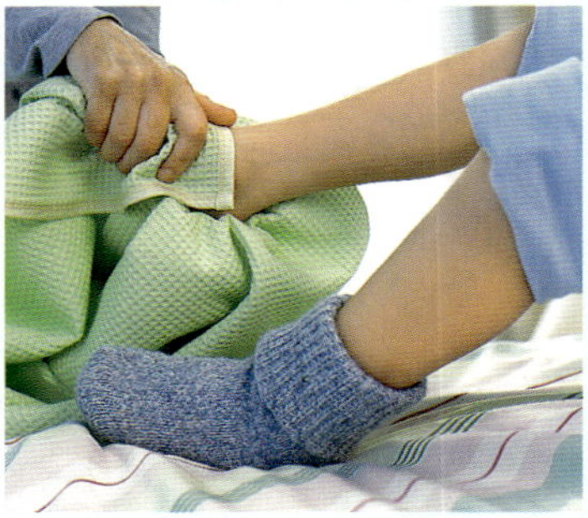

3. Nach 10–15 Min. Baden die Füße gut abtrocknen, dicke Wollsocken anziehen und mindestens 30 Min. im Bett ruhen.

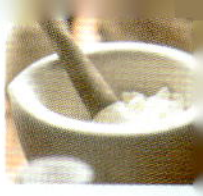

Inhalationen und Kopfdampfbad

Mit jedem Atemzug strömt Luft in den Körper. Sind die Atemwege erkrankt, ist es sinnvoll, der Atemluft heilend wirkende Substanzen »mitzugeben«, die je nach Teilchengröße über die Atemwege sogar den gesamten Organismus erreichen können. Für Inhalationen werden in der Naturheilkunde wasserdampflösliche pflanzliche Inhaltsstoffe und ätherische Öle verwendet (etwa aus Kamille oder Fichtennadeln). Das Inhalieren ist besonders effektiv, wenn langsam und tief eingeatmet wird. Die eingeatmete Luft möglichst 5–10 Sek. anhalten, danach rasch ausatmen. Heißer Dampf erweitert die Blutgefäße und bewirkt, dass das Gewebe besser mit Nähr- und Abwehrstoffen versorgt wird. Kopfdampfbäder haben sich bei Entzündungen der Nasenschleimhaut, der Nasennebenhöhlen, des Kehlkopfs und der Bronchien bewährt (siehe Abbildungen unten).

Wie wirken ätherische Öle?

Ätherische Öle haben eine sehr kleine Molekularstruktur und können deshalb auf dem Weg über die Atemluft und die Schleimhaut in den Blutkreislauf und das Körpergewebe gelangen. Ätherisch heißen diese Stoffe mit öliger Konsistenz deshalb, weil sie sich leicht verflüchtigen. Sie wirken auf körperlicher und seelischer Ebene. Durch die Nase gelangen die Duftinformationen ins Gehirn und nehmen Einfluss auf das vegetative Nervensystem, auf die Produktion der Botenstoffe (Neurotransmitter) und auf das Immunsystem. Die meisten sind haut- und schleimhautreizend und dürfen nie pur und unverdünnt angewendet werden. Für Allergiker gilt: Sind sie auf eine bestimmte Pflanze allergisch, sollten sie auch das entsprechende ätherische Öl nicht verwenden.

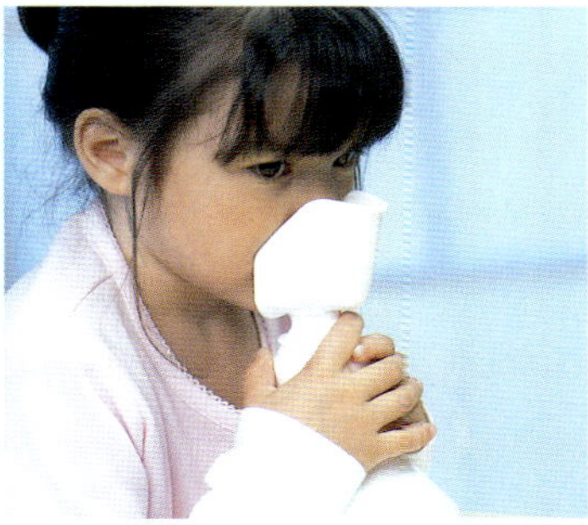

1. Inhalationsgeräte verteilen die Wirkstoffe besonders fein. Nach der Anwendung muss man das Gerät sorgsam reinigen.

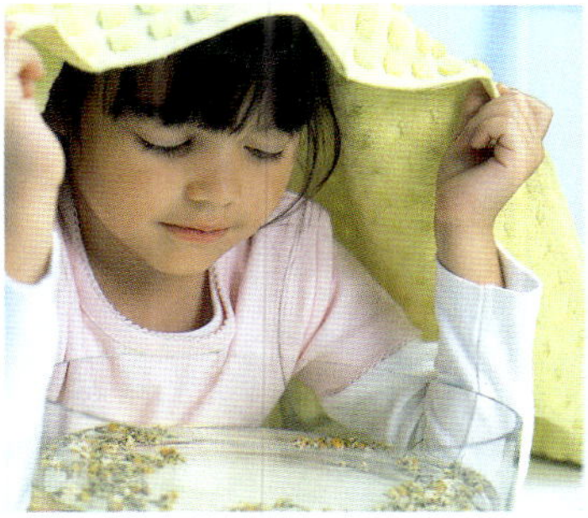

2. Bei einem Kamillendampfbad atmet man 10 Min. unter einem Handtuch die aufsteigenden ätherischen Öle ein.

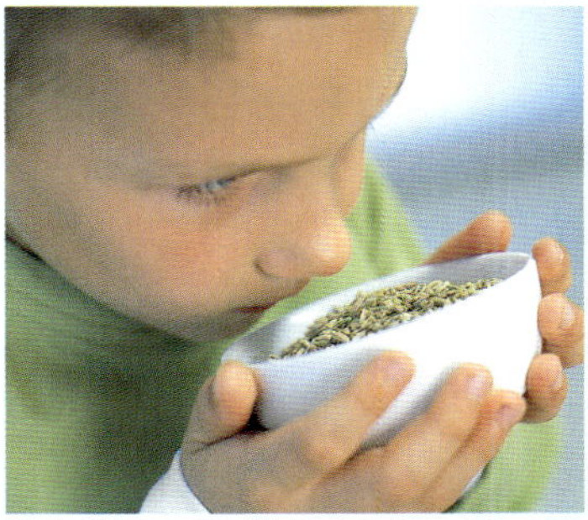

3. Für eine Kräuterinhalation Dillspitzen und Fenchelsamen im Backofen dunkel rösten und die Dämpfe 2 Min. einatmen.

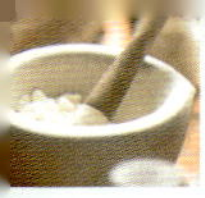

Auflagen und Kompressen

Wie der Name schon sagt, werden Wickel um eine Körperregion gewickelt. Für die gezielte Versorgung eines kleineren Gebietes eignen sich Auflagen und Kompressen. Bei einer Auflage liegt ein mehrfach gefaltetes, feuchtes Innentuch auf der betreffenden Körperstelle, darüber kommt ein Zwischentuch. Ein trockenes Außentuch wird um die beiden Tücher zur Befestigung gewickelt. Bei der kleineren Variante der Auflage, der Kompresse, kann man auf das Zwischentuch verzichten und sie kann direkt mit einer Mullbinde oder einem kleinen Wollschal fixiert werden. Auflagen und Kompressen sind für Kinder ideal, denn sie wirken recht mild und sind für den Kreislauf nicht so belastend. Trotzdem sollte man sie möglichst im Sitzen oder Liegen anwenden, denn die Wirkstoffe brauchen eine gewisse Zeit, um sich optimal zu entfalten.

Heublumensäckchen

Eine bekannte Auflage ist das Heublumensäckchen, man wendet es allerdings ohne Zwischentücher und Wolltuch an. Heublumen sind ein Gemisch aus Grasblüten und Wiesenpflanzen wie Ruchgras, Quecke und Trespe; man bekommt sie in der Apotheke oder im Kräuterladen. Heublumen wirken schmerzlindernd, krampflösend und durchblutungsfördernd; sie lindern krampfartige Schmerzen in der Verdauungsregion, aber auch Menstruationsbeschwerden. Das Heublumensäckchen wird entweder über Wasserdampf erhitzt und dann vorsichtig auf die schmerzende Körperregion gelegt (siehe Abbildungen unten). Oder man taucht das Säckchen in heißes Wasser, presst es dann zwischen zwei Brettern zusammen und legt es noch warm auf.

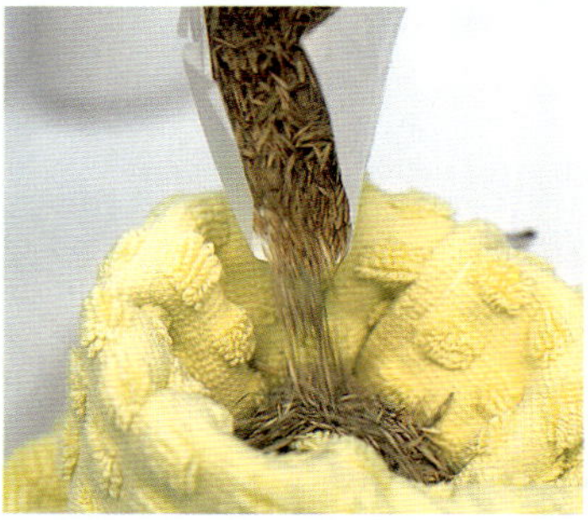

1. Waschlappen mit Heublumen füllen, die offene Seite mit einer Kordel (oder mit einem zweiten Waschlappen) verschließen.

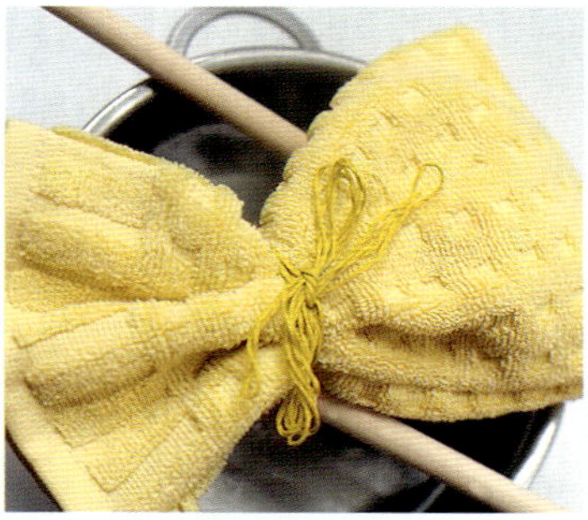

2. Wasser im Topf zum Kochen bringen, zwei Kochlöffel so auf den Rand legen, dass das Säckchen darauf abgelegt werden kann.

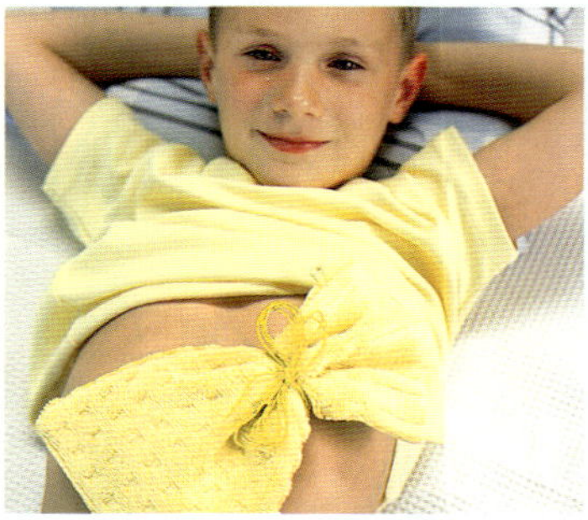

3. Das Säckchen 20–30 Min. erwärmen. Die Temperatur fühlen und das Heublumensäckchen auf die schmerzende Stelle legen.

Zwiebelpäckchen

Ein Zwiebelpäckchen wird in der Volksmedizin klassischerweise bei Ohrenschmerzen bzw. bei einer Mittelohrentzündung angewendet. Doch auch Insektenstiche, leichte Hautentzündungen, Warzen und kleinere Verbrennungen können damit behandelt werden. Wichtig für alle Anwendungen ist, dass die Zwiebel geschält und in feine Würfel geschnitten wird. Denn nur zerkleinert können ihre Inhaltsstoffe sich richtig entfalten. Damit die keimhemmenden ätherischen Öle sich noch besser entfalten können, ist es ratsam, die Zwiebel in einer Pfanne ohne Fett kurz anzudünsten (siehe Abbildungen unten).

Leinsamenkompresse

Eine Leinsamenkompresse wird in der Naturheilkunde wegen ihrer entzündungshemmenden Wirkung bei Schnupfen, Nasennebenhöhlenentzündung und Bronchitis eingesetzt. Eine Leinsamenkompresse sollte innerhalb von 1 Std. mehrmals wiederholt werden, deshalb bereitet man am besten eine größere Menge vor: 200 g geschroteten Leinsamen mit 600 ml Wasser aufkochen. Mit einem Esslöffel den heißen Brei 2 cm dick auf ein Baumwolltuch geben. Das Tuch nun so falten, dass es auf die behandlungsbedürftige Stelle passt, und mit einem kleinen Wolltuch abdecken. Die restlichen Kompressen vorbereiten und in einem Sieb über Wasserdampf oder zwischen zwei Wärmflaschen warm halten.

Heilerdekompresse

Eine Heilerdekompresse kann bei Entzündungen, Schwellungen und bei Schmerzen angewendet werden. Ein dünnes Baumwolltuch so zurechtschneiden, dass es auf die betroffene Körperregion passt. Heilerde und Wasser zu gleichen Teilen mischen und zu einem Brei rühren. Etwa 1 cm dick auf das Tuch streichen, auf die betroffene Stelle legen und mit einer Mullbinde fixieren.

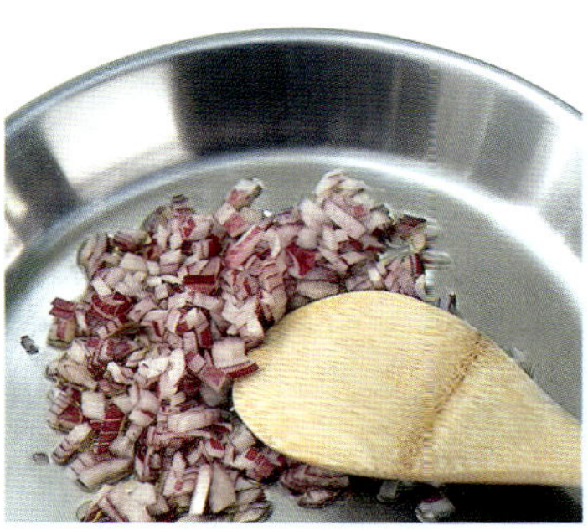

1. Die Zwiebel schälen und in feine Würfel schneiden. Die Würfel in einer Pfanne ohne Fett kurz andünsten.

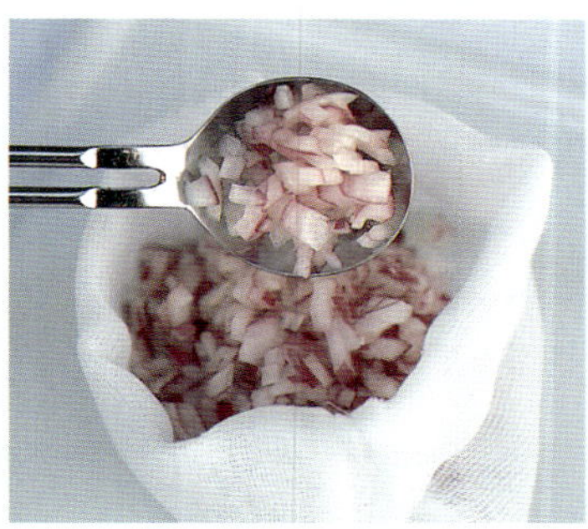

2. Die Zwiebelstückchen in ein kleines Baumwoll- oder Leinentuch geben und auf Ohrengröße zusammenfalten.

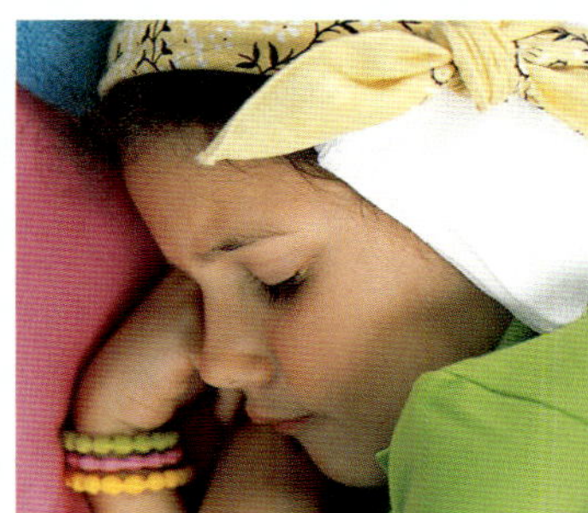

3. Das Zwiebelpäckchen auf das erkrankte Ohr legen und mit einem Stirnband, Schal oder einer Mütze fixieren.

Stiefmütterchenkompresse

Das Stiefmütterchen wird naturheilkundlich bei den verschiedensten Hauterkrankungen verwendet. Zu den wichtigsten gehören Hautekzeme und Milchschorf von Kleinkindern, aber auch eine hartnäckige Akne bei Jugendlichen. Das Stiefmütterchen wirkt reinigend, entzündungshemmend und juckreizstillend. Für die Kompresse bereitet man einen Tee und taucht ein sauberes Baumwolltuch hinein. Das Tuch legt man auf die betroffene Stelle und fixiert es dann mit einer Mullbinde (siehe Abbildungen unten).

Zinnkrautkompresse

Hinter dem Namen Zinnkraut verbirgt sich der Ackerschachtelhalm. Man verwendete das Kraut früher zum Putzen von Zinngeschirr, so erhielt diese als »Unkraut« verbreitete Pflanze ihren Namen. In der Volksmedizin bewährte sich das Kraut aufgrund seines hohen Gehalts an Kieselsäure, denn sie fördert die Regeneration des Bindegewebes und heilt entzündliche Hautprozesse. Die Zinnkrautkompresse wird deshalb vor allem bei unreiner Haut und bei Akne verwendet. Dafür wird das Kraut mit kaltem Wasser übergossen, erhitzt und gekocht. Dann lässt man diese Abkochung zugedeckt ziehen und seiht sie ab. Sobald der Sud auf eine hautverträgliche Temperatur abgekühlt ist, taucht man ein Baumwolltuch hinein, wringt es aus und legt die Kompresse auf das Gesicht.

Arnikakompresse

Seit Jahrhunderten hilft die feuchte Wärme einer Arnikakompresse bei stumpfen Verletzungen, Blutergüssen und entzündlichen Hautveränderungen. Die Auszüge werden aus den Arnikablüten hergestellt. Entweder kocht man daraus selbst einen Tee oder kauft eine Fertigessenz in der Apotheke.
Achtung: Bei Kindern, die gegen Korbblütler allergisch sind, sollte man keine Arnikakompresse verwenden.

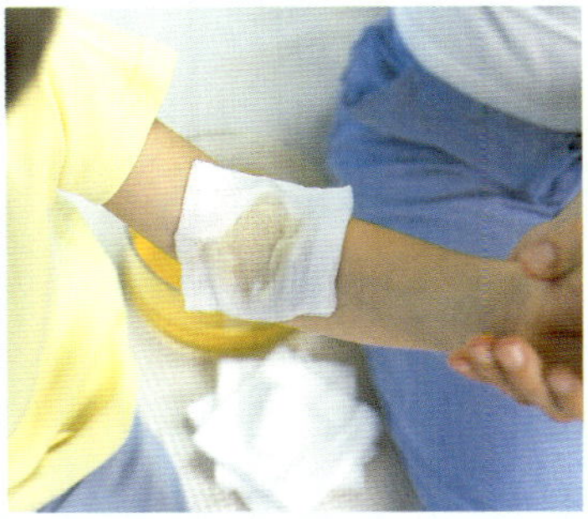

1. Ein Baumwolltuch wird in Stiefmütterchentee getaucht, leicht ausgewrungen und auf die betroffene Stelle gelegt.

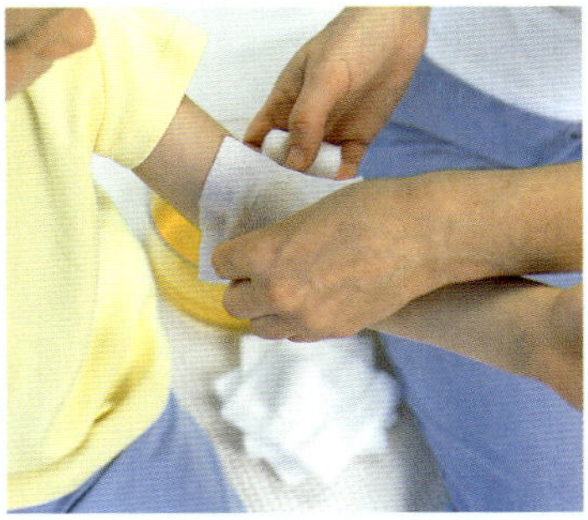

2. Das Tuch braucht nicht unbedingt mit einem trockenen Tuch abgedeckt zu werden, es wird sofort mit einer Mullbinde fixiert.

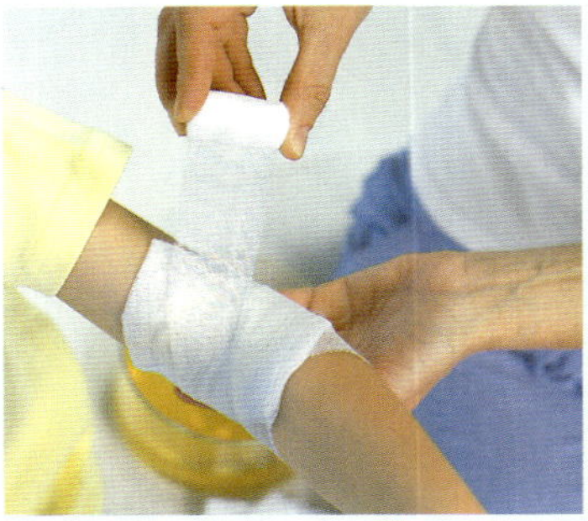

3. Die Mullbinde so um die verletzte Stelle wickeln, dass die Kompresse auch bei Bewegungen nicht verrutschen kann.

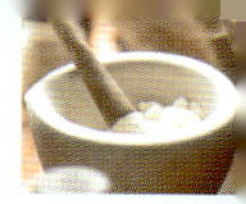

Salben selbst herstellen

Wer Salben selbst herstellen möchte, sollte nicht nur auf einwandfreie Zutaten (am besten aus der Apotheke) achten, sondern auch auf penible Sauberkeit bei der Zubereitung. Salben, die beispielsweise durch Keime verunreinigt sind, können im Extremfall eine Wundinfektion verursachen. Außerdem ist zu bedenken: Salben halten sich etwa ein Jahr, vorausgesetzt, sie werden im Kühlschrank gelagert. Deshalb sollte man selbst hergestellte Salben unbedingt mit dem Herstellungsdatum versehen.
Bei der Herstellung werden Heilpflanzen und eine Salbengrundlage erhitzt, um die wertvollen Inhaltsstoffe aus den Pflanzen herauszuziehen (siehe Abbildungen unten). Eine geruchsneutrale Salbengrundlage ist etwa Eucerin (Fertigpräparat aus der Apotheke), das aus Fetten und Wachsen der Schafwolle sowie Vaseline besteht. Alternativ kann auch Lanolin, ein Wollfett, das sehr fetthaltig ist und deshalb sogar zusätzlich abdeckend wirkt, genommen werden.
Eine beliebte Salbe ist die Ringelblumensalbe, die hautzellregenerierende und heilende Eigenschaften besitzt und eigentlich in keiner Hausapotheke fehlen sollte (Herstellung siehe Abbildungen). Erfahrungsheilkundler wenden sie vor allem bei Haut- und Wundbehandlungen an: z.B. bei trockener oder fettiger Haut, bei Akne, Sonnenbrand und sogar zur Verhinderung von Narben. Kleinere Hautverletzungen werden eher mit einer fettfreien feuchten Kompresse behandelt als mit der abdeckenden, fetthaltigen Salbe. Die Ringelblume blüht in strahlendem Gelb und Orange bis in den Dezember hinein und kann auch so lange geerntet werden. Sowohl für Salben als auch für den Tee oder für Tinkturen verwendet man die Blütenköpfe.

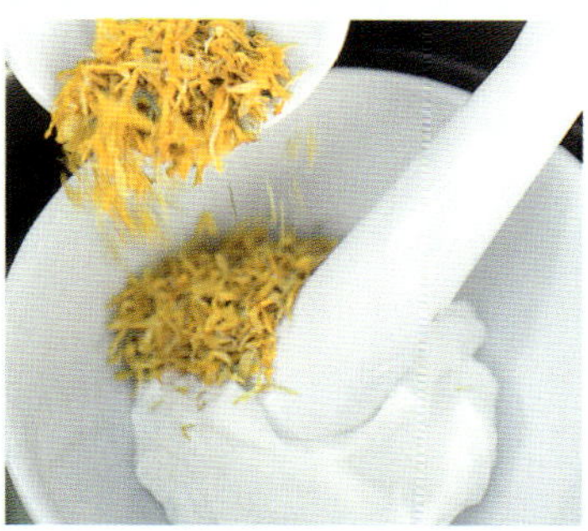

1. Für Ringelblumensalbe 100 g Salbengrundlage im Wasserbad schmelzen und 5 g Ringelblumenblüten dazugeben.

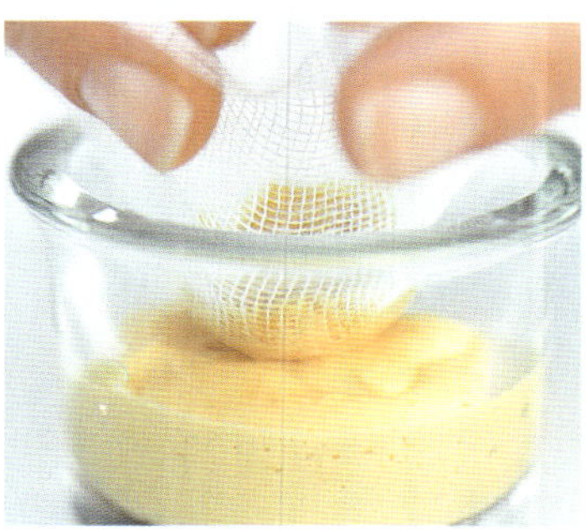

2. Einige Tage zugedeckt ziehen lassen und erneut im Wasserbad schmelzen, bis die Blüten absinken. Durch Verbandmull filtern.

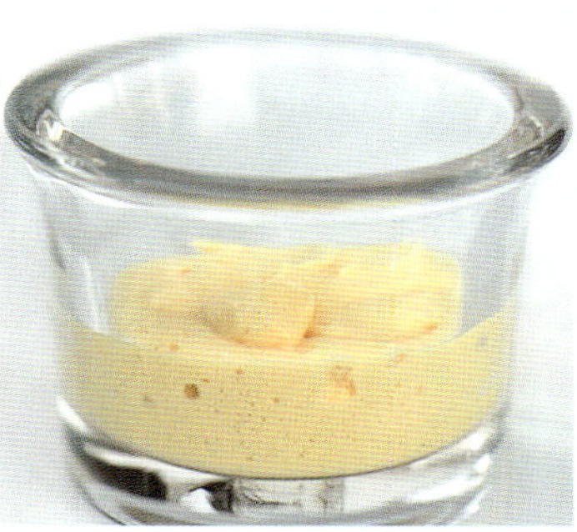

3. In einem verschließbaren Vorratsglas kann man die Salbe bis zu einem Jahr im Kühlschrank aufbewahren.

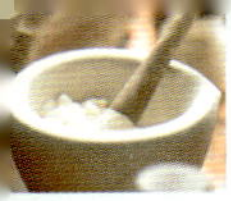

Verletzungen versorgen

Verbände und Wundpflaster dienen der Abdeckung von Wunden, der Ruhigstellung verletzter Gelenke oder Knochen sowie der Behandlung von Hauterkrankungen, wenn die Haut für einen längeren Zeitraum mit einer Flüssigkeit oder einer Salbe in Kontakt bleiben soll.

Wunden richtig behandeln

Was unser Körper an Kunstfertigkeiten aufbietet, damit Wunden heilen, grenzt an ein Wunder. Doch nicht immer läuft alles glatt, denn bestimmte Keime stören die Wundheilung. Mit der Reinigung der Wunde beginnt der Körper selbst, indem er mit dem Blut auch Verunreinigungen aus der Wunde spült. Daher sollte man eine Verletzung nicht sofort abdecken. Besonders verschmutzte Wunden spült man am besten mit sauberem Wasser, physiologischer Kochsalzlösung oder der so genannten Ringerlösung (aus der Apotheke). Eine Wunddesinfektion ist meist nicht notwendig; man sollte nur stark verunreinigte Wunden desinfizieren. Denn mit Desinfektionsmitteln werden zwar in die Wunde gelangte Keime abgetötet, gleichzeitig aber auch die weißen Blutkörperchen deaktiviert, die die Heilung begünstigen. Für eine Desinfektion kleiner Wunden eignen sich Salben, Gele, Lösungen oder Pudersprays mit Jod. Große Wunden sollte immer ein Arzt versorgen.

Verbände dürfen niemals direkt auf eine offene Wunde gelegt werden. Auf eine stark blutende Wunde sollte zunächst ein sauberes Tuch fest aufgedrückt werden. Normalerweise kommt die Blutung innerhalb weniger Minuten zum Stillstand. Danach legt man den Verband an, der straff sitzen sollte, nicht

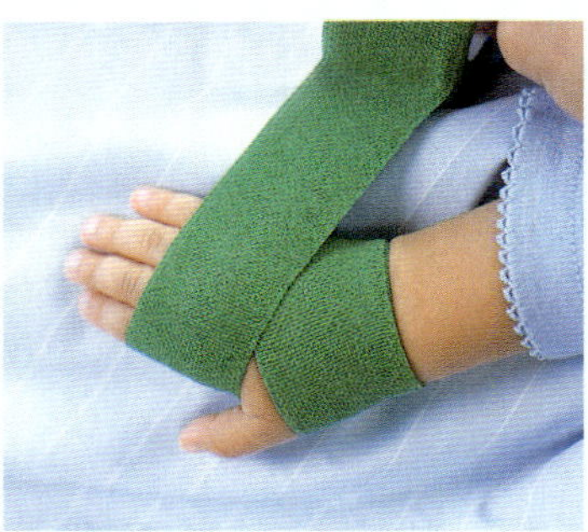

1. Eine saubere Wundauflage auf die Wunde legen. Mit dem Verband am Handgelenk beginnen und 2-mal um die Hand wickeln.

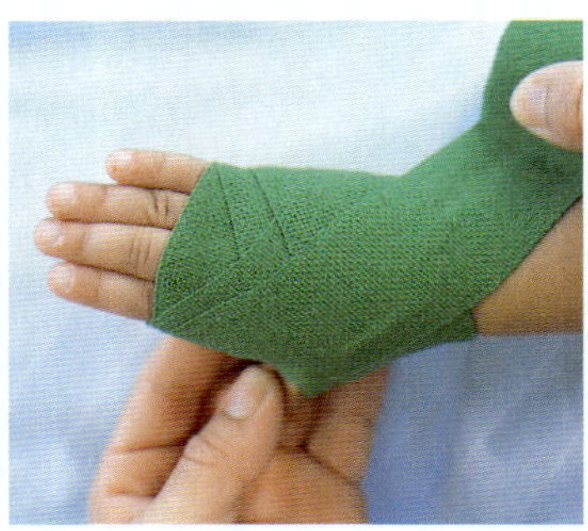

2. Den Verband dachziegelartig, jeweils um ein Drittel überlappend, über den Handrücken zum Handgelenk zurückführen.

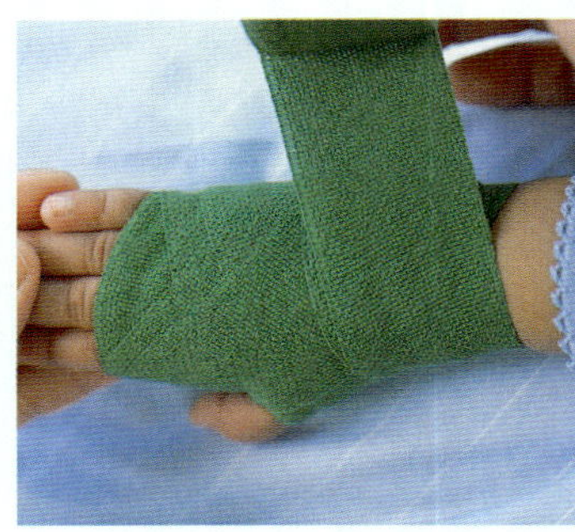

3. Verband am Handgelenk fixieren. Er sollte straff, aber nicht einschnürend sitzen, gefühllose Finger sind ein Alarmsignal!

jedoch Finger oder Zehen abschnüren darf (siehe Abbildungen). **Achtung:** Beginnt die Wunde nach 30 Min. immer wieder erneut zu bluten, sollten Eltern mit ihrem Kind einen Arzt aufsuchen.

Eine gereinigte und nicht mehr blutende Wunde kann man auch mit einem entsprechend großen Pflaster oder mit Gaze bedecken, die mit speziellen Klebestreifen (aus der Apotheke oder Drogerie) fixiert wird. Die Wundabdeckung sollte täglich erneuert werden. Sobald sich auf der Wunde eine feste Oberfläche gebildet hat, kann man auf Pflaster oder Verbände verzichten.

Mit großen Wunden zum Arzt

Problematisch sind große Platzwunden und klaffende Wunden, bei denen Eltern mit dem Kind zum Arzt gehen sollten. Es gibt moderne Fibrinkleber, Tape-Verbände und -pflaster, die einem Kind in vielen Fällen die etwas unangenehme »Näharbeit« ersparen können. Bei stark blutenden Wunden, wie sie beispielsweise durch Verletzungen an Dosendeckeln entstehen, empfiehlt sich ein Klebeverband. Eine klaffende Wunde darf allerdings nur genäht werden, wenn nicht die Gefahr besteht, dass sie infiziert ist. Das betrifft vor allem Bisswunden. Hundebisse sind grundsätzlich infizierte Wunden, aber auch Menschenbisse sind infiziert! Diese können mitunter sogar gefährlicher sein als Hundebisse, denn der menschliche Mund beherbergt sehr viele Bakterien. Eine Bissverletzung wird deshalb zunächst offen gelassen, um sie immer wieder zu spülen, damit sich die Infektion nicht ausbreiten kann. In den ersten Tagen nach der Verletzung können sich Wundinfektionen entwickeln. Wenn die Wunde eitert, klopfend schmerzt oder noch Fieber hinzukommt, sollte man sofort wieder zum Arzt gehen. Unbedingt zum Arzt muss man auch dann, wenn sich eine geringfügigere Wunde an den Rändern zu röten beginnt oder wenn sie anschwillt. Sollte sie erneut schmerzen, nässen oder gar eitern, sind dies ebenfalls Gründe, einen Arzt zu konsultieren.

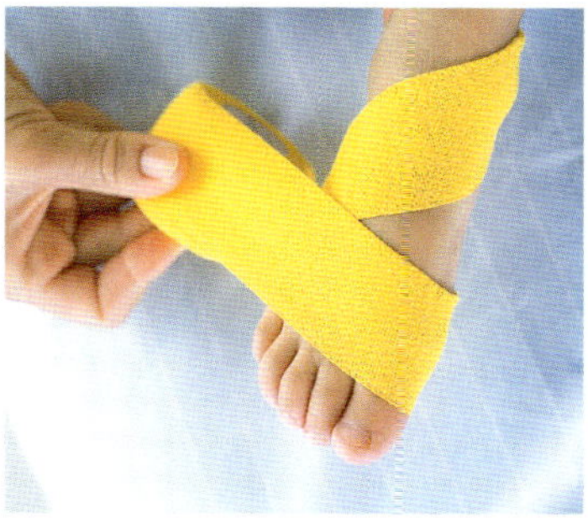

1. Wundauflage auf die Wunde legen. Mit dem Verband am Knöchel beginnen. Schräg über den Fuß bis zu den Zehen führen.

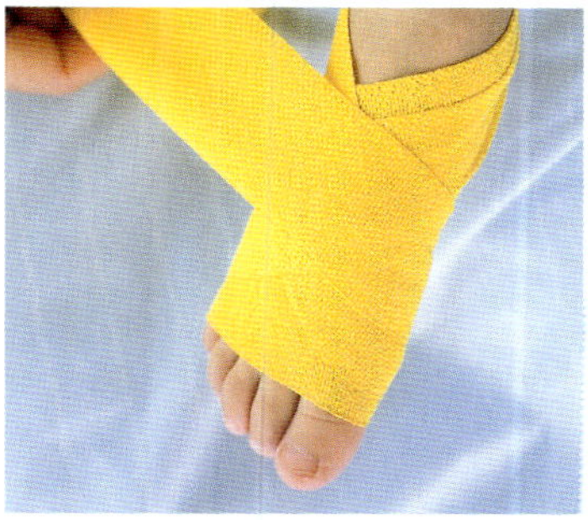

2. Den Verband dachziegelartig über den Fußrücken zurück zum Knöchel führen – Zehen und Ferse bleiben dabei frei.

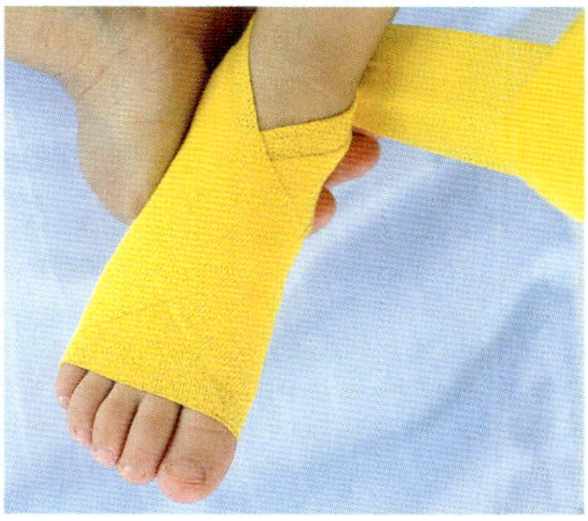

3. Den Verband am Knöchel fixieren. Er sollte straff, aber nicht einschnürend sitzen. Gefühllose Zehen sind ein Alarmsignal!

Akupressur speziell für Kinder

Die Traditionelle Chinesische Medizin sieht die Entwicklung des Kindes als ganzheitlichen Prozess. In der Vorstellung der TCM ist im menschlichen Organismus alles mit allem verbunden, und zwar durch die Meridiane, die Energiebahnen. Mit Akupressur, der chinesischen Massage bestimmter Punkte auf der Haut, sollen Energieblockaden auf diesen Meridianen gelöst werden, sodass das Qi (die Lebensenergie) wieder ungehindert fließen kann. Die Akupressur für Erwachsene lässt sich nicht einfach auf Kinder übertragen, denn im Kindesalter haben Menschen einen besonderen energetischen Zustand. So werden bei Kindern oft andere Punkte als bei Erwachsenen behandelt. Bei einigen Beschwerden sind zwar die Akupressurpunkte für Groß und Klein gleich, aber man behandelt Kinder deutlich kürzer.

Einige Grundregeln für Eltern:

- Vor jeder Behandlung sollte man sich die Hände waschen – das ist einerseits ein Ritual und dient andererseits dazu, »fremde Energien« abzuwaschen, sodass nur die eigenen Energien an das Kind weitergegeben werden.
- Die Hände sollten warm sein.
- Die Haut der Finger sollte nicht spröde sein, die Fingernägel nicht zu lang.

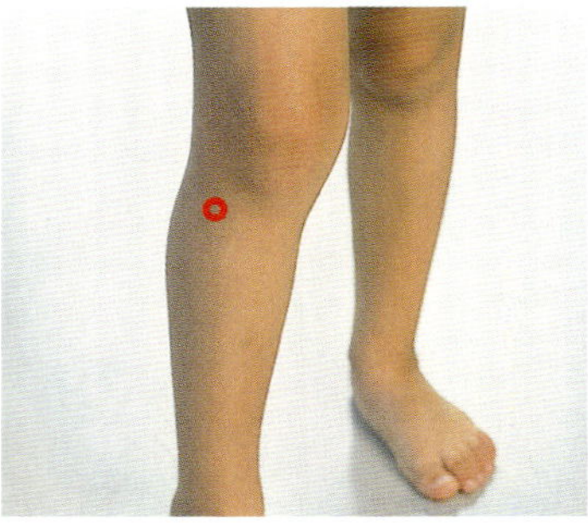

DRITTER WEILER AM FLUSS
(zusanli)

Druckpunkt: ca. 3 Querfinger unter der Kniescheibe, 1 Querfinger Richtung Außenseite von der knöchernen Schienbeinkante entfernt
Druckart: drücken und vibrationsartig bewegen
Druckstärke: kräftig
Druckdauer: 1 Min., beide Seiten

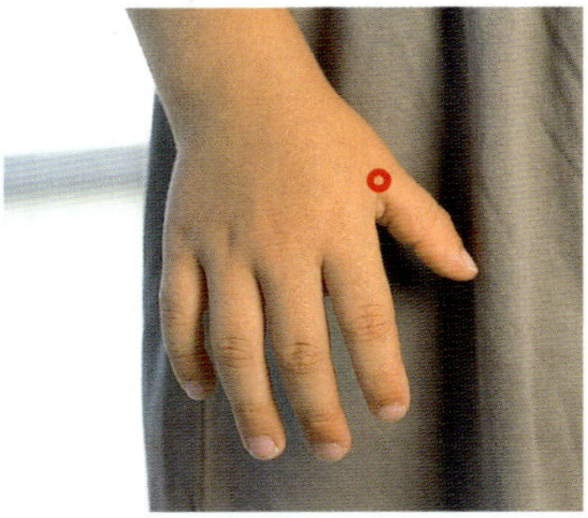

VEREINTE TÄLER
(hegu)

Druckpunkt: Erhöhung am Ende der Daumen-Zeigefinger-Falte. Den Daumen etwas abspreizen und zugleich Richtung Handfläche drücken
Druckart: drücken und kreisen
Druckstärke: leicht
Druckdauer: 1 Min., beide Seiten

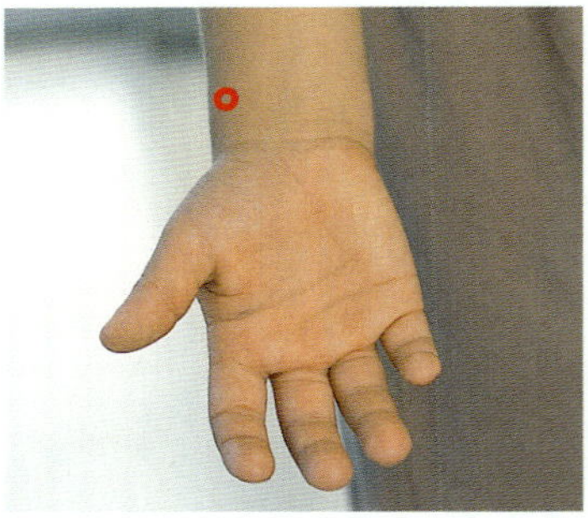

REIHE VON LÜCKEN
(lieque)

Druckpunkt: an der daumenseitigen Innenfläche des Unterarms, ca. 2 Querfinger von der Handgelenksbeugefalte entfernt
Druckart: drücken und kreisen
Druckstärke: leicht
Druckdauer: 1 Min., beide Seiten

Zart fühlend massieren

Auch wenn die Akupressur eine »Mini-Massage« ist, so sollte man sich Ruhe und Zeit nehmen. Hektik wirkt sich immer auch auf den Patienten aus, selbst wenn man die innere Anspannung zu verbergen sucht. Störungen durch Telefon oder die Türglocke sollten möglichst im Vorfeld ausgeschlossen werden. Die Eltern sollten sich gemeinsam mit dem Kind hinsetzen oder es sollte sich auf das Sofa oder Bett legen. Das Kind sollte bequeme Kleidung tragen und weder frieren noch schwitzen. Wenn der Raum gelüftet wurde und sauerstoffreich ist, unterstützt das die Anwendung. Als Massagefinger benutzt man am besten den Mittel- oder den Zeigefinger. Die Fingerbeeren dieser beiden Finger besitzen reichlich Tastrezeptoren, also »Empfangsstellen« für den Hautkontakt. Hier werden auch die Druckeinwirkungen besonders sensibel wahrgenommen. Diese Wahrnehmungsfähigkeit kann man durch regelmäßiges Akupressieren meist noch verfeinern. Man sollte sich für einen Finger entscheiden, damit man diesen besonders schulen kann. Ist stärkerer Druck gefragt, kann man den Daumen einsetzen. Auch wenn der Begriff Akupressur an »Pressen« erinnert, so sollen viele Punkte nur sanft massiert werden. Was »sanft« bedeutet, kann man »nachfühlen«, indem man einen Finger auf das geschlossene Augenlid legt und nun leicht mit der Fingerkuppe vibriert. Der Druck, der hier als unangenehm empfunden wird, ist auch als Akupressurdruck zu stark. Außer-

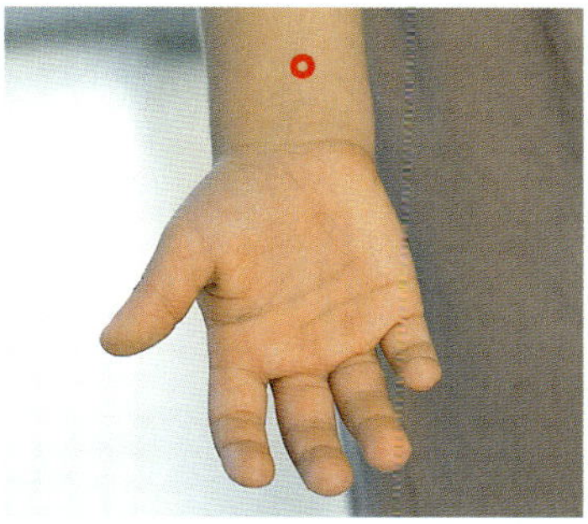

INNERES PASSTOR *(neiguan)*

Druckpunkt: ca. 3 Querfinger unterhalb der Handgelenksbeugefalte auf der Innenseite des Unterarms, mittig zwischen zwei fühlbaren Sehnen
Druckart: drücken und kreisen
Druckstärke: leicht
Druckdauer: 1 Min., beide Seiten

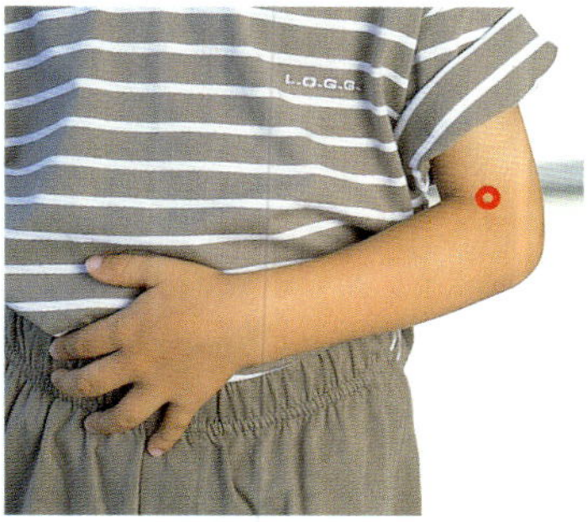

GEKRÜMMTER TEICH *(quchi)*

Druckpunkt: bei rechtwinklig gebeugtem Ellenbogen am äußeren Ende der Ellenbogenfalte
Druckart: drücken und kreisen
Druckstärke: leicht bis kräftig
Druckdauer: 1 Min., beide Seiten

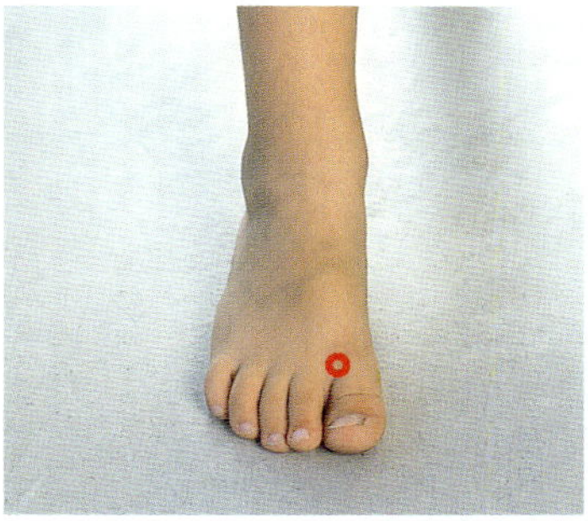

DIE MÄCHTIGE GROSSE STRASSE *(taichong)*

Druckpunkt: am Fußrücken, ca. 1 1/2 Querfinger oberhalb der Zwischenzehenfalte zwischen Großzehe und zweiter Zehe
Druckart: drücken und kreisen
Druckstärke: leicht
Druckdauer: 1 Min., beide Seiten

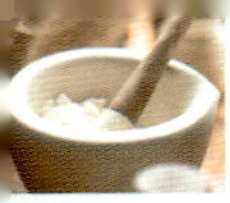

dem gilt die Faustregel: Je jünger das Kind ist, umso sanfter sollte der Druck sein. Die weiteren Druckstärken richten sich nach Alter und Robustheit des Kindes. Sie umfassen die beiden Stufen leicht und kräftig, ausgehend von der sanften Druckstärkenstufe.

Im Laufe der Zeit ist es auch möglich, das Kind zur Eigenbehandlung anzuregen. Vor allem, wenn man mit der Akupressur schon sehr früh beginnt (am besten bereits im Babyalter) wird das Kind den erleichternden Effekt dieser Mini-Massage schätzen lernen. Hat es ein Interesse entwickelt, kann man das Kind mit etwa vier Jahren aktiv in die Behandlung einbeziehen, indem man zuerst leicht nachvollziehbare Punkte zeigt. Eltern sollten ihrem Kind immer auch den Zweck und die Wirkung der Akupressur vermitteln.

Drücken ist nicht alles

In der Akupressur gibt es viele **Druckvarianten**. In den Beispielen (siehe Abbildungen) entspricht »1 Querfinger« dem Finger des Kindes, nicht dem des akupressierenden Erwachsenen:

- **Drücken und kreisen** (friktionieren): Dabei drückt man den Akupressurpunkt mit der Fingerkuppe und führt kleine, kreisende Bewegungen (zwei Kreise pro Sekunde) aus, in der Regel im Uhrzeigersinn.
- **Drücken und vibrationsartig bewegen**: Der Akupressurpunkt wird mit der Fingerkuppe gedrückt. Allerdings ohne dabei zu kreisen. Stattdessen wird »vibriert«, d.h., man vollführt kleine rasche Bewegungen auf einem Fleck.

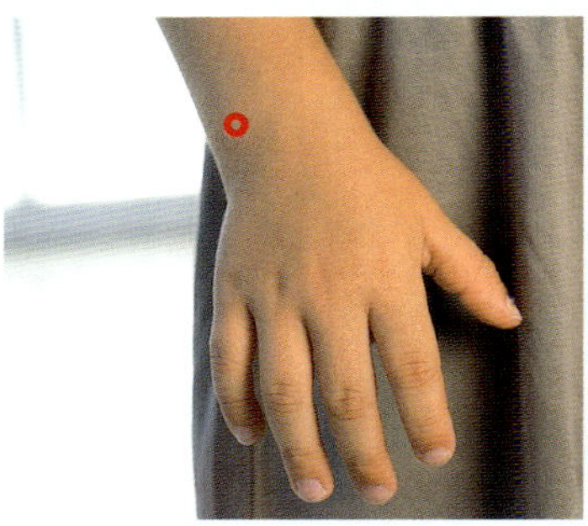

ÄUSSERES PASSTOR
(waiguan)
Druckpunkt: ca. 3 Querfinger von der Handgelenksfalte entfernt an der Unterarmaußenseite
Druckart: drücken und dabei kreisen
Druckstärke: leicht
Druckdauer: 1 Min., beide Seiten

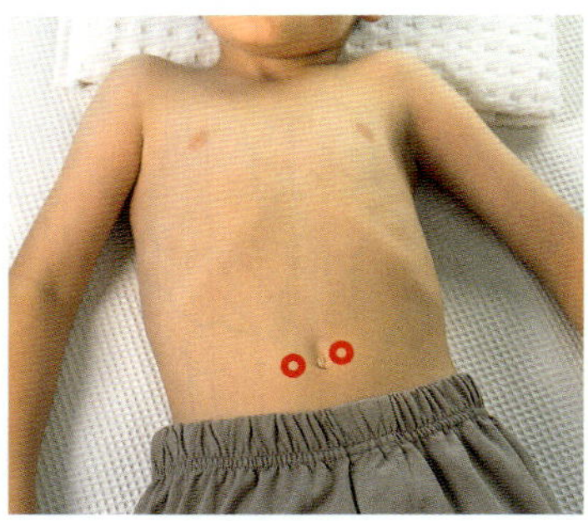

ANGEL DES HIMMELS
(tianshu) – auch für Säuglinge gut geeignet
Druckpunkt: ca. 2 Querfinger rechts und links neben dem Bauchnabel
Druckart: drücken und dabei kreisen
Druckstärke: leicht
Druckdauer: 1 Min., beide Seiten

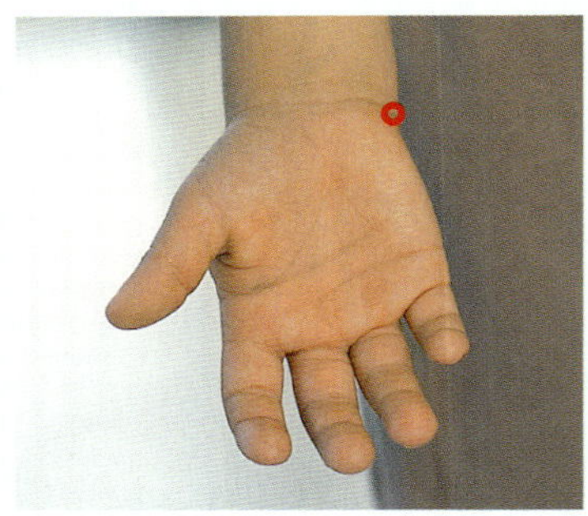

STRASSE ZUR HEITERKEIT
(shenmen)
Druckpunkt: Innenseite des Handgelenks an der Beugefalte auf der Seite des kleinen Fingers, in einer Vertiefung zwischen zwei fühlbaren Sehnen
Druckart: drücken und kreisen
Druckstärke: sanft
Druckdauer: 1 Min., beide Seiten

■ **Reiben:** Je nach Beschwerdebild wird diese Technik mit der Fingerkuppe oder dem Handballen ausgeführt, wobei reibend kleine bzw. größere Kreise beschrieben werden.

■ **Streichen:** Mit den Kuppen von Zeige- und Mittelfinger wird mit leichtem Druck über die Haut gestrichen, wobei man zwei Streichungen pro Sekunde macht, also keinen langen Weg auf der Haut zurücklegt.

Wie lange man drücken muss

Bei Kindern sollte die Dauer der Anwendung wesentlich kürzer sein als bei Erwachsenen, weil Kinder sehr viel rascher und intensiver auf diese Technik ansprechen.

■ **Kinder zwischen 1 und 6 Jahren:** Jeden Punkt sollte man 30 Sek. bis 1 Min. behandeln, die tägliche Gesamtbehandlungszeit liegt je nach Beschwerdebild zwischen 3 und 10 Min.

■ **Kinder ab 6 Jahren:** Jeden Akupressurpunkt sollte man 1 Min. oder länger behandeln, die Gesamtbehandlungszeit beträgt zwischen 5 und 15 Min. pro Tag.

Diese Angaben können nur Orientierungshilfen sein, denn Kinder reagieren erstaunlich unterschiedlich auf bestimmte Reize.

Achtung: Man sollte nicht über frischen Wunden, Verletzungen, Schwellungen oder Entzündungen akupressieren, dasselbe gilt für Hautareale, die verändert aussehen. Oder wenn den Beschwerden eine ernste Erkrankung wie Organveränderungen oder ein Tumor zugrunde liegt. Außerdem sollte man sofort stoppen, wenn Schmerzen auftreten.

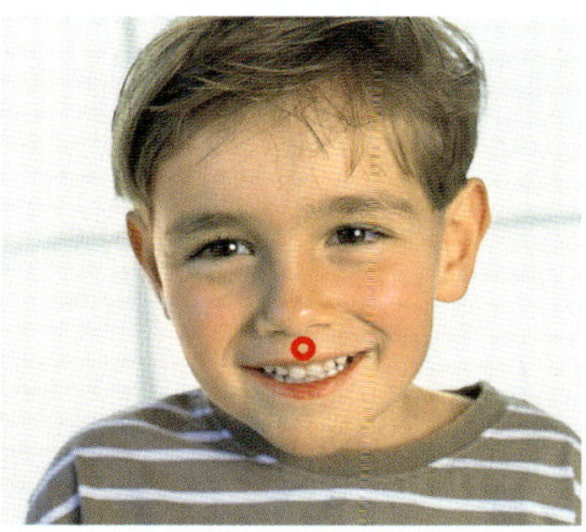

WASSERGRABEN *(renzhong)*

Druckpunkt: zwischen Nase und Oberlippe, etwas oberhalb auf halber Strecke

Druckart: drücken und vibrationsartig bewegen

Druckstärke: je nach Notsituation leicht bis sehr kräftig

Druckdauer: ca. 1 Min.

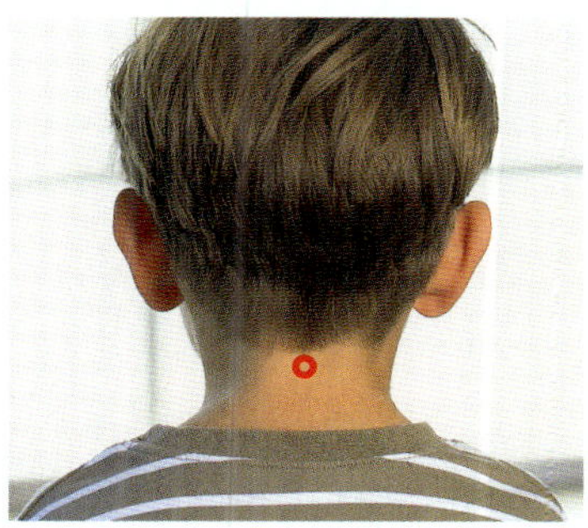

VERSAMMLUNGSHALLE DES WINDES *(fengfu)*

Druckpunkt: oberhalb der Haarlinie im Nacken liegt mittig ein knöcherner Vorsprung, ca. 1 Querfinger unterhalb dieses Vorsprungs

Druckart: drücken und vibrationsartig bewegen

Druckstärke: kräftig

Druckdauer: ca. 1 Min.

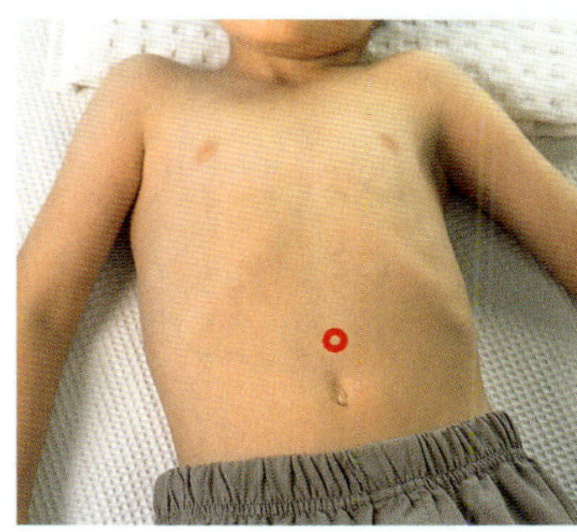

PUNKT DES MAGENAUSGANGS *(xiawan)*

Druckpunkt: 2 Querfinger oberhalb des Bauchnabels

Druckart: drücken und vibrationsartig bewegen

Druckstärke: leicht bis kräftig

Druckdauer: ca. 20 Sek.

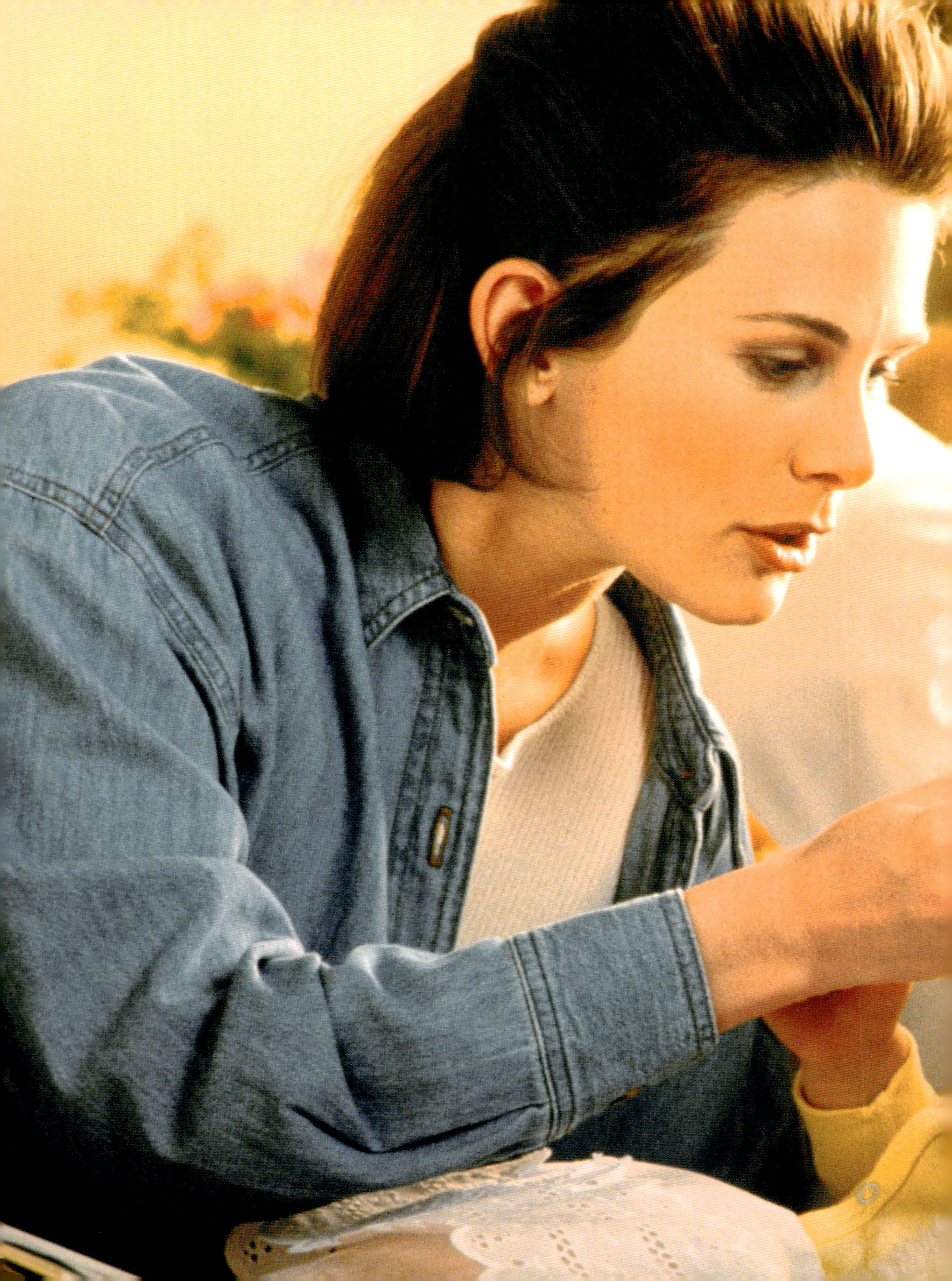

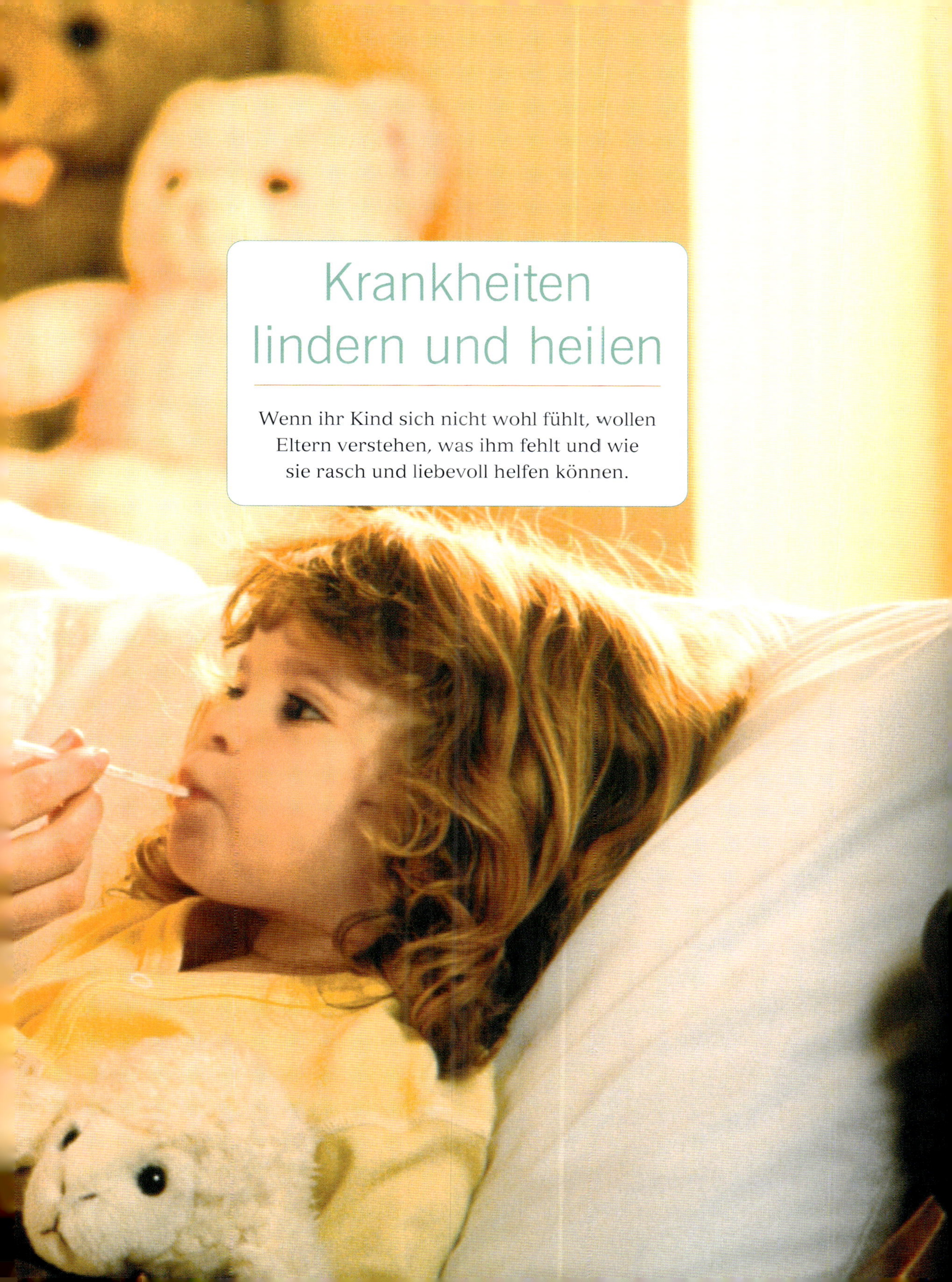

Krankheiten lindern und heilen

Wenn ihr Kind sich nicht wohl fühlt, wollen Eltern verstehen, was ihm fehlt und wie sie rasch und liebevoll helfen können.

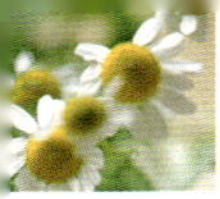

Atemwege und Ohren

Ob Erkältungen wirklich von Kälte kommen – darüber sind sich die Wissenschaftler nicht einig. Die einen nehmen an, dass ausgekühlte Arme, Beine und Füße den Organismus veranlassen, die Durchblutung der Nasenschleimhaut zu drosseln, wodurch die Abwehrkräfte geschwächt werden. Die anderen sehen in den Atemwegen grundsätzlich die idealen Lebensräume für Erkältungsviren, weil die Schleimhäute durch die Atmung ständig gekühlt werden. Diese Viren werden millionenfach in die Luft geschleudert, wenn ein verschnupfter Mensch niest oder hustet.

Was die Atemwege leisten

Nichts zu essen – das kann man notfalls einige Tage aushalten. Nicht zu atmen, das übersteht man nur wenige Minuten. An der Versorgung des Körpers mit Sauerstoff sowie der Entsorgung von Kohlendioxid ist das ganze Organsystem beteiligt. Das Ein- und Ausatmen wird vom Gehirn gesteuert, alle Teile der Atemwege sind gewissermaßen »ausführende Organe«.

■ Die **Nase** ist ein kompliziert aufgebauter Hohlraum, der mit Schleimhaut ausgekleidet ist. Hier wird die Luft angefeuchtet und in Bruchteilen von Sekunden erwärmt. Außerdem fangen Nasenhaare und winzige »Flimmerhärchen« Staubteile und Krankheitserreger ab. Der Schleim hat einerseits eine Schutzfunktion und dient andererseits als Feuchtigkeitsreservoir für die Atemluft. Die Atemluft erreicht über die Nase auch die **Nasennebenhöhlen**. Das sind Hohlräume in den Schädelknochen, die ebenfalls mit Schleimhaut ausgekleidet sind und die Resonanzräume für die Stimme schaffen. Einen starken Schnupfen hört man deshalb einem Menschen an der Stimme an; er klingt aufgrund des verminderten und verschlossenen Resonanzraumes nasal. Auch ein Kind mit Polypen klingt wegen der verminderten Luftzufuhr verschnupft.

■ Hat die Atemluft die Nase passiert, strömt sie in den **Rachen**, wo sie erneut gereinigt wird. Im Rachen treffen **Luft- und Speiseröhre** zusammen. Dass man sich nur selten »verschluckt«, ist einem Reflex zu verdanken, der dafür sorgt, dass die Luftröhre durch den Kehlkopfdeckel verschlossen wird, wenn Speisebrei heruntergeschluckt wird. Die Atmung setzt hier für einen Moment aus, doch davon nimmt man kaum Notiz. In den oberen Teil des Rachens münden Röhren, die zu den Ohren führen. Diese Verbindung, auch Ohrtrompeten oder Eustachische Röhren genannt, machen auf unrühmliche Weise von sich reden, wenn bei Erkältungen die Belüftung der Ohren reduziert ist und Erreger dies ausnutzen. Die **Mandeln** bilden als Zungen-, Gaumen- und Rachenmandeln einen wichtigen Abwehrring gegen Krankheitserreger im Rachen. Zwischen Zungengrund und Luftröhre sitzt

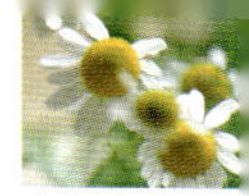

der **Kehlkopf**, der ebenfalls mit Schleimhaut ausgekleidet ist. Der Kehlkopf beherbergt den Stimmapparat und sein bereits erwähnter Deckel sorgt dafür, dass zerkaute Nahrung den vorgesehenen Weg antritt.

- Die **Luftröhre** schließt sich unterhalb des Kehlkopfes an. Auch die hier anzutreffende Schleimhaut ist ganz und gar mit Flimmerhärchen überzogen, die Staubkörnchen und andere Fremdkörper aus der Atemluft nach draußen befördern. Die Luftröhre teilt sich in zwei Hauptbronchien auf, die sich wie bei einem Baum in immer feinere Äste verzweigen, die **Bronchien** und schließlich die **Bronchiolen.** Die Atemluft geht von den Bronchiolen in die Lungenbläschen über, die von einem Netz feinster Äderchen (Kapillaren) umsponnen werden. Durch diese Kapillaren tritt der Sauerstoff in das Blut über und erreicht dann den gesamten Organismus, während das Kohlendioxid an dieser Stelle aus dem Blut abgegeben und ausgeatmet werden kann. Rund 300 Millionen Lungenbläschen gibt es in der **Lunge.** Wenn die Atemmuskulatur den Brustkorb hebt und sich das Zwerchfell nach unten senkt, strömt Luft in die Lunge. Entspannt sich die Atemmuskulatur, wird die Luft wieder aus der Lunge herausgedrückt.

- Das **Ohr** ist das komplizierteste (Sinnes-) Organ im Körper, denn es beherbergt die Organe für zwei Sinnesfunktionen: Gehör und Gleichgewicht. Es besteht aus dem äußeren Ohr mit Ohrmuschel und Gehörgang, aus dem Mittelohr mit den Gehörknöchelchen und dem winzig kleinen, jedoch für Hören und Gleichgewicht entscheidenden Innenohr. Hinter dem Trommelfell liegt die mit Schleimhaut ausgekleidete Paukenhöhle bzw. das **Mittelohr.** Dieser Raum ist mit dem Nasen-Rachen-Raum über die **Ohrtrompete** verbunden. Dieser Verbindungsgang öffnet sich beim Schlucken, Gähnen oder Schnäuzen. So herrscht im Mittelohr normalerweise derselbe Luftdruck wie in der Außenwelt oder im äußeren Gehörgang. Ist die Ohrtrompete durch einen Infekt angeschwollen, bereitet ein veränderter Umgebungsdruck (etwa im Flugzeug) Schmerzen im Ohr.

Erkältungen bei Kindern

Die Atemwege sind von der Nase bis zu den feinsten Verästelungen der Bronchien mit einem faszinierenden Filtersystem ausgestattet. Trotzdem kann sich ein junges, ungeübtes Immunsystem eines Virenansturms noch nicht so effektiv erwehren wie das eines Erwachsenen. Deshalb durchlebt jedes Kind bis zu seinem 15. Lebensjahr statistisch gesehen rund 60 Infekte, wobei in den meisten Fällen die Atemwege betroffen sind. Acht bis zehn so genannte banale Infekte pro Jahr gelten im Kindesalter als normal. Meist äußern sie sich durch Halsweh, Schnupfen, Husten und Ohrenschmerzen. Häufig werden die Atemwegsinfekte von Fieber begleitet. Das ist sogar zu begrüßen, denn Erkältungsviren brauchen eine Temperatur von etwa 33 °C, um sich wohl zu fühlen und zu vermehren. Ab 38,5 °C wird es für Viren ungemütlich. Deshalb ist es so wichtig zu verstehen: Fieber ist keine Krankheit, sondern der sinnvollste Weg des Organismus, sich gegen Krankheitserreger zur Wehr zu setzen.

Schnupfen

Wenn ein verschnupfter Mensch niest, sausen seine Erkältungsviren mit etwa 160 Stundenkilometern durch die Luft und verteilen sich im Umkreis von ungefähr vier Metern. Gelingt es auch nur einigen Viren, sich in der Nasenschleimhaut festzusetzen, beginnt der Infekt sich dort auszubreiten.

Was die Beschwerden verursacht

Kitzeln, Brennen und Jucken in der Nase sind die ersten Anzeichen dafür, dass sich Erkältungsviren in der Nase eingenistet haben. Durch häufiges und heftiges Niesen versucht der Körper, die eingedrungenen Viren wieder loszuwerden. Außerdem werden die Blutgefäße erweitert, um vermehrt Abwehrstoffe zum »Kampfgeschehen« transportieren zu können. Aus diesen erweiterten Blutgefäßen dringt zunehmend Flüssigkeit in das umliegende Gewebe – sie lässt die Schleimhäute anschwellen und mehr Schleim produzieren. Ziel ist es, die Erreger wegzuspülen. Die Nase »läuft« und allmählich entsteht das quälende Gefühl, eine »verstopfte« Nase zu haben – ein Zeichen für die geschwollenen Schleimhäute.

Wie Eltern helfen können

Der Schnupfen zählt zwar zu den harmlosen Krankheiten, doch er ist vor allem für ein Kind sehr unangenehm. Denn nicht richtig Luft zu bekommen ist ein quälender Zustand, der das gesamte Befinden beeinträchtigen kann. Deshalb sind alle Maßnahmen wichtig, die die Schwellung der Schleimhaut vermindern, die Schleimhaut zugleich aber auch feucht halten und das Sekret verflüssigen. Grundsätzlich sollte ein verschnupftes Kind möglichst viel trinken. Neben Heilkräutertees, die sowohl die Symptome lindern als auch einer Verschlimmerung des Infekts vorbeugen, sind kalorienarme Getränke wie (Mineral-)Wasser oder verdünnte Obstsäfte (Wasser und Saft im Verhältnis 2:1 gemischt) zu empfehlen. Dampfinhalationen, die aufsteigende feuchte Luft aus einem Kräutervollbad oder die Inhalation ätherischer Öle fördern den Sekretfluss und das freie Atmen.

UNBEDINGT ZUM ARZT ...

sollte ein Kind, wenn der Schnupfen länger als 10 Tage anhält und das Sekret gelb-grünlich wird oder übel riecht. Dasselbe gilt, wenn das Kind ständig eine »verstopfte« Nase hat und durch den Mund atmet. Auch Kopf- und Zahnschmerzen sowie der Verlust des Geruchssinns sollten Anlass sein, den Arzt aufzusuchen. Bei Kindern, die nicht gegen Masern geimpft sind, können Schnupfen und Husten in Verbindung mit einem schlechten Allgemeinzustand das erste Symptom dieser Infektionskrankheit sein.

Allerdings sind menthol- und kampferhaltige Präparate für Kinder unter drei Jahren nicht geeignet. Homöopathische Mittel stimulieren die Selbstheilungskräfte. Maßnahmen aus der asiatischen Medizin können Blockaden lösen, sodass die Energie wieder frei fließen und dadurch heilend wirken kann. Bach-Blüten-Salbe wird auf der Basis der bekannten Notfalltropfen hergestellt und soll den Gemütszustand des kranken Kindes ausgleichen. Schüßler-Salze sind geeignet,

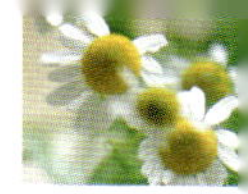

entleerte Mineralspeicher wieder aufzufüllen, damit der Organismus belastende Stoffe ausscheiden kann und der Heilungsprozess gefördert wird.

Kräuter- und Hausapotheke

TEES

HOLUNDERBLÜTENTEE

Wirkung: schweißtreibend

Rezept: 1 TL Holunderblüten mit ¼ l kochendem Wasser übergießen, 10 Min. zugedeckt ziehen lassen und abseihen. 3- bis 5-mal täglich 1 Tasse trinken.

LINDENBLÜTENTEE

Wirkung: schweißtreibend, immunstärkend und fiebersenkend

Rezept: 1 TL Lindenblüten mit ¼ l kochendem Wasser übergießen, 10 Min. zugedeckt ziehen lassen und abseihen. 3- bis 4-mal täglich 1 Tasse so heiß wie möglich trinken.

ERKÄLTUNGSTEE

Wirkung: schweißtreibend, immunstärkend und fiebersenkend

Rezept: 70 g Lindenblüten mit je 10 g Mädesüßblüten und Pfefferminzblättern sowie 5 g Pomeranzenschalen mischen. 1 TL dieser Mischung mit ¼ l kochendem Wasser übergießen, 10 Min. zugedeckt ziehen lassen und abseihen. 2-mal täglich 1 Tasse trinken (am besten nach einem Bad) und danach ruhen.

INHALATIONEN

DILL-FENCHEL-INHALATION → *Abb. Seite 75*

Wirkung: sekretlösend

Anwendung: 20 g Dillspitzen und 80 g Fenchelsamen mischen. 1 EL dieser Mischung auf ein Backblech geben und im Backofen bei 250 °C so lange rösten, bis die Kräuter dunkel werden. Die Ofentür öffnen und gemeinsam mit dem Kind die Dämpfe 2 Min. einatmen. Oder die Kräuter in eine Schale füllen.

KAMILLENDAMPFBAD → *Abb. Seite 75*

Wirkung: sekretlösend und entzündungshemmend

Anwendung: 2 EL Kamillenblüten in eine große Schüssel geben, mit 2 l kochendem Wasser übergießen, 5–10 Min. zugedeckt ziehen lassen und nicht abseihen. Unter einem Handtuch den heißen Kräuterdampf 10 Min. inhalieren, dabei tief durch die Nase ein- und durch den Mund ausatmen. 2-mal täglich anwenden.

Achtung: Das Kind nie allein inhalieren lassen, weil es sich verbrühen könnte.

NASENTROPFEN

KAMILLENLÖSUNG

Wirkung: entzündungshemmend und abschwellend

Rezept: 1 TL Kamillenblüten mit ½ Tasse kochendem Wasser übergießen, 5 Min. zugedeckt ziehen lassen und abseihen. So viel Zucker hinzufügen, bis eine zähflüssige Lösung entsteht. Mit einer Pipette stündlich 1–2 Tropfen in jedes Nasenloch träufeln.

KOCHSALZLÖSUNG

Wirkung: abschwellend

Rezept: 1 gehäuften TL Kochsalz in ½ l kochendem Wasser auflösen und abkühlen lassen. Mit einer Pipette vorsichtig 3- bis 4-mal täglich 1–2 Tropfen in jedes Nasenloch träufeln.

BAD UND SCHWITZKUR

FUSSBAD MIT THYMIAN

Wirkung: erwärmend, entspannend, entzündungs- und virushemmend

Anwendung: 1 Hand voll Thymiankraut mit ½ l kochendem Wasser übergießen, 10 Min. zugedeckt ziehen lassen und abseihen. Den Aufguss in einer Schüssel mit warmem Wasser mischen und die Füße des Kindes bis über die Knöchel 20 Min. darin baden, immer wieder heißes Wasser nachgießen. Das Kind dabei so gut einpacken, dass es ins Schwitzen kommt. Anschließend Wollsocken anziehen und 30 Min. im Bett ruhen.

SCHWITZKUR

Wirkung: schweißtreibend

Anwendung: 550 g Heublumen mit so viel kochendem Wasser übergießen, dass sie gut bedeckt sind. 15 Min. zugedeckt ziehen lassen und dann durch ein Sieb in einen Topf abseihen. Die Heublumen nochmals mit kochendem Wasser überbrühen, 10 Min. köcheln lassen und abseihen, dabei den Sud auffangen. Nun den ersten Sud mit dem zweiten mischen und warm halten.

Zusätzlich für einen Tee je 10 g Linden-, Holunder- und Kamillenblüten mischen. 1 gehäuften TL dieser Mischung mit 1 Tasse kochendem Wasser übergießen, 5 Min. zugedeckt ziehen lassen und abseihen. Diesen Tee 10 Min. vor dem Schwitzbad trinken. Nun ein Vollbad einlassen und den warm gehaltenen Heublumensud in das Badewasser geben. Während es badet, trinkt das Kind 1 Glas heißes Wasser, in das der Saft von ½ Zitrone und 1 TL Honig gerührt worden ist. Die Badedauer beträgt 20 Min. Das Kind anschließend nur oberflächlich abtrocknen und in ein großes Laken und ein Badetuch wickeln, dabei die Handflächen, an denen die Schweißzentren sitzen, eng an den Körper legen. Das Kind im vorgewärmten Bett ruhen lassen, noch einmal eine heiße Zitrone mit Honig zu trinken geben und möglichst bis zu 1 Std. eingepackt lassen. Nach dem Auspacken und Abtrocknen sollte sich das Kind warm anziehen. Wichtig: Anschließend noch einmal 30 Min. im Bett ruhen.

SALBE

MAJORANSALBE

Wirkung: beruhigend und abschwellend; besonders gut für Säuglinge geeignet

Rezept: 1 TL Majorankraut im Mörser zerreiben, mit 1 TL Weingeist vermischen und einige Stunden ziehen lassen. 1 TL Butter dazugeben und die Mischung im Wasserbad erwärmen, bis die Butter geschmolzen ist. Durch ein Tuch abseihen und abkühlen lassen. Die Salbe 1- bis 2-mal täglich auf dem Nasenrücken oder unter der Nase auftragen.

ÄTHERISCHE ÖLE

MAJORAN- ODER THYMIANÖL

Wirkung: heilend und virushemmend; auch für Säuglinge geeignet

Anwendung: Einige Tropfen Majoran- oder Thymianöl in eine Schale mit Wasser geben und ins Kinderzimmer stellen.

HAUSMITTEL

INGWERSUD

Wirkung: wärmend und schweißtreibend

Rezept: 30 g Ingwerwurzel abbürsten und mit Schale in Scheiben schneiden. Den Ingwer mit 10 g braunem Zucker in etwas Was-

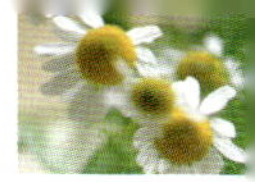

ser 5 Min. köcheln lassen und abseihen. Abends 1 Tasse trinken, dann gut einpacken und die Erkältung im Bett ausschwitzen.

KAROTTENSIRUP

Wirkung: entgiftend und stoffwechselanregend

Rezept: 250 g Karotten im Entsafter auspressen und mit Kandiszucker zu einem Sirup einkochen. 250 g rote Zwiebeln schälen, in Scheiben schneiden und messerrückendick mit Honig bestreichen. Die Zwiebel lagenweise in eine Schüssel schichten. Nach 24 Std. den gewonnenen Sirup mit dem Karottensirup vermischen. Alle 2 Std. 1 TL einnehmen.

HÜHNERBRÜHE MIT GEMÜSE

Wirkung: immunstärkend

Rezept: Je 3 große Zwiebeln und Pastinaken, 1 große Süßkartoffel, 2 weiße Rüben und 10 Karotten schälen und in grobe Stücke schneiden. Mit 1 Suppenhuhn (ca. 2 kg) und 1 Packung Hähnchenflügel in einem großen Topf mit Wasser bedecken und 1 ½ Std. brodelnd kochen. Dann das Fett abschöpfen und 5 klein geschnittene Stangen Staudensellerie sowie 1 klein gehackten Bund Petersilie hinzufügen und alles nochmals 45 Min. kochen. Huhn und Flügel herausheben und das Gemüse mit der Brühe pürieren. Mit Salz und Pfeffer abschmecken und möglichst heiß zu sich nehmen.

Homöopathie

ACONITUM D30

Symptome: plötzlicher Schnupfen nach kaltem, trockenem Wind; Kind friert heftig, hat Durst auf kaltes Wasser

Dosierung: im Akutfall alle 2 Std. 1 Gabe (= 3 Globuli); maximal 3 Gaben, danach bei Bedarf ein Folgemittel

ALLIUM CEPA D6

Symptome: brennendes, klares Nasensekret; gerötete, tränende Augen

Dosierung: im Akutfall alle 1–2 Std. 1 Gabe (= 3 Globuli); maximal 5 Gaben, danach 3- bis 4-mal täglich 1 Gabe (= 3 Globuli)

EUPHRASIA D6

Symptome: starker Fließschnupfen mit heftigem Tränenfluss

Dosierung: im Akutfall alle 1–2 Std. 1 Gabe (= 3 Globuli); maximal 5 Gaben, danach 3- bis 4-mal täglich 1 Gabe (= 3 Globuli)

PULSATILLA D6

Symptome: schleimiger, milder Schnupfen mit wechselnder Farbe von Weiß bis Grün; Kind ist weinerlich und anhänglich

Dosierung: im Akutfall alle 1–2 Std. 1 Gabe (= 3 Globuli); maximal 5 Gaben, danach 3- bis 4-mal täglich 1 Gabe (= 3 Globuli)

Asiatische Medizin

NASENMASSAGE

Wirkung: löst Energieblockaden und fördert die Heilung

Anwendung: Mit beiden Mittelfingern mit leichtem Druck an den Nasenflügeln des Kindes 18-mal auf und ab fahren, bei großer Kälte insgesamt 38-mal. Die Finger können parallel oder gegenläufig bewegt werden, wobei jeweils eine Aufwärtsbewegung und eine Abwärtsbewegung als Einheit gezählt werden.

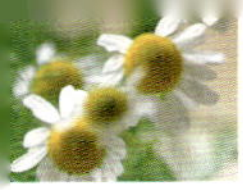

Bach-Blüten

RESCUE-SALBE

Wirkung: stärkt das Gemüt und setzt den Heilungsprozess in Gang

Anwendung: Rescue-Salbe (Fertigpräparat) 2-mal täglich auftragen – von der Nasenwurzel über die Nasenspitze, seitlich der Nase und auf beide Wangen.

Schüßler-Salze

NATRIUM CHLORATUM D6

(Schüßler-Salz Nr. 8)

Symptome: wässrig-klarer Fließschnupfen

Dosierung: Empfehlung → *Seiten 50/51*

KALIUM CHLORATUM D6

(Schüßler-Salz Nr. 4)

Symptome: weiß-schleimiger Stockschnupfen

Dosierung: Empfehlung → *Seiten 50/51*

CALCIUM PHOSPHORICUM D6

(Schüßler-Salz Nr. 2)

Symptome: schleimiges, durchsichtiges Sekret

Dosierung: Empfehlung → *Seiten 50/51*

NATRIUM PHOSPHORICUM D6

(Schüßler-Salz Nr. 9)

Symptome: gelbes, eitriges Sekret

Dosierung: Empfehlung → *Seiten 50/51*

NATRIUM SULFURICUM D6

(Schüßler-Salz Nr. 10)

Symptome: schleimiges, gelb-grünliches Sekret

Dosierung: Empfehlung → *Seiten 50/51*

Heuschnupfen

Heuschnupfen bzw. allergischer Schnupfen ist eine krankhafte Reaktion der Schleimhäute von Augen, Nase und oberen Luftwegen. Auslöser dieser Reaktionen können eingeatmete Blüten- oder Gräserpollen sein bzw. Hausstaubmilbenkot oder winzige Teilchen von Tierhaaren. Das Immunsystem eines Allergikers reagiert unangemessen heftig auf im Grunde harmlose Substanzen. Aus der Nase fließt ständig Sekret, die Augen tränen, heftige Niesanfälle und Juckreiz in der Nase und am Gaumen plagen den kleinen Patienten und lassen ihn oft müde und lustlos wirken.

Was die Beschwerden verursacht

Gerät die überempfindliche Schleimhaut in Kontakt mit ihrem Allergieauslöser, schwillt sie an: Blutplasma dringt ins Gewebe ein und lässt so genannte Ödeme entstehen. Diese Flüssigkeitsansammlungen geben dem Gesicht eines Allergikers ein »verschwollenes« Aussehen und verursachen das Gefühl, eine »verstopfte« Nase zu haben.

Wie Eltern helfen können

Die wichtigste Maßnahme, die einem allergischen Kind hilft: darauf achten, dass man dem Allergieauslöser aus dem Weg geht bzw. den Kontakt mit den fraglichen Substanzen meidet. Das ist allerdings leichter gesagt als getan. Pollen- oder Hausstauballergiker haben es besonders schwer, da die Auslöser zumindest zeitweise überall in der Atemluft vorhanden sind. So bleiben zur Linderung der Symptome vor allem die Heilweisen, die die Schwellung der Schleimhaut vermindern. Mit homöopathischen Mitteln kann man die Bereitschaft des Organismus dämpfen, zu heftig zu reagieren. Die Stimulation bestimmter Akupunkturpunkte hilft dabei, die Energieströme im Körper zu harmonisieren und das Immunsystem zu einer »moderaten« Reaktion zu bewegen.

UNBEDINGT ZUM ARZT ...

sollte ein Kind, wenn der Schnupfen nach 1 bis 2 Wochen nicht abklingt. Der Kinderarzt kann zwar die Allergie nicht heilen, aber ein Medikament verordnen, das die Symptome wirksam lindert. Außerdem kann er dem gefürchteten »Etagenwechsel« des Heuschnupfens vorbeugen, worunter man die Entwicklung von Asthma versteht. Kinder ab dem Schulalter kann man mit einer Hyposensibilisierung (siehe auch Seite 61) helfen, bei der das Immunsystem ganz allmählich lernt, nicht mehr so heftig auf seine Allergieauslöser zu reagieren. Diese Hyposensibilisierung kommt allerdings nicht für alle Allergieformen infrage. Kindern, die gegen mehrere Pollenarten allergisch sind, kann man damit häufig nicht helfen.

Kräuter- und Hausapotheke

TEE

TEEMISCHUNG MIT AUGENTROST

Wirkung: beruhigend und entzündungshemmend

Rezept: Je 20 g Augentrost- und Stiefmütterchenkraut mit je 15 g Schafgarben- und Hirtentäschelkraut und 10 g fein geschnittener Eichenrinde mischen. 1 gehäuften TL dieser Mischung mit 1 Tasse kochendem Wasser übergießen, 10 Min. zugedeckt ziehen lassen und anschließend abseihen. 3 Wochen 3-mal täglich nach den Mahlzeiten 1 Tasse trinken.

INHALATION UND SPÜLUNG

KAMILLENDAMPFBAD → *Abb. Seite 75*

Wirkung: beruhigend und entzündungshemmend

Anwendung: 2 EL Kamillenblüten in eine große Schüssel geben, mit 2 l kochendem Wasser übergießen, 5–10 Min. zugedeckt ziehen lassen und nicht abseihen. Unter einem Handtuch den heißen Kräuterdampf 10 Min. inhalieren, dabei tief durch die Nase ein- und durch den Mund ausatmen. 2-mal täglich anwenden.

Achtung: Das Kind nie allein inhalieren lassen, weil es sich verbrühen könnte.

NASENSPÜLUNG MIT KOCHSALZ

Wirkung: stärkt die Nasenschleimhaut und macht sie unempfindlicher gegen Pollen

Anwendung: 1 gehäufte Msp. Kochsalz in 1 Tasse lauwarmem Wasser auflösen. 4 Wochen 1- bis 2-mal täglich die Kochsalzlösung so stark durch die Nase aufziehen, dass sie bis in den Rachen gelangt. Dabei sollte das Kind zuerst das eine, dann das andere Nasenloch zuhalten.

HAUSMITTEL

EISPACKUNG

Wirkung: lindert den Juckreiz und reduziert den Tränenfluss der Augen

Anwendung: Einige Eiswürfel in einen Gefrierbeutel geben, den Beutel in ein Frotteetuch wickeln und auf Augen und Stirn des Kindes legen. In der Apotheke gibt es fertige Coldpacks, die man vor dem Auflegen aber ebenfalls mit einem Tuch umwickeln sollte.

SCHWARZKÜMMELSIRUP

Wirkung: abschwellend und immunstärkend
Rezept: 1 Knoblauchzehe schälen und auspressen, den Knoblauchsaft mit 2 TL Honig und 1 TL gemahlenem Schwarzkümmel mischen. 2-mal täglich jeweils vor dem Frühstück und vor dem Abendessen 1 TL Sirup einnehmen.
Tipp: Wegen der immunstärkenden Wirkung des Sirups ist es empfehlenswert, ihn kurmäßig einige Wochen vor dem zu erwartenden Beginn des Heuschnupfens regelmäßig anzuwenden.

Homöopathie

GALPHIMIA GLAUCA D4

Symptome: typische Anzeichen wie Niesen, Schnupfen, Augentränen
Dosierung: im Akutfall alle 1–2 Std. 1 Gabe (= 3 Globuli); maximal 5 Gaben, danach 3- bis 4-mal täglich 1 Gabe (= 3 Globuli). Zur Vorbeugung 4–6 Wochen vor Beginn des Pollenflugs abends 1 Gabe (= 3 Globuli) in D12

SABADILLA D6

Symptome: allergische Schleimhauterkrankungen wie Heuschnupfen oder Hausstaubmilbenallergie
Dosierung: im Akutfall alle 1–2 Std. 1 Gabe (= 3 Globuli); maximal 5 Gaben, danach 3- bis 4-mal täglich 1 Gabe (= 3 Globuli)

EUPHRASIA OFFICINALIS D6

Symptome: scharf brennendes Augensekret und starke Lichtscheu; mildes Nasensekret
Dosierung: im Akutfall alle 1–2 Std. 1 Gabe (= 3 Globuli); maximal 5 Gaben, danach 3- bis 4-mal täglich 1 Gabe (= 3 Globuli)

ALLIUM CEPA D6

Symptome: stark reizendes, wässriges Nasensekret bei mildem Augensekret
Dosierung: im Akutfall alle 1–2 Std. 1 Gabe (= 3 Globuli); maximal 5 Gaben, danach 3- bis 4-mal täglich 1 Gabe (= 3 Globuli)

Asiatische Medizin

AKUPRESSUR

VEREINTE TÄLER *(hegu)* → *Abb. Seite 82*

Druckpunkt: Erhöhung, die bei leicht aneinander gelegtem Daumen und Zeigefinger am Ende der Daumen-Zeigefinger-Falte erscheint; zur Behandlung den Daumen etwas abspreizen und zugleich in Richtung Handfläche drücken
Druckart: drücken und kreisen
Druckstärke: leicht
Druckdauer: ca. 1 Min. auf jeder Seite

DIE MÄCHTIGE GROSSE STRASSE *(taichong)* → *Abb. Seite 83*

Druckpunkt: am Fußrücken, ca. 1½ Querfinger oberhalb der Zwischenzehenfalte zwischen Großzehe und zweiter Zehe
Druckart: drücken und kreisen
Druckstärke: leicht
Druckdauer: ca. 1 Min. auf jeder Seite

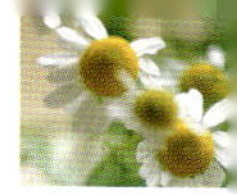

Hals-, Rachen- und Mandelentzündung

Halsschmerzen rühren von einer Entzündung der Rachenschleimhaut her und sind häufig die ersten Anzeichen einer Erkältung. Mit »Kratzen«, Schmerzen beim Schlucken und dem Gefühl, einen Kloß im Hals zu haben, machen sich Viren bemerkbar, die sich im Hals- und Rachenraum eingenistet haben. Auch die Mandeln bleiben vom Virenbefall in der Regel nicht verschont. Wenn von Mandelentzündung die Rede ist, sind damit die Gaumenmandeln gemeint. Sie sind ebenso wie die Rachen- und die Zungenmandeln Teil des Immunsystems und bilden eine Barriere für Krankheitserreger, die durch Mund und Nase in den Körper gelangen können. Eine Mandelentzündung tritt oftmals in Verbindung mit anderen Erkältungskrankheiten, die die übrigen oberen Luftwege betreffen, auf.

Was die Beschwerden verursacht

Während einer Vireninvasion schwillt die Rachenschleimhaut an, sie ist gerötet und entzündet. Das verursacht ein Brennen und Kratzen im Hals, manchmal strahlen die Schmerzen bis ins Ohr aus. Bei Kindern sind Rachenentzündungen häufig von leichtem Fieber begleitet. Das zeigt, dass der Körper etwas gegen die Erreger unternimmt. Mandeln, die gerade Erkältungsviren abwehren, bieten Bakterien wiederum eine ideale Angriffsfläche. Entzündungen der Gaumenmandeln kommen vor allem zwischen dem fünften und elften Lebensjahr vor. Bei Kindern ist die Erkrankung oft nicht auf Anhieb zu erkennen, denn die typischen Schluckbeschwerden mit Kloß- und Engegefühl treten bei ihnen mitunter gar nicht auf. Dafür klagen die betroffenen Kinder über Ohrenschmerzen, Hals- oder Kopfweh, vor allem kleinere Kinder erleben diese Beschwerden auch als »Bauchweh«. Die kleinen Patienten sind häufig sehr krank – sie können bis 41 °C Fieber haben. Auf den Mandeln sind weiß-gelbliche Eiterstippchen zu sehen. Die Lymphknoten hinter den Ohren und am Hals sind geschwollen und schmerzen, wenn man darauf drückt.

UNBEDINGT ZUM ARZT ...

sollte ein Kind, wenn es hohes Fieber und starke Schluckbeschwerden hat und sich abgeschlagen fühlt. Für starke Halsbeschwerden mit hohem Fieber kann eine bakterielle Mandelentzündung verantwortlich sein – sie muss in der Regel mit Antibiotika behandelt werden. Ist der Rachen stark gerötet und hat das Kind dazu noch Schluckbeschwerden, sollte es ebenfalls dringend zum Arzt. Meist werden die Eltern mit ihrem erkrankten Kind dann beim Kinderarzt gar nicht erst ins Wartezimmer gebeten, sondern sofort separat betreut, denn diese Symptome können Hinweise auf Scharlach sein. Die Streptokokken-Infektion ist ansteckend. Die Kinder brauchen Bettruhe und dürfen den Kindergarten oder die Schule erst nach einer Antibiotika-Therapie wieder besuchen. Bei Kindern, die nicht gegen Hämophilus-influenzae-b-Infektion (Hib) und/oder Diphtherie geimpft sind, können die oben beschriebenen Symptome auf diese schweren Infektionen hindeuten. Treten heftige Hustenattacken mit Atemnot auf, könnte Pseudokrupp die Ursache sein, der meist nach einem grippalen Infekt unerwartet und plötzlich auftritt.

Wie Eltern helfen können

Ist der Rachen entzündet, tut jedes Schlucken weh – das ist für Kinder ausgesprochen quälend. In der Behandlung steht deshalb an erster Stelle, die Schluckbeschwerden zu lindern. Heilkräuter wie Salbei, Isländisch Moos und Malve helfen, die Entzündung zu bekämpfen und eine weitere Ausbreitung der Keime einzudämmen. Wickel und Umschläge wirken ebenfalls entzündungs- und schmerzlindernd. Viel Flüssigkeit zu sich zu nehmen und eine ausreichende Luftfeuchtigkeit im Zimmer sind wichtig, damit die Schleimhäute ihre Abwehrfunktionen erfüllen können. Mit homöopathischen Mitteln werden die Selbstheilungskräfte angeregt. Maßnahmen aus der asiatischen Medizin helfen Blockaden zu lösen, sodass die Energie wieder frei fließen und dadurch heilend wirken kann.

Kräuter- und Hausapotheke

GURGELLÖSUNGEN UND HAUSMITTEL

SALBEITEE

Wirkung: entzündungs- und keimhemmend
Rezept: 2 TL Salbeiblätter mit ¼ l kochendem Wasser übergießen, 15 Min. zugedeckt ziehen lassen und abseihen. 3-mal täglich mit dem lauwarmen Tee gurgeln.

ISLÄNDISCH-MOOS-TEE

Wirkung: entzündungs- und keimhemmend
Rezept: 2 gehäufte TL Isländisch Moos mit ¼ l kaltem Wasser übergießen, langsam zum Kochen bringen und anschließend sofort abseihen. 3-mal täglich mit dem lauwarmen Tee gurgeln.

MALVENTEE

Wirkung: entzündungshemmend und zusammenziehend; gegen trockenen Hals
Rezept: 2 gehäufte TL Malvenblätter und -blüten mit ¼ l lauwarmem Wasser übergießen, 5–10 Min. zugedeckt ziehen lassen und dann abseihen. 3-mal täglich mit dem lauwarmen Tee gurgeln.

KAMILLENTEE

Wirkung: schleimhautschützend, keim- und entzündungshemmend
Rezept: 2 TL Kamillenblüten mit ¼ l kochendem Wasser übergießen, 10 Min. zugedeckt ziehen lassen und abseihen. Stündlich mit dem lauwarmen Tee gurgeln, dabei darauf achten, dass das Kind den Tee dabei möglichst lange im Mund hin und her bewegt.

LEINSAMENTEE

Wirkung: reizlindernd und schleimhautschützend
Rezept: 1 TL Leinsamen mit ½ l kochendem Wasser übergießen, 1 Std. unter gelegentlichem Rühren ziehen lassen und abseihen. 5-mal täglich mit dem warmen Tee gurgeln.

GURGELLÖSUNG MIT EMSER SALZ

Wirkung: befeuchtend, abschwellend und heilungsfördernd
Rezept: 1 gestrichenen TL Emser Salz (Fertigpräparat) in ½ l lauwarmem Wasser auflösen. 3-mal täglich damit gurgeln.

MILCH MIT HONIG

Wirkung: schmerzstillend, keim- und entzündungshemmend
Rezept: 2 TL Honig in 1 Tasse heiße Milch rühren und in kleinen Schlucken trinken.

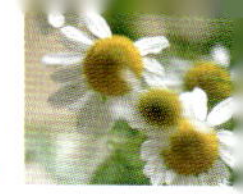

FEIGENSIRUP

Wirkung: abschwellend und entzündungshemmend
Rezept: 4 frische Feigen in kleine Stücke schneiden, mit ½ l kaltem Wasser übergießen und knapp unter dem Siedepunkt so lange köcheln lassen, bis ein dicker Sirup entsteht. Abkühlen lassen, den Saft von 1 Zitrone untermischen. Stündlich 1 TL einnehmen.

WICKEL

HALSWICKEL MIT KAMILLE

Wirkung: entzündungshemmend
Anwendung: 2 EL Kamillenblüten mit 1 Tasse kochendem Wasser übergießen, 10 Min. zugedeckt ziehen lassen und dann abseihen. Ein Baumwolltuch in den warmen Sud tauchen, auswringen und um den Hals legen. Mit einem trockenen Baumwolltuch umwickeln und mit einem Wollschal fixieren. Den Wickel abnehmen, wenn er abgekühlt ist. 3-mal täglich anwenden.

ESSIGWICKEL

Wirkung: kühlend, abschwellend und entzündungshemmend
Anwendung: Ein Baumwolltuch in ½ l Essigwasser (100 ml Essig, 400 ml Wasser) tauchen, auswringen und locker um den Hals legen. Mit einem trockenen Baumwolltuch umwickeln und dann mit einem Wollschal fixieren. 10 Min. einwirken lassen. 2-mal täglich anwenden.

QUARKHALSWICKEL

Wirkung: entzündungshemmend, beruhigend und kühlend
Anwendung: 5 EL Magerquark mit etwas Milch verrühren und auf einem dünnen Baumwolltuch verteilen. Das Tuch zu einem Schal falten, um den Hals legen, ein trockenes Tuch darüber legen und mit einem Wollschal fixieren. Den Wickel am besten vor dem Schlafengehen anlegen und abnehmen, wenn er warm ist. Man kann ihn aber auch über Nacht einwirken lassen.

> **WAS MAN WISSEN SOLLTE**
>
> Für Halswickel gilt: Die Halswirbelsäule sollte auf jeden Fall frei bleiben und man sollte die Wickel nicht bei Schüttelfrost anwenden.

KARTOFFELWICKEL

Wirkung: schweißtreibend, beruhigend und abschwellend
Anwendung: 4–5 Kartoffeln schälen, gar kochen und zerdrücken (keinesfalls pürieren!). Den leicht abgekühlten Brei auf ein Baumwolltuch geben, falten und so um den Hals legen, dass die Vorderseite vollständig bedeckt ist. Ein Baumwolltuch darüber legen und mit einem Wollschal fixieren. 30 Min. einwirken lassen, dabei im Bett ruhen. Anschließend sollte das Kind weitere 30 Min. Bettruhe einhalten.

Homöopathie

HALSSCHMERZEN

ACONITUM D30

Symptome: akute, heftige Erkältung mit raschem Fieberanstieg und plötzlich auftretender Heiserkeit; Folge von kaltem, trockenem Wind; viel Durst
Dosierung: im Akutfall alle 2 Std. 1 Gabe (= 3 Globuli); maximal 3 Gaben, danach bei Bedarf ein Folgemittel

BELLADONNA D6

Symptome: Heiserkeit; plötzlich eintretende, von Fieber begleitete Halsschmerzen mit hellroten, vergrößerten Mandeln und rotem Rachen ohne Beläge
Dosierung: im Akutfall alle 1–2 Std. 1 Gabe (= 3 Globuli); maximal 5 Gaben, danach 3- bis 4-mal täglich 1 Gabe (= 3 Globuli)

PHYTOLACCA D6

Symptome: dunkelrote Schleimhäute und Mandeln; stechende Schmerzen und druckempfindliche Lymphknoten
Dosierung: im Akutfall alle 1–2 Std. 1 Gabe (= 3 Globuli); maximal 5 Gaben, danach 3- bis 4-mal täglich 1 Gabe (= 3 Globuli)

APIS MELLIFICA D6

Symptome: stechende, brennende Schmerzen; glasig geschwollener Rachen mit Trockenheitsgefühl, jedoch kein Durst
Dosierung: im Akutfall alle 1–2 Std. 1 Gabe (= 3 Globuli); maximal 5 Gaben, danach 3- bis 4-mal täglich 1 Gabe (= 3 Globuli)

RACHEN- UND MANDELENTZÜNDUNG

ACONITUM D30

Symptome: plötzliche, heftige Schmerzen beim Schlucken; großer Durst; rot entzündeter, trockener Hals mit Prickeln und Kratzen
Dosierung: im Akutfall alle 2 Std. 1 Gabe (= 3 Globuli); maximal 3 Gaben, danach bei Bedarf ein Folgemittel

APIS MELLIFICA D6

Symptome: stark geschwollenes Zäpfchen, glasige und blassrote Schleimhäute; brennende und/oder stechende Schmerzen; kein Durst, berührungsempfindlicher Hals
Dosierung: im Akutfall alle 1–2 Std. 1 Gabe (= 3 Globuli); maximal 5 Gaben, danach 3- bis 4-mal täglich 1 Gabe (= 3 Globuli)

BELLADONNA D12

Symptome: Rachen und Mandeln intensiv hellrot; geschwollene Mandeln; Zunge ist rot, trocken und glänzend
Dosierung: im Akutfall alle 1–2 Std. 1 Gabe (= 3 Globuli); maximal 5 Gaben, danach 1-mal täglich 1 Gabe (= 3 Globuli)

PHYTOLACCA D6

Symptome: Rachen und Mandeln dunkelrot, später weiße Stippchen auf den Mandeln, die mit der Zeit zu Belägen zusammenfließen; stechende Schmerzen bis zum Ohr, wobei die rechte Seite oft stärker befallen ist
Dosierung: im Akutfall alle 1–2 Std. 1 Gabe (= 3 Globuli); maximal 5 Gaben, danach 3- bis 4-mal täglich 1 Gabe (= 3 Globuli)

MERCURIUS SOLUBILIS D12

Symptome: Mandeln sind geschwollen und bläulich bis dunkelrot; dicker, »schmutzig« aussehender Belag auf der Zunge, Zahneindrücke am Zungenrand; fauliger Mundgeruch, zäher Speichel
Dosierung: im Akutfall alle 1–2 Std. 1 Gabe (= 3 Globuli); maximal 5 Gaben, danach 1-mal täglich 1 Gabe (= 3 Globuli)

HEPAR SULFURIS D6

Symptome: akute eitrige Entzündung, weißgelbe Eiterstippchen auf den Mandeln; Mundgeruch
Dosierung: im Akutfall alle 1–2 Std. 1 Gabe (= 3 Globuli); maximal 5 Gaben, danach 3- bis 4-mal täglich 1 Gabe (= 3 Globuli)

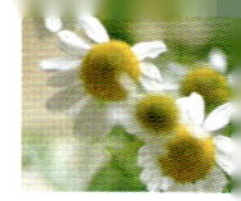

BARIUM CARBONICUM D6

Symptome: Kind neigt zu Mandelentzündungen, frische Luft und Kälte setzen ihm zu, es kommt in der Schule nicht richtig mit
Dosierung: im Akutfall alle 1–2 Std. 1 Gabe (= 3 Globuli); maximal 5 Gaben, danach 3- bis 4-mal täglich 1 Gabe (= 3 Globuli)

Asiatische Medizin

AKUPRESSUR

VEREINTE TÄLER *(hegu)* → *Abb. Seite 82*

Druckpunkt: Erhöhung, die bei leicht aneinander gelegtem Daumen und Zeigefinger am Ende der Daumen-Zeigefinger-Falte erscheint; zur Behandlung den Daumen etwas abspreizen und zugleich in Richtung Handfläche drücken
Druckart: drücken und kreisen
Druckstärke: leicht
Druckdauer: ca. 1 Min. auf jeder Seite

GEKRÜMMTER TEICH *(quchi)* → *Abb. Seite 83*

Druckpunkt: bei rechtwinklig gebeugtem Ellenbogen am äußeren Ende der Ellenbogenfalte
Druckart: drücken und kreisen
Druckstärke: kräftig
Druckdauer: ca. 1 Min. auf jeder Seite

JUNGES SHANG *(shaoshang)*

Druckpunkt: am äußeren Rand des oberen Daumennagelwinkels von der Zeigefingerseite weg
Druckart: drücken und vibrieren mit dem Fingernagel oder einer Häkelnadel/einem Akupressurstäbchen
Druckstärke: leicht
Druckdauer: ca. 1 Min. auf jeder Seite

TEICH DES WINDES *(fengchi)*

Druckpunkt: Beide Punkte liegen unterhalb des knöchernen Schädels im Bereich des Hinterkopfs in einem Muskelwulst, der sich jeweils 2 Querfinger von der Mittellinie entfernt befindet
Druckart: drücken und kreisen
Druckstärke: sanft
Druckdauer: ca. 1 Min.

INNERE VORHALLE *(neiting)*

Druckpunkt: am Fuß, leicht oberhalb der Zwischenzehenfalte, zwischen zweiter und dritter Zehe
Druckart: drücken und kreisen
Druckstärke: leicht
Druckdauer: ca. 1 Min. auf jeder Seite

SCHUTZSCHIRM GEGEN VENTUS *(yifeng)*

Druckpunkt: hinter dem Ohrläppchen, etwa 1 Querfinger vom Ohr entfernt, im Bereich eines gut tastbaren knöchernen Vorsprungs am Hinterkopf
Druckart: drücken und kreisen
Druckstärke: sanft
Druckdauer: ca. 1 Min. auf jeder Seite

Nasenneben-höhlenentzündung

Wenn sich die Entzündung der Nasenschleimhaut auf die Nebenhöhlen ausdehnt, bringt Naseputzen keine Linderung mehr. Das Gefühl der »verstopften« Nase bleibt. Sind Belüftung und Sekretabfluss durch einen Schnupfen behindert, begünstigt dies eine Entzündung der Nasennebenhöhlen.

Was die Beschwerden verursacht

Einer Nebenhöhlenentzündung geht in aller Regel ein Schnupfen voraus. Schleimsekrete in den Nebenhöhlen stauen sich und bieten einen idealen Nährboden für Bakterien.

> **UNBEDINGT ZUM ARZT ...**
>
> sollte ein Kind bei hohem Fieber und starken Schwellungen von Nase und Wangen, vor allem wenn gleichzeitig die Augen tränen und gerötet sind. Ein Arztbesuch ist immer dann erforderlich, wenn ein Schnupfen länger als zehn Tage anhält.

Erste Anzeichen, dass sich der Schnupfen auf die Nebenhöhlen ausgeweitet hat, ist die »verstopfte« Nase, aus der beim Schnäuzen nur unergiebig Sekret zu Tage gefördert wird. In einigen Fällen tritt gelbliches oder grünliches Sekret aus der Nase. Das Kind atmet meist durch den Mund und klagt über Kopfschmerzen, Zahnschmerzen und/oder den Verlust des Geruchs- bzw. Geschmackssinns. Nicht selten kommen Fieber und Husten hinzu. Gelegentlich zeigen sich auch Symptome wie eine belegte Stimme, Kratzen im Hals sowie erschwertes Atmen. Die Schmerzen werden beim Bücken schlimmer und sind besonders stark nach dem Aufstehen. Nasenpolypen und bestimmte anatomische Besonderheiten begünstigen diese Art von Infektionen.

Wie Eltern helfen können

Um die Nebenhöhlen wieder mit mehr Luft zu versorgen und dadurch den Heilungsprozess voranzutreiben, wendet man dieselben Maßnahmen wie bei Schnupfen an. Vorrangiges Ziel sollte sein, das Sekret zu verflüssigen, damit es ablaufen kann, und die Schwellung der Schleimhaut zu mildern. Außerdem sollten Eltern ihrem Kind erklären, dass bei starkem Schnäuzen ein Überdruck in der Nase entsteht, der eine Nebenhöhlenentzündung begünstigt. Besser ist es, wenn das Kind das Nasensekret hochzieht oder wenn man es ihm am Nasenbein entlang abwärts ausstreicht. Bewährte Heilpflanzen, die eine entzündungs- und keimhemmende Wirkung haben, können dafür sorgen, dass sich die Erkrankung nicht weiter ausbreitet. Mit homöopathischen Mitteln unterstützt man die Selbstheilungskräfte.

Kräuter- und Hausapotheke

INHALATIONEN

KAMILLENDAMPFBAD → *Abb. Seite 75*
Wirkung: sekretlösend und entzündungshemmend
Anwendung: 2 EL Kamillenblüten in eine große Schüssel geben, mit 2 l kochendem Wasser übergießen, 5–10 Min. zugedeckt ziehen lassen und nicht abseihen. Unter

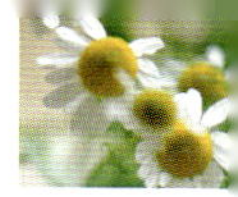

einem Handtuch den heißen Kräuterdampf 10 Min. inhalieren, dabei tief durch die Nase ein- und durch den Mund ausatmen. 2-mal täglich anwenden.
Achtung: Das Kind nie allein inhalieren lassen, weil es sich verbrühen könnte.

DILL-FENCHEL-INHALATION → *Abb. Seite 75*
Wirkung: sekretlösend
Anwendung: 20 g Dillspitzen und 80 g Fenchelsamen mischen. 1 EL dieser Mischung auf ein Backblech geben und im Backofen bei 250 °C so lange rösten, bis die Kräuter dunkel werden. Die Ofentür öffnen und gemeinsam mit dem Kind die Dämpfe 2 Min. einatmen. Oder die Kräuter in eine Schale füllen.

NASENTROPFEN UND -SPÜLUNG

KAMILLENLÖSUNG
Wirkung: entzündungshemmend und abschwellend
Rezept: 1 TL Kamillenblüten mit ½ Tasse kochendem Wasser übergießen, 5 Min. zugedeckt ziehen lassen und abseihen. So viel Zucker hinzufügen, bis eine zähflüssige Lösung entsteht. Mit einer Pipette stündlich 1–2 Tropfen vorsichtig in jedes Nasenloch träufeln.

NASENSPÜLUNG MIT KOCHSALZ
Wirkung: entzündungshemmend und zusammenziehend
Anwendung: 1 gehäufte Msp. Kochsalz in 1 Tasse lauwarmem Wasser auflösen. 4 Wochen 1- bis 2-mal täglich die Kochsalzlösung so stark durch die Nase aufziehen, dass sie bis in den Rachen gelangt. Dabei sollte das Kind zuerst das eine, dann das andere Nasenloch zuhalten.

BÄDER

FUSSBAD MIT THYMIAN
Wirkung: erwärmend, entspannend, entzündungs- und virushemmend
Anwendung: 1 Hand voll Thymiankraut mit ½ l kochendem Wasser übergießen, 10 Min. zugedeckt ziehen lassen und abseihen. Den Aufguss in einer Schüssel mit warmem Wasser mischen und die Füße des Kindes bis über die Knöchel 20 Min. darin baden, immer wieder heißes Wasser nachgießen. Das Kind dabei so gut einpacken, dass es ins Schwitzen kommt. Anschließend Wollsocken anziehen und 30 Min. im Bett ruhen.

THYMIANBAD
Wirkung: entzündungshemmend
Anwendung: 1 Hand voll Thymiankraut in ein Baumwollsäckchen füllen, zuschnüren und in 38 °C warmes Badewasser geben. 15 Min. baden, danach mindestens 1 Std. im Bett ruhen.

ANSTEIGENDES FUSSBAD → *Abb. Seite 74*
Wirkung: immunstärkend
Anwendung: 35 °C warmes Wasser in eine Schüssel gießen, bis die Füße des Kindes knöchelhoch bedeckt sind. In Abständen von 1 Min. so viel heißes Wasser hinzufügen, bis eine Temperatur von 40 °C erreicht ist. 10–15 Min. baden, die Füße abtrocknen, Wollsocken anziehen und 30 Min. ruhen.

SALBEN

MAJORANSALBE
Wirkung: beruhigend und abschwellend; besonders gut für Säuglinge geeignet
Rezept: 1 TL Majorankraut im Mörser zerreiben, mit 1 TL Weingeist vermischen und

einige Stunden ziehen lassen. Danach 1 TL Butter dazugeben und die Mischung im Wasserbad erwärmen, bis die Butter geschmolzen ist. Durch ein Tuch abseihen und abkühlen lassen. Die Salbe 1- bis 2-mal täglich auf dem Nasenrücken oder unter der Nase auftragen.

NASENBALSAM

Wirkung: zusammenziehend und immunstärkend
Anwendung: Eine Salbe aus Berberitze und Schlehe in der Apotheke in eine Salbengrundlage mischen lassen. 2-mal täglich auf dem Nasenrücken oder unter der Nase auftragen.

Homöopathie

LUFFA OPERCULATA D6

Symptome: Schnupfen mit Neigung zu Nebenhöhlenentzündungen; Stockschnupfen, Trockenheitsgefühl in der Nase
Dosierung: im Akutfall alle 1–2 Std. 1 Gabe (= 3 Globuli); maximal 5 Gaben, danach 3- bis 4-mal täglich 1 Gabe (= 3 Globuli)

HEPAR SULFURIS D12

Symptome: dickes, gelbliches Schnupfensekret; Kind niest bei kalter Luft; Beginn einer Nasennebenhöhlenentzündung
Dosierung: im Akutfall alle 1–2 Std. 1 Gabe (= 3 Globuli); maximal 5 Gaben, danach 1-mal täglich 1 Gabe (= 3 Globuli)

CINNABARIS D6

Symptome: Druck auf die Nasenwurzel; starker Stirnkopfschmerz und sehr zähflüssiges Sekret, das nicht abfließt
Dosierung: im Akutfall alle 1–2 Std. 1 Gabe (= 3 Globuli); maximal 5 Gaben, danach 3- bis 4-mal täglich 1 Gabe (= 3 Globuli)

KALIUM BICHROMICUM D12

Symptome: Schnupfen mit grün-gelblichen, zähen Absonderungen und blutigen Krusten; Druckkopfschmerz über der Nasenwurzel
Dosierung: im Akutfall alle 1–2 Std. 1 Gabe (= 3 Globuli); maximal 5 Gaben, danach 1-mal täglich 1 Gabe (= 3 Globuli)

MERCURIUS SOLUBILIS D12

Symptome: bei Erkältung nachts heftiger, übelriechender Schweiß, der unangenehm riechen kann; wässriges, eitriges, reizendes Nasensekret, geschwollene Lymphknoten; Gefühl der Benommenheit
Dosierung: im Akutfall alle 1–2 Std. 1 Gabe (= 3 Globuli); maximal 5 Gaben, danach 1-mal täglich 1 Gabe (= 3 Globuli)

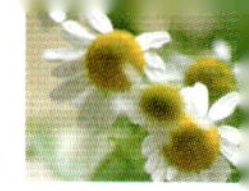

Husten

Husten ist ein normaler Reflex zur Reinigung der Atemwege. Deshalb husten auch gesunde Kinder hin und wieder. Sind die Atemwege aber durch Krankheitserreger wie Erkältungsviren angegriffen, reagieren sie schon auf geringe Reize wie kalte Luft mit diesem Reflex.

Was die Beschwerden verursacht

Die Hustenrezeptoren – das sind »Sensoren« in den Atemwegen, die Fremdkörper melden – werden durch die Erkältungsviren so überempfindlich, dass sie sogar durch vorbeiströmende Luft Alarm auslösen. Mehr als 20 Muskelpaare arbeiten zusammen, denn vor jedem Hustenstoß muss erst einmal bei geschlossenem Kehlkopf Luft zusammengepresst werden, die dann mit bis zu 900 Stundenkilometern durch den sich plötzlich öffnenden Kehlkopf explosionsartig entweicht. Die heftigen Säuberungsversuche der Atemwege befördern aber nicht nur Schleim und Schmutzpartikel nach draußen, sondern leider auch immer ein wenig von dem schützenden Film über der Bronchialschleimhaut. Das erhöht mit der Zeit die Gefahr, dass sich eine Bronchitis entwickeln kann.

Wie Eltern helfen können

Husten ist sehr anstrengend und stört zudem den Schlaf des Kindes, den es zu seiner Genesung so dringend braucht. Außerdem werden die Schleimhäute durch die Hustenattacken strapaziert, was den Heilungsprozess bremst. Pflanzen, die schützende Schleimstoffe (Saponine) enthalten, beruhigen die Schleimhäute und dämpfen so den Hustenreiz. Gleichzeitig sorgen einige Kräuter dafür, dass sich der Schleim verflüssigt, leichter löst und abgehustet werden kann. So wird weiteren Erregern der Nährboden entzogen. Brustwickel lindern die Entzündung und Rezepte aus der Hausapotheke helfen ebenfalls dabei, die Schleimhäute zu beruhigen. Mit homöopathischen Mitteln kann man die Selbstheilungskräfte aktivieren. Die Stimulation von Akupressurpunkten, einer Maßnahme aus der asiatischen Medizin, löst Blockaden, sodass die Energie wieder frei fließen und dadurch heilend wirken kann.

UNBEDINGT ZUM ARZT …

muss ein Kind bei Fieber, Mattigkeit und starken Hustenanfällen sowie bei auffälligen Geräuschen beim Ein- und Ausatmen. Denn für schwere Hustenattacken mit Atemnot könnte Pseudokrupp die Ursache sein, der meist plötzlich und unerwartet nach einem grippalen Infekt auftritt. Bei Kindern, die nicht gegen Hämophilus-influenzae-b-Infektion (Hib) und/oder Diphtherie geimpft sind, können die oben beschriebenen Symptome auf diese schweren Infektionen hindeuten. Auch Scharlach kann mit starkem Husten beginnen. Bei Kindern, die nicht gegen Keuchhusten geimpft sind und die etwa 2 Wochen nach einem Infekt mit mäßigem Fieber, Halsschmerzen und leichtem Husten erneut – diesmal aber starken – Husten bekommen, besteht der Verdacht auf Keuchhusten. Typisch für Keuchhusten: anfallsartiger Husten mit Neigung zum Erbrechen, ziehendes Geräusch beim Einatmen, Atemnot und starke Verschleimung.

Kräuter- und Hausapotheke

SIRUP

SPITZWEGERICHSIRUP

Wirkung: schleimlösend und hustenreizlindernd

Rezept: Frische Spitzwegerichblätter (im Winter das abgeseihte Teekraut) in einem Mörser fein zerreiben und etwas Wasser hinzufügen. Die Mischung zum Kochen bringen und abkühlen lassen. Dann so viel Honig unterrühren, bis ein dickflüssiger Sirup entsteht. 3-mal täglich 1 TL einnehmen.

HAUSMITTEL

ZITRONENSIRUP

Wirkung: abschwellend, keim- und entzündungshemmend

Rezept: 1 gewaschene unbehandelte Zitrone mit Schale in 1 l Wasser 10 Min. kochen, dann herausnehmen und abkühlen lassen. Die Zitrone halbieren und den Saft in ein Glas auspressen. Erst 2 EL Glyzerin, dann 2 EL Honig unterrühren. Vor Gebrauch noch einmal umrühren. Bei Hustenattacken und bei nächtlichem Reizhusten vor dem Schlafengehen 1 TL einnehmen.

ZWIEBELSAFT

Wirkung: schleimlösend und keimhemmend

Rezept: 100 g Zwiebeln schälen, klein hacken und mit je 1 TL Salbeiblättern und Thymiankraut sowie 100 g braunem Kandiszucker mit $\frac{1}{2}$ l kaltem Wasser in einen Topf geben. Die Mischung zum Kochen bringen und so lange köcheln lassen, bis sich der Kandis aufgelöst hat. 3-mal täglich 1 TL einnehmen. Den Saft kann man gut verschlossen im Kühlschrank bis zu 1 Woche aufbewahren.

RETTICH MIT HONIG

Wirkung: schleimlösend, krampflösend und auswurffördernd

Rezept: 1 Rettich waschen, abtrocknen und auf einer Reibe in eine Schüssel raspeln. 3–4 EL Honig hinzufügen und zugedeckt einige Stunden stehen lassen. Dann durch ein Baumwolltuch pressen. 3- bis 4-mal täglich 1–2 TL einnehmen.

WICKEL

THYMIANBRUSTWICKEL

Wirkung: krampflösend, hustenreizstillend, schleimlösend und keimhemmend

Anwendung: 1 EL Thymiankraut mit $\frac{1}{8}$ l kochendem Wasser übergießen, 10 Min. zugedeckt ziehen lassen und abseihen. Ein Baumwolltuch in den Sud tauchen, auswringen, auf die Brust des Kindes legen und mit etwas zusammengeballter Watte oder Heilwolle bedecken. Ein T-Shirt und einen Wollpullover darüber ziehen und den Wickel 30–60 Min. einwirken lassen, dabei im Bett ruhen. 2-mal täglich anwenden.

QUARKBRUSTWICKEL → *Abb. Seite 73*

Wirkung: beruhigend und entzündungshemmend

Anwendungt: 250 g Magerquark mit etwas Milch oder Essig verrühren und im Wasserbad auf 20 °C erwärmen. Den streichfähigen Quark mit einem Teigschaber auf ein dünnes Baumwolltuch streichen. Das Kind mit dem Rücken darauf legen und das Tuch über der Brust an den Enden schließen, sodass Rücken und Brust mit einer Quarklage bedeckt sind. Darüber ein trockenes Zwischentuch anbringen. Anschließend mit einem Frotteetuch oder mit einem breiten Wollschal um-

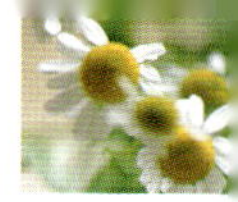

wickeln. 30–60 Min. einwirken lassen, dabei im Bett ruhen. **Achtung:** Nicht bei Kindern mit Kuhmilchallergie anwenden.

TEES

EIBISCHWURZELTEE

Wirkung: entzündungshemmend und hustenreizlindernd; gegen trockenen Husten
Rezept: 1 TL fein geschnittene Eibischwurzel mit ⅛ l kaltem Wasser übergießen und unter gelegentlichem Rühren 6 Std. zugedeckt stehen lassen. Anschließend abseihen und langsam erwärmen (nicht kochen!). 3-mal täglich 1 Tasse schluckweise trinken.

ISLÄNDISCH-MOOS-TEE

Wirkung: hustenreizstillend, abwehrstärkend und schleimhautschützend
Rezept: 1 TL Isländisch Moos mit 1 Tasse kochendem Wasser übergießen, 10 Min. zugedeckt ziehen lassen und abseihen. 2- bis 3-mal täglich 1 Tasse trinken.

BERUHIGUNGSTEE

Wirkung: krampf- und schleimlösend
Rezept: Je 25 g Fenchelsamen, Spitzwegerichkraut, fein geschnittene Süßholzwurzel und Thymiankraut mischen. 1–2 TL dieser Mischung mit 1 Tasse kochendem Wasser übergießen, 10 Min. zugedeckt ziehen lassen und abseihen. 2-mal täglich 1 Tasse trinken.
Achtung: Wegen der wassereinlagernden Wirkung von Süßholz sollte die Teekur nicht länger als 3 Wochen dauern.

INHALATION

HOLUNDERBLÜTEN-INHALATION

Wirkung: schweißtreibend, keim- und entzündungshemmend
Anwendung: 1 EL Holunderblüten mit 1 l kochendem Wasser übergießen, 10 Min. zugedeckt ziehen lassen, nicht abseihen. Unter einem Handtuch etwa 10 Min. den Dampf inhalieren und dabei tief durch die Nase ein- und durch den Mund wieder ausatmen.
Achtung: Das Kind nie allein inhalieren lassen, weil es sich verbrühen könnte.

> **WAS MAN WISSEN SOLLTE**
>
> Hustentee-Zubereitungen sollten immer gesüßt werden, am besten mit Honig. Die Geschmacksknospen, die für die Eigenschaft »süß« zuständig sind, stimulieren bestimmte Nerven – und das fördert die Schleimabsonderung in den Bronchien.

Homöopathie

ACONITUM D30

Symptome: plötzlicher, stürmischer Beginn des trockenen Hustens, Folge von kaltem Wind; viel Durst, Verschlimmerung nachts
Dosierung: im Akutfall alle 2 Std. 1 Gabe (= 3 Globuli); maximal 3 Gaben, danach bei Bedarf Folgemittel

BELLADONNA D6

Symptome: Husten im Anfangsstadium mit fieberhaftem Infekt; bellender, krampfartiger Husten
Dosierung: im Akutfall alle 1–2 Std. 1 Gabe (= 3 Globuli); maximal 5 Gaben, danach 3- bis 4-mal täglich 1 Gabe (= 3 Globuli)

BRYONIA D6

Symptome: schmerzhafter Reiz- und Krampfhusten; Verschlechterung beim Betreten des warmen Zimmers; viel Durst

Dosierung: im Akutfall alle 1–2 Std. 1 Gabe (= 3 Globuli); maximal 5 Gaben, danach 3- bis 4-mal täglich 1 Gabe (= 3 Globuli)

DROSERA D6

Symptome: Keuchhusten und krampfartige Hustenanfälle mit Brechreiz; Verschlimmerung in der Nacht
Dosierung: im Akutfall alle 1–2 Std. 1 Gabe (= 3 Globuli); maximal 5 Gaben, danach 3- bis 4-mal täglich 1 Gabe (= 3 Globuli)

RUMEX D6

Symptome: ständiger trockener Reizhusten und Niesreiz; Verschlimmerung durch kalte Luft, Erleichterung bei Wärme
Dosierung: im Akutfall alle 1–2 Std. 1 Gabe (= 3 Globuli); maximal 5 Gaben, danach 3- bis 4-mal täglich 1 Gabe (= 3 Globuli)

SPONGIA D6

Symptome: Husten mit Heiserkeit; Verbesserung durch warme Getränke; bellender Husten wie bei Pseudokrupp
Dosierung: im Akutfall alle 1–2 Std. 1 Gabe (= 3 Globuli); maximal 5 Gaben, danach 3- bis 4-mal täglich 1 Gabe (= 3 Globuli)

COCCUS CACTI D6

Symptome: Husten mit Auswurf von zähem Schleim mit Würgereiz; Brechreiz beim Zähneputzen
Dosierung: im Akutfall alle 1–2 Std. 1 Gabe (= 3 Globuli); maximal 5 Gaben, danach 3- bis 4-mal täglich 1 Gabe (= 3 Globuli)

Bronchitis

Die Bronchitis – eine Entzündung in den größeren, verzweigten Atemwegen – entwickelt sich meist im Zusammenhang mit einer Erkältung bzw. einem grippalen Infekt. Daher tritt sie besonders häufig in den Wintermonaten auf. Der Bronchitis-Husten kann sehr quälend und schmerzhaft sein. Weitere Begleitsymptome sind Fieber, Abgeschlagenheit und ein starkes allgemeines Unwohlsein.

Was die Beschwerden verursacht

Kinder sind in aller Regel von der so genannten akuten Bronchitis betroffen, für die es verschiedene Ursachen gibt. Meist haben sich die Erkältungsviren über die Nase und den Rachen in die unteren Atemwege und damit auch bis zu den Bronchialschleimhäuten ausgebreitet. Dort rufen sie dann eine Entzündung hervor. Aber auch Bakterien sind mitunter für eine akute Bronchitis verantwortlich. Sie können sich gelegentlich im Gefolge der Viren, die die Schleimhaut geschwächt haben, ausbreiten. Handelt es sich um eine bakteriell bedingte Bronchitis, ist der Hustenauswurf gelblich-grünlich. Dagegen zeigt sich bei einer allein durch Viren verursachten Bronchitis nur wenig weißlich-schleimiger Auswurf. Wenn die Bronchialschleimhaut durch die Entzündung anschwillt und die Luftwege durch die vermehrte Schleimbildung immer mehr verengt werden, wird der Hustenreiz stärker. Das Kind atmet jetzt mühevoll und man hört eventuell ein Pfeifen beim Ausatmen. Dann spricht der Arzt von obstruktiver bzw. spastischer Bronchitis.

Wie Eltern helfen können

Eine Bronchitis sollte so rasch wie möglich auskuriert werden, damit sich die Schleimhäute erholen können und durch den »unproduktiven« Husten keinen Schaden nehmen. Pflanzliche Sekretlöser helfen dabei, dass aus dem zähen, dickflüssigen Bronchialschleim, der sich schwer abhusten lässt, dünnflüssigeres Sekret wird. Die Flimmerhärchen haben es dann auch leichter, den Schleim abzutransportieren. Auf die Weise wird weiteren Erregern der Nährboden entzogen. Brustwickel lindern die Entzündung, und Rezepte aus der Hausapotheke helfen, die Schleimhäute zu beruhigen. Mit homöopathischen Mitteln kann man die Selbstheilungskräfte unterstützen.

UNBEDINGT ZUM ARZT ...

sollte das Kind bei plötzlichem hohem Fieber, starkem Husten und angestrengter Atmung. Auch bei schweren Hustenattacken mit Atemnot sollte der Arzt aufgesucht werden, denn hier könnte Pseudokrupp die Ursache sein. Er tritt meist plötzlich und unerwartet nach einem grippalen Infekt auf. Besonders bei Säuglingen und Kleinkindern kann es zu einer Bronchiolitis – einer Entzündung der kleinen Bronchialäste – kommen. Alarmsymptom: Atemnot. Bei Kindern, die nicht gegen Keuchhusten geimpft sind und die etwa 2 Wochen nach einem Infekt mit mäßigem Fieber, Halsschmerzen und leichtem Husten erneut – diesmal aber starken – Husten bekommen, besteht Verdacht auf Keuchhusten. Typische Anzeichen: anfallsartiger Husten, eventuell mit Erbrechen, ziehendes Geräusch beim Einatmen, Atemnot und starke Verschleimung.

Kräuter- und Hausapotheke

TEE

BRONCHIALTEE MIT SÜSSHOLZ

Wirkung: auswurffördernd, krampflösend, virus-, keim- und entzündungshemmend

Rezept: 60 g fein geschnittene Süßholzwurzel mit 45 g fein geschnittener Schlüsselblumenwurzel, 35 g im Mörser zerstoßenen Anissamen und je 5 g Wollblumen- und Malvenblüten mischen. 2 TL dieser Mischung mit 1 Tasse kochendem Wasser übergießen, 10 Min. zugedeckt ziehen lassen und anschließend abseihen. 3-mal täglich 1 Tasse trinken.

Achtung: Wegen der wassereinlagernden Wirkung von Süßholz sollte die Teekur nicht länger als 3 Wochen dauern.

BAD

THYMIANBAD

Wirkung: krampflösend, hustenreizstillend, schleimlösend, auswurffördernd und keimtötend

Anwendung: 1 Hand voll Thymiankraut in ein Baumwollsäckchen füllen, zuschnüren und in 38 °C warmes Badewasser geben. 15 Min. baden, danach 1 Std. im Bett ruhen. Übrigens: Das in Thymian reichlich enthaltene Thymol zählt zu den stärksten pflanzlichen Antibiotika.

WICKEL

THYMIANBRUSTWICKEL

Wirkung: krampflösend, hustenreizstillend, schleimlösend, auswurffördernd und keimhemmend

Anwendung: 1 EL Thymiankraut mit 1/8 l kochendem Wasser übergießen, 10 Min. zugedeckt ziehen lassen und dann abseihen. Ein Baumwolltuch hineintauchen, auswringen und auf die Brust des Kindes legen. Das Tuch mit etwas Watte oder Heilwolle bedecken. Ein T-Shirt und einen Wollpullover darüber ziehen und den Wickel 30–60 Min. einwirken lassen, dabei im Bett ruhen. 2-mal täglich anwenden.

QUARKBRUSTWICKEL → *Abb. Seite 73*
Wirkung: beruhigend und entzündungshemmend
Anwendung: 250 g Magerquark mit etwas Milch oder Essig verrühren und im Wasserbad auf 20 °C erwärmen. Den streichfähigen Quark mit einem Teigschaber auf ein dünnes Baumwolltuch streichen. Das Kind mit dem Rücken darauf legen und das Tuch über der Brust an den Enden schließen, sodass Rücken und Brust mit einer Quarklage bedeckt sind. Darüber ein trockenes Zwischentuch anbringen. Anschließend mit einem Frotteetuch oder mit einem breiten Wollschal umwickeln. 30–60 Min. einwirken lassen, dabei im Bett ruhen. **Achtung:** Nicht bei Kindern mit Kuhmilchallergie anwenden.

Homöopathie

IPECACUANHA D6
Symptome: krampfartige, spastische Bronchitis mit Übelkeit und Brechreiz
Dosierung: im Akutfall alle 1–2 Std. 1 Gabe (= 3 Globuli); maximal 5 Gaben, danach 3- bis 4-mal täglich 1 Gabe (= 3 Globuli)

COCCUS CACTI D6
Symptome: Husten, zäher Schleim, Würgereiz, Brechreiz beim Zähneputzen
Dosierung: im Akutfall alle 1–2 Std. 1 Gabe (= 3 Globuli); maximal 5 Gaben, danach 3- bis 4-mal täglich 1 Gabe (= 3 Globuli)

DROSERA D6
Symptome: trockener, sehr schmerzhafter Husten; Hustenanfälle nachts, mit Brechreiz; trockene Schleimhäute; großer Durst
Dosierung: im Akutfall alle 1–2 Std. 1 Gabe (= 3 Globuli); maximal 5 Gaben, danach 3- bis 4-mal täglich 1 Gabe (= 3 Globuli)

TARTARUS STIBIATUS D6
Symptome: Abhusten fällt schwer, Rasselgeräusche, Husten mit Brechreiz; zähes, fadenziehendes schleimiges Sekret
Dosierung: im Akutfall alle 1–2 Std. 1 Gabe (= 3 Globuli); maximal 5 Gaben, danach 3- bis 4-mal täglich 1 Gabe (= 3 Globuli)

BRYONIA D6
Symptome: harter, trockener Husten; Hustenattacken beim Betreten des warmen Zimmers; Kind hält sich den Brustkorb und hat ein raues Gefühl in der Brust; jede Bewegung verstärkt den Husten
Dosierung: im Akutfall alle 1–2 Std. 1 Gabe (= 3 Globuli); maximal 5 Gaben, danach 3- bis 4-mal täglich 1 Gabe (= 3 Globuli)

RUMEX D6
Symptome: trockener Husten, Schmerzen unter dem Brustbein; kalte Luft verursacht Hustenreiz, Kind steckt deshalb den Kopf unter die Bettdecke
Dosierung: im Akutfall alle 30–60 Min. 1 Gabe (= 3 Globuli); maximal 5 Gaben, danach 3- bis 4-mal täglich 1 Gabe (= 3 Globuli)

Pseudokrupp

Unter diesem Krankheitsbegriff versteht man eine Kehlkopfentzündung mit Schleimhautschwellung und einem charakteristischen bellenden Husten. Meist wird die Entzündung durch Erkältungsviren ausgelöst. »Pseudokrupp« heißt die Erkrankung in Unterscheidung zum »echten Krupp«. Diese lebensgefährliche Kehlkopfentzündung geht ebenfalls mit einem bellenden Husten und Atemnot einher, wird jedoch durch Diphtherie-Erreger ausgelöst. Diphtherie zählt in Deutschland zu den meldepflichtigen, schweren Infektionskrankheiten.

Was die Beschwerden verursacht

Zum Pseudokrupp kommt es meist infolge einer Erkältung mit Schnupfen, Halsschmerzen und anderen typischen Symptomen. Er kann aber auch im Rahmen einer allergischen Reaktion auftreten und sich vom Kehlkopf auf die Luftröhrenschleimhaut ausbreiten. »Hochsaison« hat der Pseudokrupp in den Herbst- und Wintermonaten. Die Anfälle treten aber auch an heißen Sommertagen mit hoher Ozonbelastung auf. Möglicherweise begünstigt die Ozonkonzentration der Atemluft diese Entzündung. Durch die Schwellung der Schleimhäute im Kehlkopfbereich werden die Atemwege verengt, denn aufgrund der Entzündung schwillt die Schleimhaut des Kehlkopfs vor allem an den Stimmbändern stark an. Die Atemluft, die auf dem Weg in die Lunge die Stimmbänder passieren muss, kann dieses Hindernis nur mit großer Anstrengung überwinden. Zusätzlich kann die Atmung noch durch zähen Schleim, der durch die engen Luftwege nicht mehr abgehustet werden kann, behindert sein. Da der Kehlkopfbereich von Klein- und Vorschulkindern ohnehin noch sehr eng ist, beeinträchtigt eine solche Schleimhautschwellung die Atmung erheblich. Betroffen sind deshalb vor allem Kinder zwischen sechs Monaten und sechs Jahren. Typische Zeichen sind der anfallsweise auftretende trockene, bellende Husten (Krupphusten); hinzu kommen Heiserkeit und pfeifender Atem. Diese Anfälle ereignen sich meist nachts, und zwar ganz plötzlich und ohne jegliche Vorwarnung.

UNBEDINGT ZUM ARZT ...

muss jedes Kind, das einen Hustenanfall mit Atemnot hat. Dies gilt auch, wenn die Haut des Kindes sich unter einem Hustenanfall bläulich oder blass verfärbt. Ist der Kinderarzt nicht erreichbar, sollten Eltern den Notarzt rufen. Bei Pseudokrupp-Anfällen kann es unter Umständen notwendig sein, dass das Kind ein kortisonhaltiges Zäpfchen bekommt, um die entzündliche Schleimhautschwellung einzudämmen und so wieder eine entspannte Atmung zu ermöglichen. Der Arzt muss bei ungeimpften Kindern auch untersuchen, ob eine Kehldeckelentzündung durch eine Hämophilus-influenzae-b-Infektion (Hib) vorliegt.

Jeder Atemzug eines betroffenen Kindes ist von einem pfeifenden oder fauchenden Geräusch begleitet. Erstickungsängste, Atemnot, Herzklopfen und Unruhezustände können die Folge sein. Ähnlich wie andere Atemwegserkrankungen im Kindesalter tritt Pseudokrupp gehäuft in Raucherfamilien auf, statistisch sind Jungen häufiger betroffen als Mädchen.

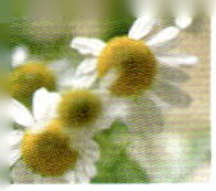

Wie Eltern helfen können

In den meisten Fällen läuft ein Pseudokrupp-Anfall glimpflich ab. Wichtig ist in dieser Situation, dass die Eltern Ruhe bewahren und besonnen und liebevoll mit ihrem Kind sprechen, um es auf diese Weise zu beruhigen. Hilfreich ist auch eine hohe Luftfeuchtigkeit. Dazu geht man am besten ins Badezimmer und lässt heißes Wasser aus dem Duschkopf an die Wandkacheln laufen. So entsteht rasch Wasserdampf, der die Schleimhäute abschwellen lässt. Empfehlenswert sind auch die Stärkung der Selbstheilungskräfte und die Harmonisierung der Energieströme durch Homöopathie bzw. Akupressur.

Homöopathie

ACONITUM D30

Symptome: plötzlicher Anfall in Verbindung mit Angst und Unruhe

Dosierung: im Akutfall alle 15–30 Min. 1 Gabe (= 3 Globuli); maximal 3 Gaben (kann im Wechsel mit Spongia D6 gegeben werden)

SPONGIA D6

Symptome: kurze, bellende Hustenstöße; Verschlechterung in der Nacht

Dosierung: im Akutfall alle 15–30 Min. 1 Gabe (= 3 Globuli); maximal 5 Gaben (kann im Wechsel mit Aconitum D30 gegeben werden)

HEPAR SULFURIS D6

Symptome: krampfartiger Husten in Verbindung mit Infekt und Schnupfen; Verschlimmerung am frühen Morgen

Dosierung: im Akutfall alle 15–30 Min. 1 Gabe (=3 Globuli), maximal 5 Gaben, danach 3- bis 4-mal täglich 1 Gabe (= 3 Globuli)

Asiatische Medizin

AKUPRESSUR

MOORSEE AM FUSSPUNKT *(chize)*

Druckpunkt: bei gebeugtem Ellenbogengelenk in der Mitte der Ellenbeuge, außenseitig neben einer fühlbaren Sehne

Druckart: drücken und kreisen

Druckstärke: leicht

Druckdauer: ca. 1 Min. auf jeder Seite

VEREINTE TÄLER *(hegu)* → *Abb. Seite 82*

Druckpunkt: Erhöhung, die bei leicht aneinander gelegtem Daumen und Zeigefinger am Ende der Daumen-Zeigefinger-Falte erscheint; zur Behandlung den Daumen etwas abspreizen und zugleich in Richtung Handfläche drücken

Druckart: drücken und kreisen

Druckstärke: leicht

Druckdauer: ca. 1 Min. auf jeder Seite

Bach-Blüten

Vorbereitung des Einnahmefläschchens → *Seite 46*

RESCUE REMEDY *(Notfalltropfen)*

Symptome: akuter Anfall von Pseudokrupp

Dosierung: 4 Tropfen aus dem Einnahmefläschchen

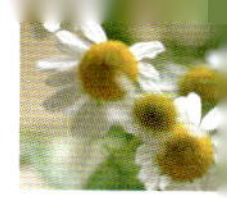

Mittelohrentzündung

Wenn die Schleimhäute im Nasen-Rachen-Bereich anschwellen, wirkt sich das auch auf das Mittelohr aus. Ist das Kind gesund, strömt mit jedem Atemzug Luft durch die Ohrtrompete ins Mittelohr. Doch während einer Erkältungskrankheit ist diese Belüftung meist dürftig. Die Schleimhautsekrete sammeln sich an und fließen nicht mehr ab. Dieser Druck bereitet dem Kind starke Ohrenschmerzen. Außerdem haben hier Entzündungskeime, überwiegend Bakterien, leichteres Spiel.

Was die Beschwerden verursacht

Kinder zwischen drei und acht Jahren sind besonders häufig von Ohrenschmerzen bzw. von Mittelohrentzündungen betroffen. Ob wirklich eine Mittelohrentzündung vorliegt, kann nur der Kinder- oder Ohrenarzt mit speziellen Sichtinstrumenten feststellen. In aller Regel ist die Mittelohrentzündung eine Folgeerkrankung der Erkältung bzw. des Schnupfens. Sie tritt vor allem deshalb besonders im frühen Kindesalter auf, weil die Ohrtrompeten noch sehr klein und eng sind. Schon ein geringfügiges Anschwellen der Schleimhäute behindert die notwendige Belüftung. Die charakteristischen Symptome einer Mittelohrentzündung sind stechende Ohrenschmerzen, eine Verminderung des Hörvermögens sowie nicht selten hohes Fieber (über 39 °C). Das Kind ist reizbar, unruhig und hat Schlafstörungen. Säuglinge und Kleinkinder, die Schmerzen noch nicht beschreiben können, drücken ihre Qual häufig dadurch aus, dass sie sich ans Ohr fassen. Die Schmerzen rühren vor allem vom zunehmenden Druck im Ohr her. Kommt es zum spontanen Einreißen des Trommelfells, hört der Schmerz meist schlagartig auf und es macht sich ein eitriger Ausfluss aus dem betroffenen Ohr bemerkbar. Eine gefürchtete Komplikation der Mittelohrentzündung ist die so genannte Mastoiditis, eine Entzündung angrenzender Knochen wie dem Felsenbein des Innenohrs. Im Extremfall kann daraus eine dauerhafte Hörminderung resultieren. Aus diesem Grund gibt der Kinderarzt bei schwereren Infektionen sicherheitshalber Antibiotika.

UNBEDINGT ZUM ARZT ...

muss ein Kind bei anhaltenden Schmerzen im Ohr- und Kopfbereich, vor allem in Verbindung mit Fieber. Bei Kindern, die eine Maserninfektion durchmachen, besteht die Gefahr, dass sich bakterielle Folgeerkrankungen entwickeln, so auch eine Mittelohrentzündung. Auch bei Schmerzen am Knochen hinter dem Ohr, muss ein Kind sofort zum Arzt, es könnte sich um eine Mastoiditis handeln.

Wie Eltern helfen können

Hat ein Schnupfen zu den Ohrenschmerzen geführt, ist es wichtig, die Schwellung der Nasenschleimhaut und der Ohrtrompete zu vermindern, damit das Mittelohr wieder belüftet wird und das Sekret abfließen kann. Hilfreich sind hier alle Maßnahmen, wie sie auch beim Schnupfen oder bei Nasennebenhöhlenentzündungen eingesetzt werden. Es ist sinnvoll, die Regenerationskräfte durch ganzheitliche Heilweisen wie Homöopathie oder asiatische Verfahren zu stärken.

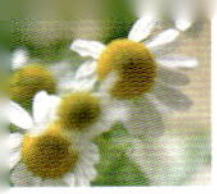

Kräuter- und Hausapotheke

INHALATIONEN

DILL-FENCHEL-INHALATION → *Abb. Seite 75*

Wirkung: sekretlösend

Anwendung: 20 g Dillspitzen und 80 g Fenchelsamen mischen. 1 EL dieser Mischung auf ein Backblech geben und im Backofen bei 250 °C so lange rösten, bis die Kräuter dunkel werden. Die Ofentür öffnen und gemeinsam mit dem Kind die Dämpfe 2 Min. einatmen. Oder die Kräuter in eine Schale füllen.

KAMILLENDAMPFBAD → *Abb. Seite 75*

Wirkung: sekretlösend und entzündungshemmend

Anwendung: 2 EL Kamillenblüten in eine große Schüssel geben, mit 2 l kochendem Wasser übergießen, 5–10 Min. zugedeckt ziehen lassen und nicht abseihen. Unter einem Handtuch den heißen Kräuterdampf 10 Min. inhalieren, dabei tief durch die Nase ein- und durch den Mund ausatmen. 2-mal täglich anwenden.

Achtung: Das Kind nie allein inhalieren lassen, weil es sich verbrühen könnte.

INHALATION MIT KOCHSALZ

Wirkung: schleimhautabschwellend und heilend

Anwendung: 1 l Wasser aufkochen und 1 EL Kochsalz darin auflösen. Unter einem Handtuch 10 Min. den heißen Dampf inhalieren, dabei tief durch die Nase ein- und durch den Mund ausatmen. Die Behandlung eventuell mit abschwellenden Nasentropfen begleiten.

Achtung: Das Kind nie allein inhalieren lassen, weil es sich verbrühen könnte.

NASENTROPFEN

KAMILLENLÖSUNG

Wirkung: abschwellend und entzündungshemmend

Rezept: 1 TL Kamillenblüten mit ½ Tasse kochendem Wasser übergießen, 5 Min. zugedeckt ziehen lassen und abseihen. So viel Zucker hinzufügen, bis eine zähflüssige Lösung entsteht. Mit einer Pipette stündlich 1–2 Tropfen in jedes Nasenloch träufeln.

KOCHSALZLÖSUNG

Wirkung: abschwellend und entzündungshemmend

Rezept: 1 gehäuften TL Kochsalz in ½ l kochendem Wasser auflösen und abkühlen lassen. Mit einer Pipette 3- bis 4-mal täglich 1–2 Tropfen in jedes Nasenloch träufeln.

OHRENPACKUNG UND -TROPFEN

ZWIEBELPÄCKCHEN → *Abb. Seite 77*

Wirkung: schleimlösend, keimhemmend und schmerzstillend

Anwendung: 1 Zwiebel schälen, in kleine Würfel schneiden und kurz ohne Fett andünsten, damit sich die ätherischen Öle besser entwickeln können. 1 TL Zwiebelwürfel in die Mitte eines kleinen Baumwolltuchs geben, zu einem Päckchen falten und auf das Ohr legen. Mit einer Mütze oder einem Schal fixieren und 1–2 Std. einwirken lassen. 2- bis 3-mal täglich anwenden.

OHRENTROPFEN

Wirkung: abschwellend

Anwendung: Oleum aconitum compositum (Fertigpräparat) oder 2–3 Tropfen frisch ausgepressten Zitronensaft 3-mal täglich in jedes Ohr träufeln.

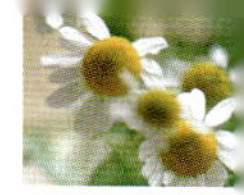

Achtung: Ohrentropfen sind nur sinnvoll, wenn der äußere Gehörgang entzündet ist. Bei einer Mittelohrentzündung gelangen sie gar nicht erst an den Entzündungsherd, der hinter dem Trommelfell liegt.

Homöopathie

ACONITUM D30

Symptome: plötzlicher, heftiger Beginn mit starken Ohrenschmerzen; Folge von anhaltendem Wind; Unruhe

Dosierung: im Akutfall alle 1–2 Std. 1 Gabe (= 3 Globuli); maximal 3 Gaben, danach bei Bedarf ein Folgemittel

BELLADONNA D6

Symptome: plötzlich einsetzende, klopfende Ohrenschmerzen und große Empfindlichkeit gegenüber Geräuschen und Berührung

Dosierung: im Akutfall alle 30–60 Min. 1 Gabe (= 3 Globuli); maximal 5 Gaben, danach 3- bis 4-mal täglich 1 Gabe

PULSATILLA D6

Symptome: vor allem nachts starke Ohrenschmerzen, in Verbindung mit schleimigem Schnupfen; Kind ist weinerlich

Dosierung: im Akutfall alle 30–60 Min. 1 Gabe (= 3 Globuli); maximal 5 Gaben, danach 3- bis 4-mal täglich 1 Gabe

FERRUM PHOSPHORICUM D6

Symptome: sich langsam entwickelnde Mittelohrentzündung und beginnender fieberhafter Infekt; Blässe

Dosierung: im Akutfall alle 30–60 Min. 1 Gabe (= 3 Globuli); maximal 5 Gaben, danach 3- bis 4-mal täglich 1 Gabe

CAPSICUM D6

Symptome: heftige und anhaltende Ohrenschmerzen; große Geräuschempfindlichkeit; Schmerzen und Schwellung am Knochen hinter dem Ohr (Mastoid)

Dosierung: im Akutfall alle 30–60 Min. 1 Gabe (= 3 Globuli); maximal 5 Gaben, danach 3- bis 4-mal täglich 1 Gabe

Asiatische Medizin

AKUPRESSUR

ÄUSSERES PASSTOR *(waiguan)*

→ *Abb. Seite 84*

Druckpunkt: ca. 3 Querfinger von der Handgelenksfalte entfernt an der Außenseite des Unterarms

Druckart: drücken und kreisen

Druckstärke: leicht

Druckdauer: ca. 1 Min. auf jeder Seite

SCHUTZSCHIRM GEGEN VENTUS *(yifeng)*

Druckpunkt: hinter dem Ohrläppchen, etwa 1 Querfinger vom Ohr entfernt, im Bereich eines gut tastbaren knöchernen Vorsprungs des Hinterkopfs

Druckart: drücken und kreisen

Druckstärke: sanft

Druckdauer: ca. 1 Min. auf jeder Seite

Asthma

Asthma ist eine Entzündung bzw. Überempfindlichkeit der Bronchien: Die Schleimhäute schwellen an und sondern vermehrt Schleim ab. Zusätzlich verkrampft sich die Bronchialmuskulatur, sodass das Kind nur schwer ausatmen kann. Bronchialasthma gehört zu den häufigsten chronischen Erkrankungen im Kindesalter. Man unterscheidet allergisches und infektbedingtes Asthma und eine Mischform von beiden. Der Verlauf der Erkrankung kann unterschiedlich sein. Es kommt oft vor, dass sich das Asthma in der Pubertät wieder verliert.

Was die Beschwerden verursacht

In den meisten Fällen wird Asthma durch eine Allergie ausgelöst, etwa auf Gräserpollen, Hausstaubmilben oder Tierhaare. Die Schwellung der Schleimhäute, die vermehrte Schleimabsonderung und die Verkrampfung der Bronchialmuskulatur verkleinern den Querschnitt der Bronchien. Dadurch wird besonders die Ausatmung behindert. Das hat zur Folge, dass die mit Kohlendioxid beladene Luft nicht ausreichend »entsorgt« wird und somit der sauerstoffreichen Luft kaum Platz gemacht werden kann. Um dies zu kompensieren, bläht sich die Lunge auf. Besteht eine erblich bedingte Veranlagung, können bestimmte Substanzen aus der Umwelt (Allergene) für die Entzündungsreaktion verantwortlich sein. Man spricht dann von allergischem Asthma. Welcher Stoff für welchen Menschen ein Allergen ist – und demzufolge allergische Reaktionen bis hin zu einem Asthmaanfall auslösen kann –, ist nicht immer leicht zu erkennen. Häufig handelt es sich um mehrere Allergie-Auslöser. Noch schwerer dingfest zu machen sind auslösende Faktoren des nichtallergischen Asthmas. Hier spielen z.B. körperliche oder seelische Strapazen, Witterung, Nahrungsmittelzusätze oder Medikamente eine Rolle. Fast immer liegen Mischformen zwischen allergischem und nichtallergischem Asthma vor. Besonders quälend an dieser Erkrankung ist die immer wieder anfallartig auftretende Atemnot, die durch eine plötzliche Verengung der Bronchien entsteht. Zu diesen Anfällen kommt es vor allem nachts und in den frühen Morgenstunden. Dabei können Frequenz und Schwere der Asthmaanfälle sehr unterschiedlich sein. Ein Anfall kündigt sich typischerweise mit Hustenreiz, Atembeschwerden und Atemgeräuschen an. Hinzu kommt lang anhaltender Husten mit teilweise glasigem, zähem Auswurf.

UNBEDINGT ZUM ARZT ...

sollte jedes Kind, das einen Hustenanfall mit Atemnot hat. Ist der Kinderarzt nicht erreichbar, sollten Eltern den Notarzt rufen. Wird im Falle der Atemnot Asthma diagnostiziert, braucht der kleine Patient kontinuierliche ärztliche Betreuung. Asthmaanfälle können lebensbedrohliche Formen annehmen, deshalb lernen Eltern und Kinder, mit den verordneten Medikamenten konsequent umzugehen. Die regelmäßige Einnahme der Präparate senkt das Risiko, damit die Krankheit sich nicht verschlechtert und chronisch wird. Weil viele Kinder mit Asthma weder körperlich noch seelisch so belastbar sind wie gesunde Altersgenossen, ist der Kontakt zu Kinderasthma-Ambulanzen, Selbsthilfegruppen und ähnlichen Einrichtungen eine große Hilfe.

Wie Eltern helfen können

Ohne ärztliche Unterstützung sollten Eltern asthmakranker Kinder keine Behandlungsmaßnahmen vornehmen. Was jedoch nicht heißt, dass die Möglichkeiten, die die alternativen Heilweisen zu bieten haben, nicht genutzt werden sollten. Eltern können die Hustenanfälle ihres Kindes mit Mitteln aus der Kräuterapotheke und mit Akupressur lindern und zur allgemeinen Stärkung seiner Gesundheit beitragen.

WAS MAN WISSEN SOLLTE

Beim Asthma kann die Luft durch die Verkrampfung der kleinsten Atemgefäße nicht vollständig ausgeatmet werden. Deshalb ist für die einzuatmende Luft nicht genügend Platz vorhanden. Eltern sollten sich von ihrem Arzt Übungen zeigen lassen, die das Ausatmen fördern. Das Kind wird dies als außerordentlich wohltuend empfinden. Dadurch löst sich auch die Verkrampfung.

Kräuter- und Hausapotheke

WICKEL

THYMIANBRUSTWICKEL

Wirkung: krampflösend, hustenreizstillend, schleimlösend, auswurffördernd und keimhemmend

Anwendung: 1 EL Thymiankraut mit 1/8 l kochendem Wasser übergießen, 10 Min. zugedeckt ziehen lassen und abseihen. Ein Baumwolltuch in den Sud tauchen, auswringen, auf die Brust des Kindes legen und mit etwas zusammengeballter Watte oder Heilwolle bedecken. Ein T-Shirt und einen Wollpullover darüber ziehen und den Wickel 30–60 Min. einwirken lassen, dabei im Bett ruhen. 2-mal täglich anwenden.

BAD

FUSSBAD MIT SENFMEHL

Wirkung: schleimlösend und entkrampfend

Anwendung: Etwa 30 °C warmes Wasser knöchelhoch in ein Gefäß füllen und 2 gehäufte EL Senfmehl darin auflösen. Die Temperatur langsam durch Zugießen von heißem Wasser auf etwa 40 °C steigern. 10 Min. baden, die Füße abtrocknen, warme Wollsocken anziehen und 30 Min. im Bett ruhen.

Homöopathie

Die Behandlung von Asthma mit homöopathischen Mitteln (wie Arsenicum album, Calcium carbonicum und Ipecacuanha) sollte nur von erfahrenen Homöopathen durchgeführt werden, weil es zu einer kritischen Erstreaktion kommen kann.

Asiatische Medizin

AKUPRESSUR

ASTHMAERLEICHTERUNG *(dingchuan)*

Druckpunkt: Mit dem Finger über die Erhebungen entlang der Wirbelsäule (Dornfortsatzreihe) zwischen Hals- und Brustwirbelsäule fahren. Der Dornfortsatz des 7. Halswirbels befindet sich etwa auf Schulterhöhe und steht stark hervor. Beugt sich das Kind leicht nach vorn, ist er deutlicher spürbar; der Punkt liegt 1/2 Querfinger auf beiden Seiten neben dem Dornfortsatz

Druckart: drücken und kreisen

Druckstärke: kräftig

Druckdauer: ca. 1 Min. oder länger

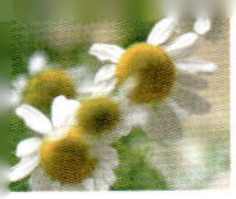

DIE MÄCHTIGE GROSSE STRASSE *(taichong)*
→ *Abb. Seite 83*
Druckpunkt: am Fußrücken, ca. $1\frac{1}{2}$ Querfinger oberhalb der Zwischenzehenfalte zwischen Großzehe und zweiter Zehe
Druckart: drücken und kreisen
Druckstärke: leicht
Druckdauer: ca. 1 Min. auf jeder Seite

BRESCHE DES HIMMELS *(tiantu)*
Druckpunkt: mittig am oberen Ende des Brustbeins, Druck Richtung Knochen, nicht Richtung Hals
Druckart: zart klopfen
Druckstärke: kräftig
Druckdauer: ca. 30 Sekunden

INNERES PASSTOR *(neiguan)*
→ *Abb. Seite 83*
Druckpunkt: ca. 3 Querfinger unterhalb der Handgelenksbeugefalte auf der Innenseite des Unterarms, mittig zwischen zwei fühlbaren Sehnen
Druckart: drücken und kreisen
Druckstärke: leicht
Druckdauer: ca. 1 Min. auf jeder Seite

Fieber

Fieber ist eine natürliche und äußerst sinnvolle Abwehrreaktion des Körpers, denn Krankheitserregern bekommen höhere Temperaturen sehr schlecht. Ist die Körpertemperatur höher als 38 °C, spricht man überhaupt erst von Fieber. Liegt sie zwischen 37,5 °C und 38 °C, wird dieser Zustand als »erhöhte Temperatur« bezeichnet.

Was die Beschwerden verursacht

Kinder stecken eine erhöhte Körpertemperatur oftmals erstaunlich gut weg. Manche spielen bei 38 °C sogar noch ganz vergnügt. Viele Kinder haben jedoch keinen Appetit und wirken lustlos und matt – das sollten Eltern respektieren. Der Organismus ist nun mit sich beschäftigt und braucht alle Energien, um mit den Krankheitserregern fertig zu werden.

UNBEDINGT ZUM ARZT ...

muss ein Kind, wenn es sehr angeschlagen wirkt und das Fieber rasch auf über 39 °C steigt. Bekommt das Kind einen Fieberkrampf, muss dringend ein Notarzt gerufen werden. Einen solchen so genannten tonisch-klonischen Krampfanfall kündigen typischerweise Phantasieren und Zittrigkeit an. Ein alarmierendes Signal ist, wenn das Kind sich verkrampft, den Kopf nach hinten wirft und am ganzen Körper zuckt. Dabei verdreht es die Augen und die Lippen verfärben sich blau. Auch eine kurzzeitige Bewusstlosigkeit ist möglich. Als erste Hilfe sollten Eltern ihrem Kind ein fiebersenkendes Zäpfchen geben, um die Zeit bis zum Eintreffen des Notarztes zu überbrücken.

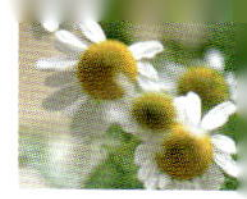

Wie Eltern helfen können

Da Fieber eine sinnvolle Reaktion des Körpers ist, sich Krankheitserregern zu widersetzen, sollten Eltern nicht grundsätzlich etwas gegen das Fieber unternehmen. Das kranke Kind sollte viel trinken. Appetitlosigkeit ist dagegen eine vollkommen natürliche Begleiterscheinung des Fiebers, die keine Gegenmaßnahmen erforderlich macht. Bei hohem Fieber kann man eine leichte Fiebersenkung durch bewährte Hausmittel wie Wadenwickel erreichen. Außerdem sinnvoll: die Unterstützung der Selbstheilungskräfte durch ganzheitliche Verfahren wie Homöopathie und asiatische Heilweisen.

Kräuter- und Hausapotheke

TEES

HOLUNDERBLÜTENTEE

Wirkung: schweißtreibend bei beginnendem Fieber
Rezept: 1 TL Holunderblüten mit ¼ l kochendem Wasser übergießen, 10 Min. zugedeckt ziehen lassen und abseihen. 3- bis 5-mal täglich 1 Tasse trinken.

LINDENBLÜTENTEE

Wirkung: schweißtreibend bei beginnendem Fieber
Rezept: 1 TL Lindenblüten mit ¼ l kochendem Wasser übergießen, 10 Min. zugedeckt ziehen lassen und abseihen. 3- bis 4-mal täglich 1 Tasse so heiß wie möglich trinken, am besten erst ab Mittag, da die schweißtreibende Wirkung am Vormittag nicht so stark ist. Anschließend unbedingt 1 Std. im Bett ruhen!

HAGEBUTTEN-LINDENBLÜTEN-TEE

Wirkung: schweißtreibend
Rezept: 20 g Hagebuttenfrüchte mit Samen, 20 g Lindenblüten und je 10 g Melissenblätter und Kamillenblüten mischen. 1 TL dieser Mischung mit 1 Tasse kochendem Wasser übergießen und dann abseihen. 3- bis 4-mal täglich 1 mit Honig gesüßte Tasse schluckweise trinken.

WEIDENRINDENTEE

Wirkung: erste Hilfe bei Fieberkrämpfen
Rezept: 1 TL fein geschnittene Weidenrinde mit ½ l kaltem Wasser sehr langsam zum Kochen bringen, 5 Min. zugedeckt ziehen lassen und abseihen. Zwischen den Anfällen 1 Tasse schluckweise trinken.

HAUSMITTEL

WADENWICKEL → *Abb. Seite 72*

Wirkung: fiebersenkend
Anwendung: 2 grobe Baumwolltücher in lauwarmes Wasser tauchen, auswringen und faltenfrei um die Unterschenkel des Kindes zwischen Knöchel und Knie anbringen. Mit einem trockenen Baumwolltuch umwickeln, mit einem Wollschal fixieren und 20–30 Min. wirken lassen. Die Anwendung bei Bedarf nach 30 Min. wiederholen.
Achtung: Das Kind sollte auf jeden Fall warme Füße haben und nicht frösteln.

GANZKÖRPERWASCHUNG

Wirkung: fiebersenkend
Anwendung: Einen Waschlappen in lauwarmes Wasser mit etwas Essig tauchen, leicht auswringen und den Körper in folgender Reihenfolge rasch damit abwaschen: Hände, Füße, Arme, Beine, Brust, Bauch,

Rücken – immer in Richtung zum Herzen. Das Kind nicht abtrocknen, sondern sofort ins Bett legen und gut zudecken.

ESSIGSTRÜMPFE

Wirkung: fiebersenkend
Anwendung: 5 EL Essig mit ¼ l lauwarmem Wasser mischen. Baumwollkniestrümpfe in das Essigwasser tauchen, auswringen, anziehen und mit Wollschals umwickeln. 1 Std. wirken lassen. 2- bis 3-mal täglich anwenden.

GETRÄNK

ZITRONENTRUNK

Wirkung: immunstärkend
Rezept: Den Saft von 1 Zitrone mit ⅛ l lauwarmem Wasser mischen und mit ½ TL Honig süßen. 2-mal täglich 1 Tasse trinken.

Homöopathie

ACONITUM D30

Symptome: plötzliches, heftiges Fieber nach trockener, kalter Witterung; trockene Haut und Frostschauer; Kind ist unruhig und hat viel Durst auf kaltes Wasser
Dosierung: im Akutfall alle 2 Std. 1 Gabe (= 3 Globuli); maximal 3 Gaben, danach bei Bedarf ein Folgemittel

BELLADONNA D6

Symptome: plötzliches Fieber, Neigung zu Fieberkrampf; Kind ist rot, schwitzend, hat einen heißen Kopf, glänzende Augen und feuchte, schweißige Haut; großer Durst; bei feucht-kalter Witterung
Dosierung: im Akutfall alle 15–30 Min. 1 Gabe (= 3 Globuli); maximal 4 Gaben, danach 3- bis 4-mal täglich 1 Gabe (= 3 Globuli)

FERRUM PHOSPHORICUM D6

Symptome: langsam sich entwickelndes Fieber im ersten Stadium eines Infekts; Kind spielt noch bei hohem Fieber, ist jedoch infektanfällig; Kind ist allgemein eher blass (blutarm)
Dosierung: im Akutfall alle 1–2 Std. 1 Gabe (= 3 Globuli); maximal 5 Gaben, danach 3-bis 4-mal täglich 1 Gabe (= 3 Globuli)

GELSEMIUM D6

Symptome: langsam sich entwickelndes Fieber; Folge von feuchtem Wetter und Stress; Kind ist müde und zittrig, hat Kopf-, Nacken- und Gliederschmerzen und Schwindel, ist kaum durstig
Dosierung: im Akutfall alle 1–2 Std. 1 Gabe (= 3 Globuli); maximal 5 Gaben, danach 3- bis 4-mal täglich 1 Gabe (= 3 Globuli)

BRYONIA D6

Symptome: langsam sich entwickelndes Fieber; Kind ist ärgerlich und gereizt, hat trockene, aufgesprungene Lippen; viel Durst auf kaltes Wasser; Verschlechterung bei jeder Bewegung
Dosierung: im Akutfall alle 1–2 Std. 1 Gabe (= 3 Globuli); maximal 5 Gaben, danach 3- bis 4-mal täglich 1 Gabe (= 3 Globuli)

PULSATILLA D6

Symptome: langsam sich entwickelndes Fieber; Infektanfälligkeit; Kind ist weinerlich und ängstlich, kein Durst bei Fieber; milder schleimiger Schnupfen; Folge von nassen, kalten Füßen; Besserung durch frische Luft
Dosierung: im Akutfall alle 1–2 Std. 1 Gabe (= 3 Globuli); maximal 5 Gaben, danach 3- bis 4-mal täglich 1 Gabe (= 3 Globuli)

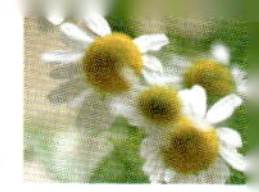

Schüßler-Salze

FERRUM PHOSPHORICUM D12
(Schüßler-Salz Nr. 3)
Symptome: bei Fieber bis 39 °C
Dosierung: Empfehlung → *Seiten 50/51*

KALIUM PHOSPHORICUM D6
(Schüßler-Salz Nr. 5)
Symptome: bei Fieber über 39 °C
Dosierung: Empfehlung → *Seiten 50/51*

FERRUM PHOSPHORICUM D12
(Schüßler-Salz Nr. 3)
IM WECHSEL MIT SILICEA D12
(Schüßler-Salz Nr. 11)
Symptome: Fieber beim Zahnen
Dosierung: Empfehlung → *Seiten 50/51*

Asiatische Medizin

AKUPRESSUR

DRITTER WEILER AM FLUSS *(zusanli)*
→ *Abb. Seite 82*
Druckpunkt: ca. 3 Querfinger unterhalb der Kniescheibe (am besten zu ertasten bei gebeugtem Knie), 1 Querfinger Richtung Außenseite von der knöchernen Schienbeinkante entfernt
Druckart: drücken, vibrationsartig bewegen
Druckstärke: kräftig
Druckdauer: ca. 1 Min. auf jeder Seite

ZUR STÄRKUNG DER ABWEHRKRAFT

VEREINTE TÄLER *(hegu)* → *Abb. Seite 82*
Druckpunkt: Erhöhung, die bei leicht aneinander gelegtem Daumen und Zeigefinger am Ende der Daumen-Zeigefinger-Falte erscheint; zur Behandlung den Daumen etwas abspreizen und zugleich in Richtung Handfläche drücken.
Druckart: drücken und kreisen
Druckstärke: leicht
Druckdauer: ca. 1 Min. auf jeder Seite

REIHE VON LÜCKEN *(lieque)*
→ *Abb. Seite 82*
Druckpunkt: an der daumenseitigen Innenfläche des Unterarms, ca. 2 Querfinger von der Handgelenksbeugefalte entfernt
Druckart: drücken und kreisen
Druckstärke: leicht
Druckdauer: ca. 1 Min. auf jeder Seite

INNERE VORHALLE *(neiting)*
Druckpunkt: am Fuß leicht oberhalb der Zehenzwischenfalte zwischen zweiter und dritter Zehe
Druckart: drücken und kreisen
Druckstärke: leicht
Druckdauer: ca. 1 Min. auf jeder Seite

Mund, Magen und Darm

Nach einer Mahlzeit macht sich kaum jemand Gedanken darüber, wie es mit der aufgenommenen Nahrung weitergeht. Das »erledigt« der Verdauungstrakt vollkommen selbstständig, denn er ist dem vegetativen Nervensystem unterstellt. Das ist jener Teil des Nervensystems, der durch unseren Willen nicht beeinflussbar ist. Erst wenn die verzehrten Speisen nicht mehr unbemerkt die Verdauungswege passieren und Beschwerden auftreten, spürt man, wie wichtig ein »reibungsloser« Verdauungsvorgang ist.

Wie die Verdauung funktioniert

■ Allein der Gedanke an ein leckeres Gericht – und erst recht der Anblick – lässt uns das Wasser im Mund zusammenlaufen. In diesem Moment beginnen die Speicheldrüsen zu arbeiten. Der **Mund** ist die erste Station der Verdauung: Hier wird die Nahrung mithilfe der Zähne zerkleinert und zugleich beim Kauen eingespeichelt. Auch der Speichel hilft mit seinen wirksamen Substanzen (Enzymen) beim Verdauen. Der Mund ist wie der gesamte Verdauungstrakt mit Schleimhaut ausgekleidet.

■ Über Rachen und Speiseröhre wandert der zerkleinerte und mit Speichelenzymen versehene Speisebrei in den **Magen**. Dieser ist bereits bestens auf seine Aufgabe vorbereitet, denn in dem Augenblick, in dem der erste Speichel fließt, nehmen auch die Magendrüsen ihre Arbeit auf und bilden Magensäure. Ein ringförmiger Muskel verschließt den Eingang zum Magen. Erst wenn der ankommende Speisebrei dagegendrückt, öffnet sich dieser Muskel und gibt den Weg frei. Danach schließt er sich wieder, damit nichts von der ätzenden Magensäure in die Speiseröhre gelangen kann. Salzsäure, Verdauungsstoffe und Schleim sind die wichtigsten Bestandteile des Magensafts. Sobald die Magenwand von der ankommenden Nahrung berührt wird, beginnen sich ihre Muskeln rhythmisch zu bewegen – ein Vorgang, von dem wir nichts bemerken. Durch diese Bewegungen wird der Mageninhalt durchgeknetet und mit Magensaft vermischt. Auch wenn wir nichts essen, kommt diese Muskulatur des Magens nicht zur Ruhe. Kaum ist der Magen entleert, beginnen wieder leise Bewegungen, die von Stunde zu Stunde zunehmen. Irgendwann nimmt man dieses Zusammenziehen der Muskeln dann als Magenknurren wahr.

■ Das zentrale Organ unserer Verdauung ist der **Darm**. Hier werden die wichtigen Bestandteile aus der Nahrung durch die Wand des **Dünndarms** ins Blut transportiert. Im **Dickdarm** warten Millionen von nützlichen Keimen, vor allem Bakterien, um sich über noch brauchbares Material herzumachen. Endstation des nun als Stuhl bezeichneten Darminhalts ist der **Mastdarm**. Wird die Wand des Mastdarms gedehnt, äußert sich dies als Stuhldrang.

Zahnen

Bis heute kann niemand erklären, weshalb der Zahndurchbruch das eine Kind so sehr quält, während er sich beim anderen beinahe über Nacht vollzieht. Vermutlich spielt dabei die erbliche Veranlagung eine große Rolle. Erste Hinweise darauf, dass sich die Zähnchen auf den Weg machen, sieht man oft schon Monate vor dem eigentlichen Durchbruch: Das Baby steckt häufig die Finger oder das Fäustchen in den Mund, manche Kinder benutzen auch jeden greifbaren Gegenstand als »Massagegerät«.

Was die Beschwerden verursacht

Weil durchbrechende Zähne Druck auf das Zahnfleisch ausüben, stecken sich zahnende Kinder häufig die Finger in den Mund, um einen Gegendruck auszuüben. Durch diesen Druckreiz auf die Mundschleimhaut wird die Speichelproduktion angeregt – die Kinder fangen an zu sabbern. Ist das Kind besonders empfindlich, wirkt diese erhöhte Speichelproduktion gewissermaßen als Initialzündung für andere Beschwerden: Der Speichel enthält viele Keime, die Harn und Stuhl aggressiv machen, sodass sich die zarte Pohaut entzündet. Aber auch die Haut rund um den Mund bleibt nicht von diesen Reizungen verschont. Viele Kinder bekommen außerdem beim Zahnen feuerrote »Zahnungsbäckchen«. Hier tut der Organismus etwas Gutes: Um den durchbrechenden Zahn optimal mit Nährstoffen zu versorgen und Schadstoffe möglichst rasch abzutransportieren, pumpt der Körper mehr Blut durch die jeweilige Kiefer-Mund-Wangen-Region.

Wie Eltern helfen können

Das Zahnen ist zwar ein natürlicher Vorgang, aber vor allem lang andauernde Beschwerden setzen das Baby unnötig unter Stress. Eltern können ihrem Kind helfen, indem sie ihm beispielsweise einen Kühlbeißring anbieten, den es in Apotheken und Drogeriemärkten zu kaufen gibt. Diese Beißringe werden in den Kühlschrank gelegt – niemals in die Tiefkühltruhe! Mutter oder Vater können auch mit einer Fingerkuppe das Zahnfleisch etwas massieren. Karotten, Gurken, Kohlrabi oder Apfelstücke können als »Beißgemüse« helfen. Doch Vorsicht: Nur unter Aufsicht knabbern lassen! Das Kauen auf so genannten Veilchenwurzeln, die man in der Apotheke bekommt, hat sich ebenfalls vielfach bewährt. Auch die Homöopathie kennt Mittel, die den Körper unterstützen, die Umbruchsituation besser zu meistern. Die Massage von Akupressurpunkten beseitigt Energieblockaden und kann dem Kind die Beschwerden erleichtern. Starke Medikamente wie schmerz- und fiebersenkende Zäpfchen sollten dem Notfall vorbehalten bleiben. So schwer es Eltern fällt – sie sollten ihr Kind auch Erfahrungen mit Missempfindungen machen lassen. Zu sehr umsorgte Kinder werden nicht selten zu lebensuntüchtigen Erwachsenen.

UNBEDINGT ZUM ARZT ...

muss ein zahnendes Kind höchst selten. Der Kinderarzt sollte es immer dann sehen, wenn es sich nicht mehr beruhigen lässt und wenn es zusätzlich hohes Fieber bekommt.

Kräuter- und Hausapotheke

TEES

KAMILLENTEE

Wirkung: beruhigend und entzündungshemmend

Rezept: 1–2 TL Kamillenblüten mit 1 Tasse kochendem Wasser übergießen, 10 Min. zugedeckt ziehen lassen und abseihen. Das Baby darf so viel davon trinken, wie es möchte. Mit einem etwas stärker zubereiteten Kamillentee kann man auch das Zahnfleisch einpinseln bzw. betupfen.

KAMILLEN-SALBEI-TEE

Wirkung: beruhigend, entzündungs- und keimhemmend

Rezept: Je 50 g Kamillenblüten und Salbeiblätter mischen. 1 gehäuften TL dieser Mischung mit 1 Tasse kochendem Wasser übergießen, 15 Min. zugedeckt ziehen lassen und abseihen. 30 ml des Tees in die Milchflasche geben.

FERTIGPRÄPARATE

MYRRHESALBE UND -TINKTUR

Wirkung: beruhigend und entzündungshemmend

Anwendung: Myrrhesalbe oder verdünnte Myrrhetinktur auf das gerötete Zahnfleisch auftragen. Höchstens alle 4 Std. anwenden.

Homöopathie

CHAMOMILLA D6

Symptome: Zahnungsschmerzen, unleidliche Stimmung; Kind schreit, ist reizbar, weiß nicht, was es will; Besserung durch Herumtragen

Dosierung: 4-mal täglich 1 Gabe (= 3 Globuli); bei Babys in die Backentasche stecken

Asiatische Medizin

AKUPRESSUR

VEREINTE TÄLER *(hegu)* → *Abb. Seite 82*

Druckpunkt: Erhöhung, die bei leicht aneinander gelegtem Daumen und Zeigefinger am Ende der Daumen-Zeigefinger-Falte erscheint; zur Behandlung den Daumen etwas abspreizen und zugleich in Richtung Handfläche drücken.

Druckart: drücken und kreisen

Druckstärke: leicht

Druckdauer: ca. 1 Min. auf jeder Seite

GEKRÜMMTER TEICH *(quchi)* → *Abb. Seite 83*

Druckpunkt: bei rechtwinklig gebeugtem Ellenbogen am äußeren Ende der Ellenbogenfalte

Druckart: drücken und kreisen

Druckstärke: leicht

Druckdauer: ca. 1 Min. auf jeder Seite

Schüßler-Salze

CALCIUM FLUORATUM D6

(Schüßler-Salz Nr. 1)

Symptome: nur schwer durchkommende Zähne

Dosierung: Empfehlung → *Seiten 50/51*

Magenschmerzen

Wenn Kinder über Bauchschmerzen klagen, stecken in den seltensten Fällen ernsthafte Erkrankungen dahinter. Je kleiner Kinder sind, desto seltener sprechen sie von »Magenschmerzen«. Für Kinder bis etwa zum zehnten Lebensjahr ist fast alles, was zwischen Kopf und Fuß weh tut, »Bauchweh«: von »Bauch-Befindlichkeiten«, die das Seelenleben widerspiegeln, bis zu den Erkrankungen, die sich eigentlich in bauchfernen Regionen abspielen – wie beginnende grippale Infekte oder Kinderkrankheiten wie Masern oder Windpocken, Hals- und Mandelentzündungen, Mittelohr- und Lungenentzündungen.

Was die Beschwerden verursacht

Wie störanfällig die Bauchorgane sind, hat teilweise mit Veranlagung zu tun. Während das eine Kind ungestraft eine Tüte Gummibärchen essen kann, »verdirbt« sich ein anderes schon mit der halben Menge den Magen. Solcherart Magenbeschwerden sind harmlos und gehen rasch vorüber, ebenso wie die meisten Magen-Darm-Infekte (Ausnahme: Salmonellen-Infektion). Problematischer sind Nahrungsmittelunverträglichkeiten und -allergien, die Unwohlsein im gesamten Verdauungstrakt verursachen können. Oft muss man lange suchen, bis man die schuldige Substanz ausfindig gemacht hat. Auch die Infektion mit Helicobacter pylori, von der Untersuchungen zufolge mehr als die Hälfte der Kinder mit Oberbauchbeschwerden betroffen sind, wird nicht immer gleich entdeckt. Magenschmerzen, die nach einer Mahlzeit oder nach dem Genuss eines kalten Getränks auftreten, weisen darauf hin, dass dem Kind etwas nicht bekommen ist. Magenschmerzen, die mit Übelkeit, Erbrechen oder Durchfall einhergehen, sind in vielen Fällen durch eine Magenschleimhautentzündung bedingt. Kehren die Beschwerden immer wieder und treten sie auch vollkommen unabhängig von Mahlzeiten auf, liegt der Verdacht nahe, dass seelische Belastungen die Schmerzen verursachen.

UNBEDINGT ZUM ARZT ...

sollte ein Kind, das wegen häufig wiederkehrender Magenschmerzen nicht gedeiht, blass und kränklich wirkt und weder Appetit noch Lust zum Spielen hat. Da Kinder ihre Bauchschmerzen meist noch nicht genau lokalisieren können, sollten auch die Kinder einem Arzt vorgestellt werden, zu deren »Magenschmerzen« andere Beschwerden wie Übelkeit, Erbrechen, Fieber und Durchfall kommen. Haben die Magenschmerzen keine organischen Ursachen (Abklärung durch den Kinderarzt), brauchen die Kinder unter Umständen eine Zeit lang psychotherapeutische Betreuung, damit man den seelischen Ursachen ihrer Beschwerden auf die Spur kommt.

Wie Eltern helfen können

Da der Verdauungstrakt bei vielen Kindern auf Stress und Kummer mit Beschwerden reagiert, können Eltern ihrem von Magenschmerzen geplagten Kind am besten durch Zuwendung helfen. Krampflösende und beruhigende Tees mit den Wirkstoffen der Kamille, der Melisse und des Oreganos unterstützen die Heilung. Entspannende Wärme oder die Anwendung von Akupressur verschaffen dem Kind Erleichterung.

Kräuter- und Hausapotheke

TEES

OREGANOTEE

Wirkung: krampflösend

Rezept: 1 TL Oreganokraut mit 1 Tasse kochendem Wasser übergießen, 10 Min. zugedeckt ziehen lassen und abseihen. 3-mal täglich 1 Tasse trinken.

MELISSENTEE

Wirkung: beruhigend und leicht krampflösend

Rezept: 1 TL Melissenblätter mit 1 Tasse kochendem Wasser übergießen, 10 Min. zugedeckt ziehen lassen und abseihen. 3-mal täglich 1 Tasse in kleinen Schlucken trinken.

KAMILLENTEE

Wirkung: krampflösend und entzündungshemmend

Rezept: 1 TL Kamillenblüten mit 1 Tasse kochendem Wasser übergießen, 10 Min. zugedeckt ziehen lassen und abseihen. Bei anhaltenden Beschwerden 4-mal täglich 1 Tasse ungesüßten Tee trinken: 1 Tasse auf nüchternen Magen, 2 Tassen zwischen den Mahlzeiten und 1 Tasse vor dem Schlafengehen.

HAUSMITTEL

KARTOFFELSAFT

Wirkung: schleimhautstabilisierend und entzündungshemmend

Rezept: 1 Kartoffel (am besten aus biologischem Anbau) waschen, abtrocknen und mit der Schale fein reiben. Den Kartoffelbrei durch ein Tuch pressen und den Saft auffangen. 3-mal täglich 30 Min. vor den Mahlzeiten ein Schnapsglas Kartoffelsaft trinken.

WÄRMFLASCHE

Wirkung: entspannend und krampflösend

Anwendung: Die Wärmflasche mit heißem Wasser füllen, dabei darauf achten, dass sie nicht zu schwer wird. Die Wärmflasche in ein Frotteetuch hüllen und auf die Magenregion des Kindes legen. Dann 30 Min. im Bett ruhen.

AUFLAGE, MASSAGE UND WICKEL

HEUBLUMENSÄCKCKEN → *Abb. Seite 76*

Wirkung: entspannend und krampflösend

Anwendung: Einen Waschlappen mit Heublumen füllen und die offene Seite mit einer Kordel (oder mit einem zweiten Waschlappen) verschließen. Wasser in einem Topf zum Kochen bringen und zwei Kochlöffel so auf den Topfrand legen, dass man das Heublumensäckchen darauf legen kann. Das Säckchen 20–30 Min. über dem aufsteigenden Dampf erwärmen, auf die Magenregion des Kindes legen und 20 Min. einwirken lassen. Dann 30 Min. im Bett ruhen.

KÜMMELÖLMASSAGE

Wirkung: entspannend und krampflösend

Anwendung: Einige Tropfen Massage-Kümmelöl (Fertigpräparat) auf die warmen Hände geben und in sanften, kreisenden Bewegungen im Uhrzeigersinn um den Nabel herum in die Haut einmassieren. 2- bis 3-mal täglich anwenden.

KÜMMELWICKEL

Wirkung: krampflösend und verdauungsfördernd

Anwendung: Einige Tropfen Massage-Kümmelöl (Fertigpräparat) auf die warmen Hände geben und in sanften, kreisenden Bewegungen im Uhrzeigersinn um den Nabel herum in die Haut einmassieren. Ein großes Baumwolltuch in heißes Wasser tauchen, auswringen, 1-mal falten und längs auf die Magenregion legen. Etwas Watte in ein zweites gefaltetes Baumwolltuch geben, über dem ersten Tuch anbringen, mit einem Handtuch abdecken und mit einem Wollschal fixieren. Um die Wirkung zu verstärken, kann man bei Kindern ab zwei Jahren eine Wärmflasche auf den Wickel legen. 30 Min. einwirken lassen. 2- bis 3-mal täglich anwenden.

KAMILLENWICKEL

Wirkung: entspannend und krampflösend

Anwendung: 1 EL Kamillenblüten mit 1/4 l kochendem Wasser übergießen, 10 Min. zugedeckt ziehen lassen und abseihen. Ein großes Baumwolltuch in den Sud tauchen, auswringen, 1-mal falten und längs auf die Magenregion legen. Etwas Watte in ein zweites gefaltetes Baumwolltuch geben, über dem ersten Tuch anbringen, mit einem Handtuch abdecken und mit einem Wollschal fixieren. Um die Wirkung zu verstärken, kann man bei Kindern ab zwei Jahren eine Wärmflasche auf den Wickel legen. 30 Min. einwirken lassen. 3- bis 4-mal täglich anwenden.

Asiatische Medizin

AKUPRESSUR

PUNKT DES MAGENAUSGANGS *(xiawan)*

→ *Abb. Seite 85*

Druckpunkt: ca. 2 Querfinger oberhalb des Bauchnabels

Druckart: drücken, vibrationsartig bewegen

Druckstärke: kräftig

Druckdauer: ca. 20 Sek.

Der »verdorbene« Magen

Schmerzen im Bauchraum nach einem zu üppigen oder fetten Essen haben Kinder eher selten, sofern sie gesund ernährt werden und geregelte Mahlzeiten bekommen. An Festtagen wie Ostern, Weihnachten oder Geburtstagen, an denen manche Kinder viel Süßes geschenkt bekommen, kann es aber durchaus passieren, dass auch der ansonsten recht robuste Kindermagen streikt, weil er einfach überlastet ist. Magendrücken, Völlegefühl, Aufstoßen und Übelkeit bis hin zum Erbrechen sind die unangenehmen Folgen.

Was die Beschwerden verursacht

Überforderungen nehmen alle Organe, Muskeln, Gelenke und Sinnesorgane krumm. Sie reagieren mit Schmerzen und bestimmten

UNBEDINGT ZUM ARZT ...

sollte ein Kind nur dann, wenn die Beschwerden nach einem halben Tag nicht deutlich abklingen. Sind die Beschwerden nicht zweifelsfrei einer zu üppigen oder unverträglichen Mahlzeit anzulasten, ist es ebenfalls besser, einen Arzt aufzusuchen. Dasselbe gilt, wenn das Kind etwas Unbekanntes gegessen hat – wie beispielsweise auf Reisen oder in einem Ferienlager.

Beschwerden, die den Menschen daran hindern, sein unzuträgliches Verhalten weiter fortzusetzen. So reagiert auch der Magen auf zu deftiges Essen mit Schmerzen und einer Abwehrreaktion.

Wie Eltern helfen können

Eltern können sehr viel für ihr Kind tun, wenn sie ihm sagen, dass die Beschwerden bald abklingen werden und es den meisten Menschen schon einmal ähnlich ergangen ist. Rezepte und Anwendungen aus der Kräuterapotheke helfen, den Magen zu beruhigen. Hat das Kind heftig erbrochen, braucht es viel Flüssigkeit und Mineralien.

Kräuter- und Hausapotheke

TEE

KAMILLENTEE

Wirkung: beruhigend und krampflösend
Rezept: 1 TL Kamillenblüten mit 1 Tasse kochendem Wasser übergießen, 10 Min. zugedeckt ziehen lassen und anschließend abseihen. 3- bis 4-mal täglich 1 Tasse möglichst heiß und schluckweise trinken.

HAUSMITTEL

SALZIGE BRÜHE

Wirkung: Ersatz verlorener Elektrolyte nach heftigem Erbrechen
Anwendung: Gekochte salzige Brühe alle 5 Min. löffelweise einnehmen.
Achtung: Das Kind sollte vorher 5 Std. nicht mehr erbrochen haben.

ANIS-KÜMMEL-MILCH

Wirkung: beruhigend, krampflösend und verdauungsregulierend
Rezept: Je ½ TL Anis- und Kümmelsamen im Mörser zerstoßen und mit ¼ l Vollmilch zum Kochen bringen, 5 Min. köcheln lassen, dann abseihen und leicht abkühlen lassen. Die warme Milch 2-mal täglich trinken.

WICKEL

LEINSAMENWICKEL

Wirkung: beruhigend und entspannend
Anwendung: 1 Tasse Leinsamen in einem Topf mit Wasser bedecken und aufkochen, bis ein Brei entsteht. Den Brei in ein Baumwolltuch einschlagen und so warm wie möglich auf den Bauch des Kindes legen. Mit einem zweiten Baumwolltuch abdecken, mit einem Wollschal fixieren und 30 Minuten einwirken lassen, dabei im Bett ruhen. Bei Bedarf kann der Wickel nach 1 Std. wiederholt werden.

Homöopathie

OKOUBAKA D6

Symptome: Beschwerden nach ungewohnter Kost, nach verdorbener oder schwer verdaulicher Nahrung
Dosierung: im Akutfall alle 1–2 Std. 1 Gabe (= 3 Globuli); maximal 5 Gaben, danach 3-mal täglich 1 Gabe (= 3 Globuli)

PULSATILLA D6

Symptome: Beschwerden nach Eiscreme, Sahnetorte oder fettem Essen; Kind ist nörgelig, weinerlich und zuwendungsbedürftig
Dosierung: im Akutfall alle 1–2 Std. 1 Gabe (= 3 Globuli); maximal 5 Gaben, danach 3-mal täglich 1 Gabe (= 3 Globuli)

Bauchweh ohne organischen Befund

Bauchweh gehört – nach Kopfschmerzen – zu den häufigsten Beschwerden bei Kindern. Oft findet der Arzt »nichts« und spricht dann von »Nabelkoliken«. Gemeint sind damit unerklärliche Bauchschmerzen jenseits des Kleinkindalters. Viele Ärzte vermuten, dass Kinder Bauchweh bekommen, um sich vor unangenehmen Situationen zu schützen. Oder dass sie dazu neigen, seelische Nöte als körperliche Beschwerden zu erleben.

UNBEDINGT ZUM ARZT ...

muss ein Kind, wenn es in der letzten Zeit mehrfach Bauchschmerzen ohne ersichtlichen Grund hatte. Wenn die Bauchschmerzen sich verändern, also heftiger werden, wandern oder wenn der Bauch hart wird, muss ein Kind sofort zum Arzt. Reagiert ein Kind häufig mit Bauchweh auf Stresssituationen, können Beschwerden mit organischer Ursache manchmal übersehen werden. Kinder, die immer wieder von Bauchschmerzen »ohne organischen Befund« gequält werden, sollten einem Kinder-Psychotherapeuten vorgestellt werden, denn viele von ihnen tragen ein erhöhtes Risiko für spätere seelische Befindlichkeitsstörungen wie Niedergeschlagenheit, Müdigkeit und Antriebslosigkeit.

Wie Eltern helfen können

Eltern sind Vorbilder – auch darin, wie man auf Stress und Schwierigkeiten reagiert. Eine Strategie könnte sein: Zur Ruhe kommen und einen Tee trinken, der dem Kind schmeckt und der beruhigende und krampflösende Kräuter enthält – wie Melisse, Pfefferminze, Anis, Fenchel, Kümmel und Kamille. Bauchschmerzen ohne organischen Befund sprechen sehr gut auf Wärme an. Homöopathische Mittel können helfen, den sensiblen Bauch zu beruhigen. Ein größeres Kind kann relativ rasch Akupressur-Techniken erlernen und sich so selbst Linderung verschaffen.

Kräuter- und Hausapotheke

TEES

MELISSEN-PFEFFERMINZ-TEE

Wirkung: nervenstärkend; besonders geeignet für ältere Schulkinder mit nervösen Magenbeschwerden

WAS MAN WISSEN SOLLTE

Zu hohe Dosen von Pfefferminze sind schädlich. Für Schulkinder gilt: nicht mehr als 1 EL Pfefferminzblätter pro Tag bzw. die Menge der darin enthaltenen ätherischen Öle. Das entspricht etwa 3 Tassen Pfefferminztee. Kindergartenkinder sollten nur die halbe Dosis bekommen.

Rezept: Je 10 g Kamillenblüten, Melissen- und Pfefferminzblätter mischen. 2 TL dieser Mischung mit ¼ l kochendem Wasser übergießen, 5–10 Min. zugedeckt ziehen lassen und abseihen. Kurweise 4–6 Wochen morgens und abends je 1 Tasse Tee trinken.

FENCHEL-KÜMMEL-ANIS-TEE

Wirkung: beruhigend und krampflösend

Rezept: Je 20 g Fenchel-, Kümmel- und Anissamen mischen. 1 TL dieser Mischung im Mörser zerstoßen und mit 1 Tasse kochendem Wasser übergießen, 10 Min. zugedeckt ziehen lassen und abseihen. 3-mal täglich zu den Mahlzeiten 1 Tasse trinken.

WICKEL

LEINSAMENWICKEL

Wirkung: beruhigend und entspannend
Anwendung: 1 Tasse Leinsamen in einem Topf mit Wasser bedecken und aufkochen, bis ein Brei entsteht. Den Brei in ein Baumwolltuch einschlagen und so warm wie möglich auf den Bauch des Kindes legen. Mit einem zweiten Baumwolltuch abdecken, mit einem Wollschal fixieren und 30 Minuten einwirken lassen, dabei im Bett ruhen. Bei Bedarf den Wickel nach 1 Std. wiederholen.

HAUSMITTEL

ANIS-KÜMMEL-MILCH

Wirkung: beruhigend, krampflösend und verdauungsregulierend
Rezept: Je ½ TL Anis- und Kümmelsamen im Mörser zerstoßen und mit ¼ l Vollmilch zum Kochen bringen, 5 Min. köcheln lassen, dann abseihen und leicht abkühlen lassen. Die warme Milch 2-mal täglich trinken.

Homöopathie

NUX VOMICA D12

Symptome: Kind ist sehr ehrgeizig und setzt sich selbst unter Druck
Dosierung: 1- bis 2-mal täglich 1 Gabe (= 3 Globuli) über einen längeren Zeitraum (3 Wochen Einnahme, 1 Woche Pause)

ARGENTUM NITRICUM D12

Symptom: Lampenfieber; Bauchschmerzen vor der Prüfung
Dosierung: bei Bedarf 1 einmalige Gabe (= 3 Globuli)

OKOUBAKA D6

Symptome: anhaltende Schmerzen nach Magen-Darm-Infekt; auch nach Antibiotika-Therapie
Dosierung: 3- bis 4-mal täglich 1 Gabe (= 3 Globuli) über einen längeren Zeitraum (3 Wochen Einnahme, 1 Woche Pause)

Asiatische Medizin

AKUPRESSUR

ANGEL DES HIMMELS *(tianshu)*

→ *Abb. Seite 84*
Druckpunkt: ca. 2 Querfinger rechts und links neben dem Bauchnabel
Druckart: drücken und kreisen
Druckstärke: leicht
Druckdauer: ca. 1 Min. auf jeder Seite

PUNKT DES MAGENAUSGANGS *(xiawan)*

→ *Abb. Seite 85*
Druckpunkt: ca. 2 Querfinger oberhalb des Bauchnabels
Druckart: drücken, vibrationsartig bewegen
Druckstärke: kräftig
Druckdauer: ca. 20 Sek.

Blähungen

Das Verdauungssystem eines Kindes reift erst durch die »Konfrontation« mit Nahrungsbestandteilen. Reifungsvorgänge vollziehen sich selten ganz problemlos. So leiden nicht wenige Babys in ihren ersten Lebensmonaten unter Blähungen, die ihnen starke Schmerzen bereiten und die sie manchmal stundenlang schreien lassen. Auch größere Kinder haben Blähungen, doch sie leiden meist nicht so darunter wie Säuglinge. Blähungen im Kindesalter sind nur selten ein Hinweis auf eine Darmerkrankung. Die Gase stammen entweder aus verschluckter Luft, die beim Sprechen, Essen oder Trinken im Magen-Darm-System bleibt, oder sie werden von Bakterien im Dickdarm gebildet.

Was die Beschwerden verursacht

Gasansammlungen in Magen und Darm tun weh, weil sie gegen die sensiblen Wände drücken und schmerzhafte Gewebedehnungen verursachen. Besonders unangenehm sind Blähungen, wenn sich die Luft nicht durch Aufstoßen oder durch das Abgehen von Winden lösen kann. Babys leiden offenbar besonders häufig an Blähungen. Man nimmt an, dass beim Saugen verschluckte Luft trotz »Bäuerchen« teilweise in den Darm gelangt. Das würde erklären, weshalb Babys, die sich beim Saugen an der Brust ihrer Mutter sehr anstrengen müssen, öfter mit Beschwerden zu kämpfen haben. Typisch für die so genannten »Dreimonatskoliken« ist, dass die Beschwerden meist in der zweiten Lebenswoche beginnen, sich vor allem zwischen 17 und 23 Uhr zeigen und oft nach dem dritten Lebensmonat schlagartig vorüber sind. Die betroffenen Babys – es sind öfter Jungen als Mädchen – schreien heftig und sind schwer zu beruhigen. Sie ziehen ihre Beinchen an und treten dann fast verzweifelt nach unten. Der Bauch ist hart und gespannt, ein Zeichen für Bauchschmerzen und Blähungen. Neuere Untersuchungen lassen Zweifel aufkommen beim Zusammenhang zwischen Kohl, Zwiebeln und Hülsenfrüchten in Mutters Speiseplan und Verdauungsproblemen beim gestillten Säugling. Noch immer ist nicht ganz klar, wie es zu Dreimonatskoliken kommt. Möglicherweise stecken hin und wieder als Ursache auch Milchunverträglichkeiten oder Stressreaktionen hinter den starken Beschwerden.

UNBEDINGT ZUM ARZT …

muss ein Kind, das unter Blähungen leidet, nur sehr selten. Treten die Blähungen mit einem veränderten Stuhl auf oder haben die abgehenden Winde einen auffallend unangenehmen Geruch, ist es ratsam, dieses Problem einem Kinderarzt zu schildern.

Wie Eltern helfen können

Wärme und Entspannung sind oft die besten Mittel, mit denen man Blähungen lindern kann. Einige Kräuter wirken beruhigend und karminativ (= Blähungen lösend). Auch entspannende Massagetechniken tragen zur Besserung der Beschwerden bei. Homöopathische Mittel stimulieren die Selbstheilungskräfte. Die Akupressur sorgt dafür, dass der Energiefluss in der Verdauungsregion angeregt wird.

Kräuter- und Hausapotheke

TEES

FENCHELTEE

Wirkung: beruhigend und krampflösend
Rezept: 1 TL zerstoßene Fenchelsamen mit ¼ l kochendem Wasser übergießen, 5 Min. zugedeckt ziehen lassen und anschließend abseihen. Gestillten Babys vor dem Anlegen 2 TL einflößen, Flaschenkindern 5 TL ins Fläschchen geben.

KAMILLENTEE

Wirkung: beruhigend und krampflösend
Rezept: 1 EL Kamillenblüten mit ¼ l kochendem Wasser übergießen, 10 Min. zugedeckt ziehen lassen und abseihen. Gestillten Babys vor dem Anlegen 2 TL einflößen, Flaschenkindern 5 TL ins Fläschchen geben.

VERDAUUNGSTEE

Wirkung: beruhigend und krampflösend
Rezept: Je 30 g Fenchel-, Anis- und Kümmelsamen mischen. 1 TL dieser Mischung im Mörser zerstoßen und mit 1 Tasse kochendem Wasser übergießen, 10 Min. zugedeckt ziehen lassen und abseihen. Gestillten Babys vor dem Anlegen 2 TL einflößen, Flaschenkindern 5 TL ins Fläschchen geben.

HAUSMITTEL

ANISPLÄTZCHEN

Wirkung: krampflösend und entspannend
Rezept: Je 125 g Honig und Zucker mit 4 Eiern schaumig rühren. 3 gehäufte TL fein zerstoßene Anissamen und 300 g gesiebtes Mehl untermischen. Von der Teigmasse mit einem Teelöffel kleine Portionen abstechen, auf ein Backblech legen und über Nacht zum Trocknen in einen warmen Raum stellen. Am nächsten Tag im vorgeheizten Backofen bei 130 °C (Umluft) bzw. 150 °C (Oberhitze) etwa 25 Min. backen. Das Kind sollte die Plätzchen möglichst gründlich kauen.

MASSAGEN

KÜMMELÖLMASSAGE

Wirkung: entspannend und verdauungsanregend
Anwendung: Einige Tropfen Massage-Kümmelöl (Fertigpräparat) auf die warmen Hände geben und in sanften, kreisenden Bewegungen im Uhrzeigersinn um den Nabel herum in die Haut einmassieren. 2- bis 3-mal täglich anwenden.

MAJORANMASSAGE

Wirkung: entspannend und krampflösend
Anwendung: 2 TL Majorankraut im Mörser zerreiben, mit 2 TL Weingeist vermischen und einige Stunden ziehen lassen. 2 TL Butter dazugeben und die Mischung im Wasserbad erwärmen, bis die Butter geschmolzen ist. Anschließend durch ein Leinentuch abseihen und abkühlen lassen. Eine erbsengroße Menge Majoranbutter auf die warmen Hände geben und in sanften, kreisenden Bewegungen im Uhrzeigersinn rund um den Nabel in die Haut einmassieren. 1- bis 2-mal täglich anwenden.

WICKEL

KAMILLENWICKEL

Wirkung: entspannend und krampflösend
Anwendung: 1 EL Kamillenblüten mit ¼ l kochendem Wasser übergießen, 10 Min. zugedeckt ziehen lassen und abseihen. Ein großes Baumwolltuch in den Sud tauchen,

auswringen, 1-mal falten und längs auf den Bauch legen. Etwas Watte in ein zweites gefaltetes Baumwolltuch geben, über dem ersten Tuch anbringen, mit einem Handtuch abdecken und mit einem Wollschal fixieren. Um die Wirkung zu verstärken, kann man bei Kindern ab zwei Jahren eine Wärmflasche auf den Wickel legen. 30 Min. einwirken lassen. 3- bis 4-mal täglich anwenden.

KÜMMELWICKEL

Wirkung: krampflösend, entspannend und verdauungsanregend

Anwendung: Einige Tropfen Massage-Kümmelöl (Fertigpräparat) in sanften, kreisenden Bewegungen im Uhrzeigersinn um den Nabel herum in die Haut einmassieren. Ein großes Baumwolltuch in heißes Wasser tauchen, auswringen, 1-mal falten und längs auf den Bauch legen. Etwas Watte in ein zweites gefaltetes Baumwolltuch geben, über dem ersten Tuch anbringen, mit einem Handtuch abdecken und mit einem Wollschal fixieren. Um die Wirkung zu verstärken, kann man bei Kindern ab zwei Jahren eine Wärmflasche auf den Wickel legen. 30 Min. einwirken lassen. 2- bis 3-mal täglich anwenden.

Homöopathie

CHAMOMILLA D6

Symptome: krampfartige Blähungskoliken, grün-schleimiger Stuhl; unruhiges und zorniges Baby, das nur durch Herumtragen beruhigt werden kann

Dosierung: im Akutfall alle 30 Min. 1 Gabe (= 3 Globuli); maximal 4 Gaben, danach 1-mal täglich 1 Gabe (= 3 Globuli); bei Babys in die Backentasche schieben

LYCOPODIUM D12

Symptome: krampfartige Bauchschmerzen, die ab 16 Uhr schlimmer werden; Kind ist ärgerlich

Dosierung: im Akutfall alle 30 Min. 1 Gabe (= 3 Globuli); maximal 4 Gaben, danach 1-mal täglich 1 Gabe (= 3 Globuli); bei Babys in die Backentasche schieben

COLOCYNTHIS D6

Symptome: oft schubweise Bauchkoliken; Kind krümmt sich zusammen; Besserung durch Wärme

Dosierung: im Akutfall alle 30 Min. 1 Gabe (= 3 Globuli); maximal 4 Gaben, danach 3- bis 4-mal täglich 1 Gabe (= 3 Globuli); bei Babys in die Backentasche schieben

BELLADONNA D6

Symptome: Blähungen, Unruhe; roter Kopf; Kind streckt sich nach hinten durch

Dosierung: im Akutfall alle 30 Min. 1 Gabe (= 3 Globuli); maximal 4 Gaben, danach 3- bis 4-mal täglich 1 Gabe (= 3 Globuli); bei Babys in die Backentasche schieben

Asiatische Medizin

AKUPRESSUR

VEREINTE TÄLER *(hegu)* → *Abb. Seite 82*

Druckpunkt: Erhöhung, die bei leicht aneinander gelegtem Daumen und Zeigefinger am Ende der Daumen-Zeigefinger-Falte erscheint; zur Behandlung den Daumen etwas abspreizen und zugleich in Richtung Handfläche drücken

Druckart: drücken und kreisen

Druckstärke: leicht

Druckdauer: ca. 1 Min auf jeder Seite

DRITTER WEILER AM FLUSS *(zusanli)*
→ *Abb. Seite 82*
Druckpunkt: ca. 3 Querfinger unterhalb der Kniescheibe (am besten zu ertasten bei gebeugtem Knie), 1 Querfinger Richtung Außenseite von der knöchernen Schienbeinkante entfernt
Druckart: drücken, vibrationsartig bewegen
Druckstärke: kräftig
Druckdauer: ca. 1 Min. auf jeder Seite

DIE VERBINDUNG DER DREI YIN *(sanyinjiao)*
auch für Säuglinge gut geeignet
Druckpunkt: 3 Querfinger oberhalb des Fußinnenknöchels, mittig am inneren Unterschenkel
Druckart: drücken und kreisen
Druckstärke: leicht
Druckdauer: ca. 30 Sek. auf jeder Seite

DIE MÄCHTIGE GROSSE STRASSE *(taichong)*
→ *Abb. Seite 83*
Druckpunkt: am Fußrücken ca. 1 ½ Querfinger oberhalb der Zwischenzehenfalte zwischen Großzehe und zweiter Zehe
Druckart: drücken und kreisen
Druckstärke: leicht
Druckdauer: ca. 1 Min. auf jeder Seite

Schüßler-Salze

MAGNESIUM PHOSPHORICUM D6
(Schüßler-Salz Nr. 7)
Symptome: Blähungen
Dosierung: Empfehlung → *Seiten 50/51*

Durchfall und Erbrechen

Erbrechen und Durchfall sind Versuche des Magens oder Darms, so rasch wie möglich loszuwerden, was ihnen schadet. Je jünger Kinder sind, desto leichter und häufiger erbrechen sie. Brechdurchfall-Erkrankungen, die durch Bakterien oder Viren verursacht werden, sind meist sehr ansteckend, sodass erkrankte Kinder nicht in den Kindergarten bzw. in die Schule gehen sollten.

Was die Beschwerden verursacht

In den meisten Fällen werden Durchfälle durch Krankheitserreger, vor allem durch Viren, ausgelöst. Das meist von heftigen Bauchkrämpfen begleitete Entleeren von dünnem und oft übel riechendem Stuhl kann allerdings nicht nur infektiös, sondern auch psychisch bedingt sein, beispielsweise durch Stress oder Prüfungsangst. Auch Medikamente wie Antibiotika können Durchfälle verursachen. Erbrechen ist in einigen Fällen ein Begleitsymptom von Erkältungskrankheiten, kann aber auch bei seelischen Belastungen oder aus Aversion gegen eine bestimmte Speise auftreten. Ernstere organische Ursachen können Erkrankungen des Gehirns – hier sitzt das Brechzentrum! – wie Hirnhautentzündung oder ein Sonnenstich nach extremer Hitze- und UV-Einwirkung sein. Häufigem schwallartigem Erbrechen im Säuglingsalter kann eine Magenpförtnerverengung zugrunde liegen. Der Magenpförtner ist der Übergang vom Magen in den Zwölffingerdarm. Ist diese Region zu eng, kann der Mageninhalt nicht weitertransportiert werden. Durch Erbrechen befreit sich der Magen »in die falsche Richtung« von seiner Last.

UNBEDINGT ZUM ARZT ...

muss ein Baby oder Kleinkind mit Brechdurchfall. In diesem Alter trocknen Kinder sehr rasch aus und können dadurch in einen lebensbedrohlichen Zustand geraten. Alarmsignal: Ein Kind mit Durchfall und/oder Erbrechen wird still und apathisch. Ein Arztbesuch ist auch dann dringend erforderlich, wenn neben dem Durchfall und/oder Erbrechen (rechtsseitige) Bauchschmerzen und/oder Fieber auftreten. Es könnte sich dann nämlich um eine Blinddarmentzündung handeln. Dauert eine Durchfallerkrankung bei einem Kindergartenkind länger als 12, bei einem Schulkind länger als 18 Stunden, sollte man es ebenfalls dem Kinderarzt vorstellen. Sollten die Beschwerden sich immer nach dem Verzehr bestimmter Nahrungsmittel entwickeln und eventuell mit einem Hautausschlag einhergehen, wird der Arzt nach einer Nahrungsmittelallergie forschen. Tritt ab dem zweiten Lebensjahr chronischer Durchfall mit massigem, übel riechendem Stuhl auf, bei dem der Bauch aufgetrieben ist und das Kind nicht recht gedeiht, muss man an die Glutenunverträglichkeit – Zöliakie genannt – denken und sich von einem erfahrenen Arzt beraten lassen.

Wie Eltern helfen können

Sich immer wieder übergeben zu müssen, ist für Kinder ganz besonders unangenehm. Sie weinen oft während des Erbrechens. Auch das Bauchzwicken und die Krämpfe während einer Durchfallerkrankung machen Kindern sehr zu schaffen. Je jünger ein Kind ist, desto gefährlicher sind Flüssigkeits- und Salzverlust für den Kreislauf und den Wasserhaushalt. Mit Heilanwendungen, die den Flüssigkeits- und Elektrolythaushalt regulieren und Magen und Darm beruhigen, können Eltern die Genesung ihrer Kinder wirkungsvoll unterstützen. Um der Selbstheilungskraft einen Impuls zu geben, greift man am besten zu homöopathischen Mitteln. Eine blockierte Verdauungsregion, die mit Blähungen, Erbrechen und Durchfall einhergeht, kann durch die harmonisierende Kraft einiger Akupressur-Anwendungen wieder in Fluss kommen.

Kräuter- und Hausapotheke

TEES

HEIDELBEERTEE

Wirkung: zusammenziehend und schwach stopfend

Rezept: 1 EL getrocknete Heidelbeeren mit 1 Tasse kaltem Wasser übergießen und zum Kochen bringen, 10 Min. zugedeckt köcheln lassen und abseihen. 2- bis 3-mal täglich 1 Tasse trinken.

Achtung: Da Heidelbeeren sehr gerbstoffhaltig sind, sollten Säuglinge und Kleinkinder täglich nur 1 Tasse, Kinder unter vier Jahren 2 Tassen bekommen. Keine frischen Beeren verwenden – sie wirken abführend.

BROMBEERTEE

Wirkung: zusammenziehend und schwach stopfend

Rezept: 1 TL Brombeerblätter mit 1 Tasse kochendem Wasser übergießen, 10 Min. zugedeckt ziehen lassen und abseihen. 2-mal täglich 1 Tasse trinken.

DURCHFALLTEE

Wirkung: beruhigend, zusammenziehend und entzündungshemmend

Rezept: 20 g Kümmel- und 10 g Fenchelsamen im Mörser zerstoßen und dann mit je 20 g Pfefferminzblättern und Sanikelkraut mischen. 1 TL dieser Mischung mit 1 Tasse kochendem Wasser übergießen, 10 Min. zugedeckt ziehen lassen und abseihen. 2-mal täglich 1 Tasse trinken.

FENCHELTEE

Wirkung: krampflösend, karminativ (= entblähend) und entzündungshemmend

Rezept: 1 TL zerstoßene Fenchelsamen mit 1/4 l kochendem Wasser übergießen, 5 Min. zugedeckt ziehen lassen und abseihen. 3-mal täglich zu den Mahlzeiten 1 Tasse trinken.

INGWERTEE

Wirkung: stimuliert die Darmtätigkeit; entzündungshemmend und immunstärkend

Rezept: 1 haselnussgroßes Stück Ingwerwurzel (ca. 5 cm) schälen, fein reiben und mit 1 l kochendem Wasser übergießen. 10 Min. zugedeckt ziehen lassen, abseihen, abkühlen lassen und mit etwas Honig abschmecken. Immer wieder schluckweise trinken.

HAUSMITTEL

MEHLSUPPE

Wirkung: beruhigend, Elektrolyte zuführend

Rezept: Mehl in eine große beschichtete Pfanne stäuben und bei schwacher Hitze leicht anbräunen lassen (das Mehl darf dabei nicht dunkel werden). Mit 1 Tasse warmem Wasser oder Brühe auffüllen und kurz aufkochen lassen. Gegebenenfalls etwas salzen. Nach der Mahlzeit ausruhen.

KAROTTEN-REISSCHLEIM

Wirkung: mild stopfend

Rezept: 80 g geschälten Reis mit 3 Tassen kaltem Wasser übergießen, aufkochen und 35–40 Min. köcheln lassen. Dann pürieren und durch ein Sieb passieren. 1 Gläschen pürierte Frühkarotten und 1 Prise Salz hinzufügen. 3- bis 5-mal täglich 3–5 EL essen.

ROHER APFEL

Wirkung: mild stopfend

Rezept: 1 kleinen gewaschenen, ungeschälten Apfel (aus biologischem Anbau) fein reiben. Dann etwa 20 Min. stehen lassen, bis er sich leicht braun verfärbt hat. 2- bis 3-mal täglich 1 geriebenen Apfel essen.

KOMPRESSE

RINGELBLUMENKOMPRESSE

Wirkung: entzündungshemmend und immunstärkend

Anwendung: 1 Hand voll Ringelblumenblüten mit 1/2 l kochendem Wasser übergießen, 10 Min. zugedeckt ziehen lassen und abseihen. Die Blüten auf ein Baumwolltuch geben, dieses 1-mal falten und auf die Magenregion legen. Mit einem Wollschal fixieren und 10–15 Min. einwirken lassen. 3-mal täglich anwenden.

Homöopathie

OKOUBAKA D6

Symptome: Durchfall nach ungewohnter Kost, bei Klimawechsel und nach Antibiotika

Dosierung: im Akutfall alle 30 Min. 1 Gabe (= 3 Globuli); maximal 4 Gaben, danach 3- bis 4-mal täglich 1 Gabe (= 3 Globuli); bei Babys in die Backentasche schieben

PULSATILLA D6

Symptome: Brechdurchfall nach Durcheinanderessen und Genuss von fetten Speisen; belegte Zunge, wenig Durst

Dosierung: im Akutfall alle 30 Min. 1 Gabe (= 3 Globuli); maximal 4 Gaben, danach 3- bis 4-mal täglich 1 Gabe (= 3 Globuli); bei Babys in die Backentasche schieben

CHAMOMILLA D6

Symptome: Durchfall und Blähungen bei der Zahnung; Besserung durch Herumtragen

Dosierung: im Akutfall alle 30 Min. 1 Gabe (= 3 Globuli); maximal 4 Gaben, danach 3- bis 4-mal täglich 1 Gabe (= 3 Globuli); bei Babys in die Backentasche schieben

ARSENICUM ALBUM D30

Symptome: Brechdurchfall nach verdorbenen Nahrungsmitteln (Fisch oder Fleisch); Kältegefühl, große Erschöpfung, Blässe bei gleichzeitiger angstvoller Unruhe

Dosierung: im Akutfall alle 1–2 Std. 1 Gabe (= 3 Globuli); maximal 3 Gaben

Asiatische Medizin

AKUPRESSUR

DRITTER WEILER AM FLUSS *(zusanli)*

→ *Abb. Seite 82*

Druckpunkt: ca. 3 Querfinger unterhalb der Kniescheibe (am besten zu ertasten bei gebeugtem Knie), 1 Querfinger Richtung Außenseite von der knöchernen Schienbeinkante entfernt

Druckart: drücken, vibrationsartig bewegen

Druckstärke: kräftig

Druckdauer: ca. 1 Min. auf jeder Seite

ANGEL DES HIMMELS *(tianshu)*

→ *Abb. Seite 84*

Druckpunkt: ca. 2 Querfinger rechts und links neben dem Bauchnabel

Druckart: drücken und kreisen

Druckstärke: leicht

Druckdauer: ca. 1 Min. auf jeder Seite

INNERES PASSTOR *(neiguan)*

→ *Abb. Seite 83*

besonders bei Erbrechen geeignet

Druckpunkt: 3 Querfinger unterhalb der Handgelenksbeugefalte auf der Innenseite des Unterarms, mittig zwischen zwei fühlbaren Sehnen

Druckart: drücken und kreisen

Druckstärke: leicht

Druckdauer: ca. 1 Min. auf jeder Seite

Verstopfung

Schätzungsweise fünf bis zehn Prozent aller Kinder haben phasenweise Verstopfung. Die Ärzte sprechen erst dann von Verstopfung, wenn ein Kind seltener als alle zwei Tage Stuhlgang hat – und das mehr als drei Monate lang. Paradoxerweise kann es bei chronischer Verstopfung zu Durchfällen sowie zu unwillkürlichem Stuhl- und Darmgasabgang kommen, weil der im Darm befindliche, alte Stuhl gärt und unkontrolliert nach außen drängt. Kinder im Kindergarten oder in der Schule geraten dadurch leicht ins soziale Abseits.

Was die Beschwerden verursacht

Organische Ursachen für Verstopfung, wie beispielsweise Fehlbildungen im Darm oder Stoffwechselstörungen, gibt es bei Kindern eher selten. Der häufigste Grund sind zu viele Weißmehlprodukte, Kuchen und Süßigkeiten. Isst das Kind zu wenig Ballaststoffe, hat es wenig Bewegung und trinkt nicht genug, kann dies ebenfalls zu Verstopfung führen. Einige Kinder reagieren auch auf ein einschneidendes Erlebnis wie einen Umzug oder die Ankunft eines Geschwisterchens damit, dass sie ihren Stuhl bei sich behalten. Zwei- bis Vierjährige unterdrücken ihre Darmsignale manchmal mehr oder weniger bewusst, weil andere Dinge wie Spielen wichtiger sind. Dadurch kann sich im Laufe der Zeit leicht eine Verstopfung entwickeln. Je länger der Stuhl im Darm bleibt, desto härter wird er. Die Entleerung beginnt nun, Schmerzen zu bereiten. Schmerzen gelten unter Experten mittlerweile als der häufigste Vorläufer von Verstopfung. Der Teufelskreis ist rasch beschrieben: Wenn die Entleerung Schmerzen bereitet, wird der Stuhl zurückgehalten – und immer härter. Größere Kinder erzählen oft nichts von ihren Qualen auf der Toilette. Typische Symptome für Stuhlverstopfung sind Bauchschmerzen, Appetitlosigkeit, Übelkeit, sogar Erbrechen und allgemeine Unlust. Klassische Abführmittel sind für Kinder tabu, es sei denn, der Kinderarzt verschreibt ein spezielles Präparat. Jedes fünfte »verstopfte« Kind jenseits des fünften Lebensjahres leidet gleichzeitig an Ein- bzw. Bettnässen. Wird die Verstopfung erfolgreich behandelt, so verschwindet nach Erfahrung von Experten auch das Bettnässen.

UNBEDINGT ZUM ARZT ...

muss ein Kind mit Verstopfung, das über starke Bauchschmerzen klagt. Presst ein Kind ergebnislos auf der Toilette oder ist der Stuhl blutig, sollte es ebenfalls zum Arzt.

Wie Eltern helfen können

Ballaststoffreiche Kost, reichlich Flüssigkeit und viel Bewegung – mit diesen Eckpfeilern lässt sich eine Verstopfung oft erfolgreich behandeln. Hilfreich sind Kleie und Milchzucker, die man unter Joghurt und Quark mischt. Fruchtsaftgetränke mit Apfel-, Birnen- und Melonensaft sind geeignete Hausmittel, die leicht abführend auf den Darm wirken. Die asiatischen Heilverfahren halten Maßnahmen bereit, um Energiezentren im Darm wieder zur Tätigkeit zu stimulieren, die Homöopathie unterstützt ganzheitlich die Selbstregulation der Verdauung.

Kräuter- und Hausapotheke

HAUSMITTEL

EINLAUF

Wirkung: darmanregend

Anwendung: 3 Msp. Kochsalz in 1 Tasse abgekochtes, lauwarmes Wasser rühren und ein Gummiklistier (aus der Apotheke) damit füllen. Die Spitze des Klistiers mit Fettcreme einreiben und behutsam in den After des Kindes einführen, während es mit angezogenen Beinen auf der Seite liegt. Das Klistier zügig entleeren. Danach sollte eine prompte Wirkung eintreten.

ANSTEIGENDES FUSSBAD → *Abb. Seite 74*

Wirkung: stimuliert die Darmtätigkeit

Anwendung: 35 °C warmes Wasser in eine Schüssel gießen, bis die Füße des Kindes knöchelhoch bedeckt sind. In Abständen von 1 Min. so viel heißes Wasser hinzufügen, bis eine Temperatur von 40 °C erreicht ist. 10–15 Min. baden, dann die Füße abtrocknen, Wollsocken anziehen und 1 Std. ruhen.

LEINSAMEN

Wirkung: quellend und schleimbildend

Rezept: 1 EL Leinsamen im Mörser zerstoßen und 30 Min. in wenig kaltem Wasser quellen lassen. 2-mal täglich unter das Müsli oder den Joghurt mischen. **Achtung:** Viel trinken, sonst wirkt Leinsamen stopfend.

MEERRETTICH-MILCH

Wirkung: krampflösend und darmanregend

Rezept: ½ TL frisch geriebenen Meerrettich in 1 Tasse lauwarme Vollmilch rühren. 2 Wochen am besten abends sofort nach der Zubereitung 1 Glas trinken.

SITZEN AUF NASSEM TUCH

Wirkung: durchblutungsfördernd, stimuliert die Darmtätigkeit

Anwendung: Eine Wolldecke auf einen Stuhl oder einen Hocker legen und mit einem Baumwolltuch abdecken. Ein großes Baumwolltuch in kaltes Wasser tauchen, auswringen und 8-mal falten. Dieses nasse Päckchen auf das trockene Baumwolltuch legen. Das Kind mit unbekleidetem Gesäß etwa 30 Min. auf das nasse Tuch setzen, dabei den Körper unbedingt warm einpacken und für warme Füße sorgen. 1-mal täglich anwenden.

Achtung: Nicht bei Kindern anwenden, die zu Blasenentzündung neigen.

KARLSBADER SALZ

Wirkung: leicht abführend

Rezept: ½ TL Karlsbader Salz (Fertigpräparat) in 1 Glas lauwarmem Wasser auflösen. 2- bis 3-mal täglich vor den Mahlzeiten 1 Glas trinken.

BACKPFLAUMEN

Wirkung: mild abführend

Anwendung: 2 Backpflaumen über Nacht in Wasser einweichen und diese zum Frühstück langsam kauend essen.

Homöopathie

NUX VOMICA D12

Symptome: ergebnisloses Pressen; Kind ist ärgerlich, reizbar und oft zornig, kann seinen Ärger nur schwer beherrschen

Dosierung: im Akutfall stündlich 1 Gabe (= 3 Globuli); maximal 5 Gaben, danach 1-mal täglich 1 Gabe (= 3 Globuli)

Asiatische Medizin

AKUPRESSUR

DER FLIEGENDE TIGER *(feihu)*
für Kinder über 4 Jahren
Druckpunkt: ca. 3 Querfinger von der Handgelenksbeugefalte entfernt an der Unterarmaußenseite
Druckart: drücken und kreisen
Druckstärke: leicht
Druckdauer: ca. 1 Min. auf jeder Seite

DIE VIER FINGERGELENKSSPALTEN *(sifeng)*
für Kinder über 4 Jahren
Druckpunkt: an den zweiten Beugefalten von Zeige-, Mittel-, Ring- und kleinem Finger, ausgehend von den Fingerkuppen
Druckart: drücken und kreisen
Druckstärke: leicht
Druckdauer: ca. 15 Sek. an jedem Punkt der rechten und linken Seite

ANGEL DES HIMMELS *(tianshu)*
→ *Abb. Seite 84*
Druckpunkt: ca. 2 Querfinger rechts und links neben dem Bauchnabel
Druckart: drücken und kreisen
Druckstärke: leicht
Druckdauer: ca. 1 Min. auf jeder Seite

Wurmerkrankungen

Wurminfektionen sind in Ländern mit guten hygienischen Bedingungen relativ selten. Am häufigsten kommt die harmlose Infektion mit Madenwürmern vor – besonders Kinder zwischen dem fünften und zehnten Lebensjahr sind davon betroffen. Fälschlicherweise wird oft angenommen, dass man sich Würmer von Haustieren, insbesondere von Hunden, holt. Doch der Madenwurm wird ausschließlich von Mensch zu Mensch übertragen. Vereinzelt kommen auch Spulwürmer vor, die man über ungewaschenes, oft biologisch gedüngtes Gemüse aufnimmt. Die noch selteneren Bandwürmer werden über Fische, Hunde oder Füchse übertragen. Bandwurminfektionen zählen zu den ernsthafteren Krankheiten, da sich Zysten in der Leber und in der Lunge bilden können.

Was die Beschwerden verursacht

Ist ein Kind von Madenwürmern befallen, zeigt sich das vor allem durch den nächtlichen Juckreiz am After, denn die im Darm lebenden Wurmweibchen legen dort nachts ihre Eier ab. Manchmal sieht man auch weiße, etwa 1 Zentimeter lange Würmer auf dem ausgeschiedenen Stuhl. Wegen des nächtlichen Juckreizes leidet das Kind tagsüber unter nervöser Unruhe und hat dunkle Augenringe. Durch das Kratzen am After hat das Kind die Eier wiederum an den Händen und unter den Fingernägeln und transportiert sie auf diese Weise in die Familie. Außerdem entzündet sich bei Mädchen manchmal die Scheidenregion. Bei starkem Wurmbefall, vor allem mit dem Spulwurm, kann es zu kolikartigen Bauchschmerzen,

Übelkeit, Abmagerung und Blässe kommen. Parasiten »fressen« ihrem Wirt nämlich buchstäblich etwas weg.

UNBEDINGT ZUM ARZT ...

sollte ein Kind, bei dem man nach dem Stuhlgang Würmer entdeckt. Auch wenn die Analregion nachts juckt oder sich bei Mädchen die Scheide entzündet, sollte ein Arzt konsultiert werden.

Wie Eltern helfen können

Mit lange bewährten Medikamenten sind Wurminfektionen problemlos behandelbar. Bei der Madenwurminfektion kommt es jedoch immer wieder vor, dass nicht alle Betroffenen behandelt werden und eine Neuansteckung vorprogrammiert ist. Deshalb sollten möglichst alle Familienmitglieder gleichzeitig behandelt werden. Zudem bleiben Wurmeier in der (Bett-)Wäsche und auf den Oberflächen in der Wohnung (auf Fußböden, Fensterbrettern, Regalen, Stühlen oder Toilettensitzen) mehrere Tage entwicklungsfähig. Werden diese Eier etwa von einem Familienmitglied beim Staubwischen versehentlich verschluckt, beginnt die Erkrankung von Neuem. Wichtig ist, dass die Therapie nach etwa 3 Wochen noch einmal wiederholt wird, denn das Medikament tötet nur die Würmer selbst ab, aber nicht die Eier. Außerdem sollten Hände und Fingernägel streng sauber gehalten werden. Maßnahmen aus der Kräuter- und Hausapotheke unterstützen die Entwurmung und lindern den Juckreiz. Eine homöopathische Behandlung gibt dem Kind das Gefühl, sich von den Parasiten nicht »unterkriegen« zu lassen.

Kräuter- und Hausapotheke

TEE

WERMUTTEE

Wirkung: bekämpft Madenwürmer
Rezept: ¼ TL Wermutblätter mit 1 Tasse kochendem Wasser übergießen, 3 Min. zugedeckt ziehen lassen und abseihen. 5 Tage morgens auf nüchternen Magen 1 Tasse trinken, etwas süßen, da der Tee bitter schmeckt. Man kann auch den Po des Kindes mit dem abgekühlten Tee waschen.

HAUSMITTEL

KNOBLAUCH UND KAROTTEN

Wirkung: leicht entwurmend
Anwendung: 2 Wochen rohen Knoblauch in jede mögliche Mahlzeit aufnehmen. Außerdem 2–3 Karotten vor jeder Mahlzeit essen.

SALBE

AFTERSALBE

Wirkung: juckreizlindernd
Anwendung: Hamamelis-Salbe (Fertigpräparat) 2-mal täglich in der Afterregion auftragen.
Achtung: Wegen der Ansteckungsgefahr danach gründlich die Hände waschen.

Homöopathie

Bei dem Beschwerdebild Wurmerkrankungen gibt es verschiedene homöopathische Mittel (z. B. Cina, Spigelia oder Natrium muriaticum), die jedoch von einem erfahrenen Therapeuten ausgewählt werden sollten.

Die Haut

Die Haut ist mehr als eine schützende Hülle vor Hitze und Kälte – sie vermittelt den lebensnotwendigen Kontakt zu anderen Menschen: Sie ist das Organ, mit dem ein Neugeborenes zum ersten Mal Mutter und Vater spürt. Die ganze Kindheit hindurch wärmt, tröstet und beruhigt die Berührung der Eltern. Kinder, deren Haut häufig liebevollen Kontakt erlebt, sind weniger anfällig für Krankheiten. Wohltuender Hautkontakt mit vertrauten Menschen fördert generell die gesunde Entwicklung des Kindes.

Was die Haut alles kann

■ Die Haut ist unser größtes **Sinnesorgan** und bietet rundum Schutz vor äußeren Einflüssen wie Hitze, Kälte, Druck, UV-Licht, chemischen Stoffen oder Krankheitserregern. Außerdem verhindert sie, dass Flüssigkeit ein- und austritt. Diese wichtige Schutzfunktion kann die Haut dank ihres speziellen Aufbaus leisten. Sie besteht aus drei Schichten: der Oberhaut (Epidermis), die wiederum in verschiedene Schichten unterteilt ist, der Leder- und Unterhaut. In der tiefsten Schicht der Oberhaut, der Basalschicht, bilden sich laufend neue Zellen, die nach oben bis zur äußeren Hornschicht wandern. So erneuert sich die Oberhaut alle vier Wochen. Unter der Oberhaut liegt die elastische Lederhaut, in die u. a. Blutgefäße, Haarwurzeln, Schweiß- und Talgdrüsen eingebettet sind. Darunter befindet sich die Unterhaut, die Fett als Wärmeschutz und ein Drittel des Körperwassers speichert. Eine gesunde Erwachsenenhaut ist sehr robust und kann viele schädigende Umwelteinflüsse abwehren. Kinderhaut dagegen hat ihre Schutz- und Abwehrfunktionen noch nicht voll entfaltet. Sie sieht zwar prall, rosig und makellos aus, doch sie ist viel empfindlicher und dünner als Erwachsenenhaut. Sie muss in ihren Schutzfunktionen erst noch reifen. Und dieser Prozess dauert bis zur Pubertät!

■ Über verschiedene **Sinneszellen** (Rezeptoren) versorgt uns die Haut mit Informationen über unsere Umwelt. Wir fühlen, ob ein Gegenstand rau oder glatt, weich oder hart, warm oder kühl ist. Und sie meldet Schmerzen an das Gehirn, wenn wir etwas berühren, das uns verletzen kann. Auch unsere Körpertemperatur wird über Sinneszellen, so genannte **Thermorezeptoren**, geregelt. Denn damit alle Organe funktionieren können, muss unser Körper eine gleichmäßige Temperatur von rund 37 °C haben – ganz gleich, welche Außentemperatur herrscht. Mit der Haut nehmen wir auch **Kontakt** zur Außenwelt auf, denn durch sie tragen wir unser Befinden zur Schau – und dies in einem ganzheitlichen Sinn. Fühlt sich ein Mensch wohl in seiner Haut, sieht man ihm das an. Man sagt: Er sieht blendend aus. Fahle Haut hingegen ist ein Zeichen für Krankheit oder Schlafmangel. Wird jemand verlegen, errötet er – hat er ein schockierendes Erlebnis, wird er weiß wie Kreide.

Trockene und empfindliche Haut

Die in der obersten Hautschicht, der so genannten Hornschicht, vorhandenen Feuchthaltefaktoren sorgen dafür, dass unsere Haut nicht austrocknet: Sie halten das Wasser in der Haut zurück. Diese Hornschicht ist zwar schon bei der Geburt vorhanden, allerdings ist sie noch nicht besonders gut ausgebildet. Ihre Zellen befinden sich in den frühen Lebensjahren in einem sehr lockeren Verbund. Das lässt die Babyhaut einerseits so samtig erscheinen, macht sie andererseits aber auch sehr empfindlich gegenüber Umwelteinflüssen. Bereits bei einer kleinen Verletzung haben Erreger und Schadstoffe leichtes Spiel, in die noch junge Hornschicht einzudringen. Ein weiterer Grund für die Empfindlichkeit von Kinderhaut: Der natürliche Säureschutzmantel der Haut hat seine volle Funktionsfähigkeit noch nicht erlangt. Dieser Schutzmantel wird aus den Sekreten der Talg- und Schweißdrüsen gebildet und hält vor allem Eindringlinge wie Bakterien und Pilze ab.

Was die Beschwerden verursacht

Fast zwei Drittel der Kinder unter zehn Jahren haben eine trockene, empfindliche Haut, die bereits auf herkömmliche Körperpflegemittel mit Reizungen reagiert. Auch Textilien aus Wolle können die betroffenen Kinder meist nicht tragen. Wenn die Haut nicht ausreichend Feuchtigkeit speichert oder zu viel Feuchtigkeit abgibt, wird sie trocken und oft empfindlich. Trockene Haut ist bei Kindern nicht selten auch auf eine erbliche Veranlagung zurückzuführen. Daneben können lange Sonnenbäder die Haut austrocknen. Diese sollten für Kinder jedoch ohnehin tabu sein! Nicht zuletzt entzieht der Kontakt mit Wasser, vor allem mit warmem oder heißem Wasser, der Haut die nötige Feuchtigkeit. Feuchtigkeitsmangel macht die Haut spröde, verursacht Juckreiz und lässt schlimmstenfalls sogar Risse entstehen, die wiederum die Eintrittspforte für diverse Krankheitserreger sein können.

Wie Eltern helfen können

Wenn Kinder es mit dem Badezimmer-Ritual nicht so genau nehmen, sollten Eltern nach Möglichkeit großzügig sein, mit einer Ausnahme: Hände waschen. Langes Plantschen in der Badewanne tut keiner Haut gut, schon gar nicht der trockenen und empfindlichen. Ebenso ungünstig sind Schaumbäder oder das Einseifen unter der Dusche. Kehrt ein Kind von seinen Abenteuern im Freien schmutzig zurück, reicht zum Waschen oder Duschen eine winzige Menge an Duschgel. Trockener und empfindlicher Haut können Ölbäder helfen. Um einen leichten Ölfilm auf der Haut zu behalten, darf man sich nach dem Bad nur leicht tupfend abtrocknen und massiert den verbleibenden Ölfilm am besten sanft in die Haut ein. Zu empfehlen sind auch Wasser-in-Öl-Emulsionen, deren Hauptbestandteil ein Öl- oder Fett-Öl-Gemisch ist. Das Fett pflegt die Haut nicht nur, sondern sorgt auch dafür, dass die im Wasser enthaltenen Feuchtigkeitsspender in die Haut einziehen können. Pflanzen aus der Kräuterheilkunde beruhigen und heilen die Haut, machen sie weich und geschmeidig und wirken gleichzeitig juckreizstillend.

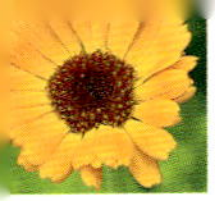

Kräuter- und Hausapotheke

BÄDER

MILCH-ÖL-BAD

Wirkung: feuchtigkeitsspendend

Anwendung: 1 Tasse Vollmilch und 1 EL Olivenöl in das einlaufende Badewasser geben und gut umrühren. Nach dem Bad kurz lauwarm duschen, behutsam abtrocknen und anziehen. 2-mal wöchentlich anwenden.

MANDEL- ODER OLIVENÖLBAD

Wirkung: feuchtigkeitsspendend

Anwendung: 50 ml Mandel- oder Olivenöl in das einlaufende Badewasser geben und gut umrühren. Nach dem Bad das Wasser nur kurz mit den Handflächen abstreifen und den leichten Ölfilm, der auf der Haut bleibt, sanft einmassieren. Anschließend behutsam abtrocknen und anziehen. 2-mal wöchentlich anwenden.

MELISSE-RINGELBLUMEN-BAD

Wirkung: beruhigend und heilend

Anwendung: Je 3 EL Melissenblätter und Ringelblumenblüten in getrennte Leinensäckchen füllen, in die Badewanne legen und Wasser hineingeben. Wenn das Kind in die Wanne steigt, die Säckchen herausnehmen und kräftig ausdrücken. 15 Min. baden, danach kurz lauwarm duschen, behutsam abtrocknen und anziehen. 2-mal wöchentlich anwenden.

ÖL UND SALBEN

PFLEGEÖL

Wirkung: feuchtigkeitsspendend

Rezept: 30 Tropfen Fenchelöl, je 10 Tropfen Lavendel- und Rosenöl und 100 ml Basisöl (Mandel-, Jojoba- oder Weizenkeimöl) mischen, in ein dunkles Glasfläschchen füllen und kräftig schütteln. Vor der ersten Anwendung etwa 30 Min. stehen lassen, damit sich die Öle miteinander verbinden. Abends auf die betroffenen Stellen auftragen und morgens mit lauwarmem Wasser abspülen. 2- bis 3-mal wöchentlich anwenden.

RINGELBLUMENSALBE

→ *Abb. Seite 79*

Wirkung: feuchtigkeitsspendend, heilend und zellregenerierend

Rezept: 100 g Salbengrundlage (z. B. Lanolin) im Wasserbad schmelzen und 5 g Ringelblumenblüten dazugeben. Aus dem Wasserbad nehmen und mehrere Tage zugedeckt ziehen lassen, bis sich die Salbengrundlage orange verfärbt hat. Die Mischung erneut im Wasserbad schmelzen, bis die Blüten abgesunken sind, und durch einen feinen Filter (z. B. Verbandsmull) in ein Vorratsgefäß gießen. 1-mal täglich auf die betroffenen Stellen auftragen.

MELISSENSALBE

Wirkung: beruhigend

Rezept: 5 g Salbengrundlage (z. B. Lanolin), 10 ml Jojobaöl und je 3 g Bienenwachs und Kakaobutter im Wasserbad schmelzen. Je 10 ml Weizenkeim- und Mandelöl dazugeben und die Mischung erwärmen (nicht kochen!). 40 ml Rosenwasser in einem separaten Gefäß erwärmen und mit dem Handrührgerät unter die Fettschmelze rühren, bis sie abgekühlt ist. Dann 4 Tropfen Melissenöl dazugeben und bis zum endgültigen Erkalten weiterrühren. 1-mal täglich auf die betroffenen Stellen auftragen.

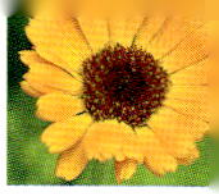

Fettige Haut

Wenn Kinder in die Pubertät kommen, ist es oft eine Zeit lang vorbei mit dem klaren, feinen Hautbild. Die Teenager-Haut glänzt, ist meist großporig und neigt zu Mitessern und Pickeln – was für viele Jugendliche an der Schwelle zum Erwachsenwerden auch psychisch eine große Belastung sein kann.

Was die Beschwerden verursacht

Fettige Haut entsteht nicht durch mangelnde Pflege, sondern durch eine hormonell bedingte Überproduktion der Talgdrüsen. Deshalb haben vor allem viele Jugendliche während der Pubertät mit diesem Problem zu kämpfen. Oft bleibt der vermehrt produzierte Talg in den Poren stecken. Mitesser wirken dunkel, weil der Talg oxidiert, wenn er mit Sauerstoff in Berührung kommt.

Wie Eltern helfen können

Eltern sollten darauf achten, dass der Jugendliche seine fettende Haut nicht mit aggressiven Mitteln zu behandeln versucht. Damit wird nämlich genau das Gegenteil erreicht: Die Haut reagiert mit einer verstärkten Talgproduktion, um das Fettdefizit auszugleichen, und das Ergebnis ist eine noch fettigere, glänzendere Haut. Statt Seifen sind milde Syndets zu empfehlen, auch Zubereitungen auf pflanzlicher Basis reinigen und pflegen fettige Haut auf sanfte Weise. Heilpflanzen wie Ringelblume und Rosmarin wirken außerdem der Entstehung von Entzündungen entgegen.

Kräuter- und Hausapotheke

GESICHTSMILCH UND -LOTIONS

REINIGUNGSMILCH MIT ROSMARIN

Wirkung: entzündungshemmend

Rezept: 1 Msp. Guarmehl mit einer kleinen Menge abgekochtem Wasser im Mörser anrühren, bis ein Schleim entsteht. 35 ml abgekochtes Wasser und 36 Tropfen Aqua-conservans-Konzentrat (als Konservierungsmittel) hinzufügen und alles durch einen Gazefilter laufen lassen. 10 g Sheabutter im Wasserbad auf 60 °C erwärmen und 5 Tropfen Rosmarinöl dazugeben. Die Mischung unter das Guarmehl-Wasser-Gemisch rühren, bis eine dünnflüssige Milch entsteht. Die Rosmarinmilch in eine Flasche füllen und kräftig schütteln. Abends das Gesicht damit reinigen und mit lauwarmem Wasser abwaschen.

GURKENLOTION

Wirkung: entfettend

Anwendung: 1/4 Salatgurke schälen, fein raspeln oder im Mixer pürieren. Die Gurkenmasse durch ein Tuch auspressen und den Saft abends auf das Gesicht auftragen.

KRÄUTERLOTION

Wirkung: blutreinigend und schwach desinfizierend; verhindert zu starke Entfettung

Rezept: 30 g fein geschnittene Kletten- und 20 g Seifenkrautwurzel mit 30 g Stiefmütterchenkraut und 20 g Birkenblättern in 1 l Wasser 10 Min. kochen. Anschließend abseihen und abkühlen lassen. Morgens und abends das Gesicht damit reinigen.

Achtung: Stiefmütterchenkraut kann in seltenen Fällen bei längerer Anwendung allergische Reaktionen hervorrufen.

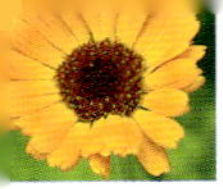

MASKE, PASTEN UND KOMPRESSE

JOGHURTMASKE

Wirkung: stabilisiert die Hautflora
Anwendung: 5 EL Vollmilchjoghurt auf das gereinigte Gesicht auftragen und trocknen lassen. Dann mit 1/8 l lauwarmer Vollmilch abwaschen. Anschließend die Haut mit kaltem Wasser erfrischen. 2-mal wöchentlich anwenden.

MANDELKLEIEPASTE

Wirkung: reinigend, porenverfeinernd und feuchtigkeitsspendend
Rezept: 1/8 l Vollmilch, 1 Tasse Mandelkleie und 15 ml Mandelöl zu einer Paste verrühren. Auf das Gesicht auftragen und mit kreisenden Bewegungen einmassieren. Danach mit lauwarmem Wasser abwaschen. 2-mal wöchentlich anwenden.

TON-KORNBLUMEN-PASTE

Wirkung: leicht entzündungshemmend
Rezept: 1 EL Kornblumenblüten mit 1 Tasse kochendem Wasser übergießen, abkühlen lassen und abseihen. So viel weißen Ton unterrühren, bis ein streichfähiger Brei entsteht. Auf das Gesicht auftragen, 10–15 Min. trocknen lassen und mit lauwarmem Wasser abwaschen. 1-mal wöchentlich anwenden.

RINGELBLUMENKOMPRESSE

Wirkung: entzündungshemmend
Anwendung: 1–2 TL Ringelblumenblüten mit 1 Tasse kochendem Wasser übergießen, 10 Min. zugedeckt ziehen lassen und abseihen. Ein Baumwolltuch hineintauchen, auswringen, noch warm auf das gereinigte Gesicht legen und 15 Min. einwirken lassen. 2- bis 3-mal wöchentlich anwenden.

Akne

Die Haut ist grundsätzlich abhängig von hormonellen Schwankungen. In der Pubertät nimmt die Produktion der männlichen Geschlechtshormone (Androgene) bei Mädchen wie bei Jungen zu. Die Talgdrüsen werden dadurch zur vermehrten Produktion von Hautfett angeregt und das kann zu Verengungen in den Ausführungsgängen der Talgdrüsen führen. Die Folge: Das Hautfett kann nur schwer abfließen und staut sich.

Was die Beschwerden verursacht

Es ist umstritten, ob die Hautentzündungen der Akne hauptsächlich durch Bakterien entstehen. Weitgehend Einigkeit herrscht darüber, dass sich Abfallprodukte und Fettsäuren bilden, während das angesammelte Hautfett abgebaut wird. Sie reizen die Talgdrüsen und führen zu Entzündungen. Anfangs zeigt sich die Entzündung als rote Erhebung, die nach einiger Zeit einen Eiterpfropf tragen kann. Zu den Faktoren, die das Hautbild verschlechtern, zählen Stress oder stark fetthaltige Mahlzeiten – Süßigkeiten dagegen sind nicht verantwortlich für Pickel. Ursache dafür, dass die Haut sich häufig schubweise verschlimmert, ist die unregelmäßige Produktion des für die Akne verantwortlichen Hormons Testosteron. Weshalb bei einigen Jugendlichen die Entzündungsprozesse so tief in die Haut eindringen, dass Narben entstehen, ist unklar. Man nimmt an, dass teilweise zu spät behandelt wird, der Grund aber vor allem bei einer genetisch bedingten Veranlagung für schwere Akneformen bzw. Narbenbildung liegt.

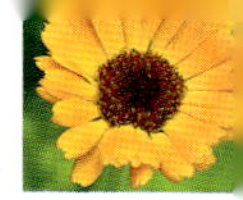

Wie Eltern helfen können

Haben Jugendliche einen Pickel, ist oft die erste Reaktion, ihn »auszudrücken«. Eltern sollten jedoch alles tun, um ihr Kind davon abzuhalten, denn so wird das Hautbild häufig nur schlechter: Man drückt den Talg in noch tiefere Hautschichten, verteilt die Bakterien weiter und riskiert zusätzlich Narben. Hand anlegen darf man nur, wenn der Pickel bereits ein weißgelbes Häubchen hat. Allerdings gelten auch dann bestimmte Regeln: kurze, mit einem Kosmetiktuch umwickelte Fingernägel und leichter Druck. Geschlossene Pickel sollten auf jeden Fall in Ruhe gelassen werden. Lange hat man propagiert, dass reichlich Sonne Akne heilt, doch auch das gilt nicht mehr. Kurze Sonnenbäder sind akzeptabel, mehr als 30 Minuten täglich Sonne pur schwächen jedoch das Immunsystem und begünstigen Entzündungen. Die Kräuter- und Hausapotheke kennt viele Pflanzen, die die Haut von außen sanft reinigen und entzündungshemmend wirken. Einige Kräuter heilen auch von innen: Sie wirken blutreinigend, regen den Hautstoffwechsel an und helfen auf diese Weise, das Hautbild zu verbessern.

UNBEDINGT ZUM ARZT ...

bzw. zum Hautarzt sollten nach Ansicht von Experten alle Jugendlichen mit Akne – und zwar unabhängig davon, wie ausgeprägt die Hauterkrankung ist. Der Hautarzt kann einschätzen, wie sich die Akne entwickeln wird. Wenn beide Elternteile Narben von ihrer Pubertätsakne zurückbehalten haben, dann ist die Wahrscheinlichkeit sehr hoch, dass der Jugendliche entsprechend belastet ist. Da Aknenarben sehr entstellend wirken, können sie zu einer lebenslangen psychischen Beeinträchtigung führen. Aus diesem Grund ist eine rechtzeitige und effektive Behandlung notwendig.

Kräuter- und Hausapotheke

MASKEN UND KOMPRESSE

JOGHURTMASKE

Wirkung: reinigend, stabilisiert und harmonisiert die Hautflora

Anwendung: 2–3 EL Vollmilchjoghurt auf das gereinigte Gesicht auftragen, trocknen lassen und anschließend mit lauwarmem Wasser abwaschen. 2- bis 3-mal wöchentlich anwenden.

HEILERDEMASKE

Wirkung: reinigend und entzündungshemmend

Anwendung: Heilerde (Fertigpräparat) mit etwas Wasser zu einem Brei anrühren, auf das gereinigte Gesicht auftragen, trocknen lassen und dann mit lauwarmem Wasser abwaschen. 2-mal wöchentlich anwenden.

TALKUM-APRIKOSEN-MASKE

Wirkung: entzündungshemmend, zellregenerierend und feuchtigkeitsspendend

Rezept: 1 TL Talkumpuder und 1 TL gehäutete, gemahlene Aprikosenmandeln (= das Innere des Aprikosenkerns) mit so viel Eiweiß von 1 Ei verrühren, bis ein streichfähiger Brei entsteht. Die Mischung auf das gereinigte Gesicht auftragen und 20 Min. einwirken lassen. Anschließend mit lauwarmem Wasser abwaschen. 2- bis 3-mal wöchentlich anwenden.

ZINNKRAUTKOMPRESSE

Wirkung: heilend

Rezept: ½ TL Zinnkraut mit ⅛ l kaltem Wasser übergießen, aufkochen, 10 Min. zugedeckt köcheln lassen und dann abseihen. Ein Baumwolltuch in den warmen Aufguss tauchen, leicht auswringen, auf das gereinigte Gesicht legen und 5–10 Min. einwirken lassen. 3-mal wöchentlich anwenden.

SALBEN UND ÖL

PROPOLIS-SALBE

Wirkung: keimhemmend

Anwendung: Propolis-Salbe (Fertigpräparat) auf einen Wattebausch geben und die betroffenen Stellen damit betupfen.

Achtung: Propolis kann Kontaktallergien auslösen. Bienengiftallergiker sollten auf Propolis besser verzichten.

ECHINACEA-SALBE

Wirkung: immunstärkend

Anwendung: Echinacea-Salbe (Fertigpräparat) mehrmals täglich auf leicht entzündete Pickel tupfen.

GESICHTSÖL

Wirkung: entzündungshemmend und beruhigend

Anwendung: 5 Tropfen Lavendelöl mit 1 EL Mandelöl mischen, auf einen Wattebausch geben und die betroffenen Stellen 2-mal täglich damit betupfen. Die Mischung sollte stets frisch hergestellt werden.

TEES UND HAUSMITTEL

STIEFMÜTTERCHENTEE

Wirkung: blutreinigend und schwach desinfizierend

Rezept: 2 TL Stiefmütterchenkraut mit ½ l kochendem Wasser übergießen, 10 Min. zugedeckt ziehen lassen und dann abseihen. Kurweise 6–8 Wochen 2-mal täglich 1 Tasse trinken und zusätzlich das Gesicht morgens und abends mit dem Tee waschen.

Achtung: Stiefmütterchenkraut kann in seltenen Fällen bei längerer Anwendung allergische Hautreaktionen hervorrufen!

TEEMISCHUNG MIT QUECKE

Wirkung: reizlindernd, keimhemmend, blutreinigend und heilend

Rezept: 20 g fein geschnittene Queckenwurzel mit je 10 g Stiefmütterchen- und Ackerschachtelhalmkraut und Brennnesselblättern mischen. 2 gehäufte TL dieser Mischung mit ½ l kochendem Wasser übergießen, 10 Min. zugedeckt ziehen lassen und anschließend abseihen. Kurweise 4–8 Wochen 3-mal täglich 1 Tasse trinken.

GESICHTSLOTION

Wirkung: entzündungshemmend

Rezept: Honig und Vollmilch zu gleichen Teilen mischen, den Saft von ½ Zitrone hinzufügen, die Milchmischung in eine Flasche geben und kräftig schütteln. Täglich abends das Gesicht damit bestreichen und über Nacht einwirken lassen. Am nächsten Morgen mit lauwarmem Wasser abwaschen.

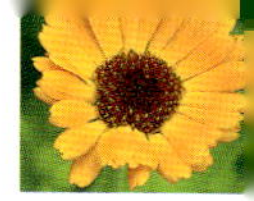

Furunkel

Furunkel sind eitrig infizierte Haarbalge. Sie sitzen tief unter der Haut und können sehr schmerzhaft sein. Meist treten sie an Nacken, Brust, Gesicht, in den Achselbeugen oder am Gesäß auf. Wenn die Knoten »reif« sind, öffnen sie sich und lassen den Eiter abfließen. Häufig bleibt eine Narbe zurück.

Was die Beschwerden verursacht

An den Austrittsöffnungen eines Haares aus der Haut (Follikel) können Entzündungen entstehen, die oft durch Bakterien (Staphylokokken) verursacht werden. Der Bereich um den Haarfollikel rötet sich, schwillt an und füllt sich mit eitrigem Sekret.

UNBEDINGT ZUM ARZT ...

sollte ein Kind, wenn sich der Furunkel nicht binnen 1 bis 2 Wochen zurückbildet oder wenn sich mehrere Furunkel entwickeln, die ineinander fließen (Karbunkel). Vor allem bei Kindern, die einen Furunkel im Lippen- oder Nasenbereich haben, ist ein Besuch beim (Haut-)Arzt unbedingt erforderlich. Es besteht die Gefahr, dass die Keime aus dem betroffenen Gebiet über die Blut- und Lymphwege ins Gehirn gelangen.

Wie Eltern helfen können

An einem Furunkel darf auf gar keinen Fall herumgedrückt werden. Aus dem bewährten Repertoire der Kräuterapotheke hilft eine Ringelblumenkompresse, die Entzündung »herauszuziehen«. Mittel aus der Homöopathie stärken die Selbstheilungskräfte.

Kräuter- und Hausapotheke

KOMPRESSE

RINGELBLUMENKOMPRESSE

Wirkung: entzündungshemmend und wundheilungsfördernd

Rezept: 2 TL Ringelblumenblüten mit 1 Tasse kochendem Wasser übergießen, 10 Min. zugedeckt ziehen lassen, anschließend abseihen und etwas abkühlen lassen. Ein Baumwolltuch hineintauchen, leicht auswringen und auf die betroffene Stelle legen. Darüber ein trockenes Tuch legen und mit einem Pflaster befestigen. Die Kompresse abnehmen, wenn sie von außen fühlbar feucht ist. Mehrmals täglich anwenden.

Homöopathie

BELLADONNA D6

Symptome: beginnende Rötung, klopfende, schmerzhafte Schwellung

Dosierung: im Akutfall alle 1–2 Std. 1 Gabe (= 3 Globuli); maximal 5 Gaben, dann 3- bis 4-mal täglich 1 Gabe

HEPAR SULFURIS D12

Symptome: Eiterbildung mit stechenden Schmerzen

Dosierung: im Akutfall alle 1–2 Std. 1 Gabe (= 3 Globuli); maximal 5 Gaben, danach 1-mal täglich 1 Gabe

SILICEA D6

Symptome: schlechte, langsame Heilung eines Furunkels; Kind friert leicht

Dosierung: im Akutfall alle 1–2 Std. 1 Gabe (= 3 Globuli): maximal 5 Gaben, danach 3- bis 4-mal täglich 1 Gabe

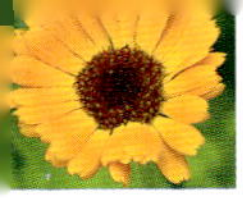

Nagelbett-entzündung

Die Entzündung des Nagelbetts ist eine schmerzhafte Erkrankung, die meist durch Bakterien wie Staphylokokken oder Streptokokken hervorgerufen wird. Kleine Verletzungen, die beispielsweise beim Nägelschneiden oder durch Manipulation an der feinen Nagelhaut entstehen, schaffen den Erregern Eintrittspforten. Von da aus breiten sie sich im Gewebe aus und die Entzündung läuft halbkreisförmig um den Nagel herum. Das Beschwerdebild wird deshalb auch Nagelumlauf genannt.

Was die Beschwerden verursacht

In den meisten Fällen entsteht anfangs lediglich eine leichte Rötung am seitlichen Nagelfalz, anschließend entwickelt sich eine Schwellung, die äußerst druckempfindlich ist und zu schmerzen beginnt. Schreitet die Entzündung voran, sammelt sich mit der Zeit Eiter an, was durch ein gelbes, schmerzhaftes Knötchen zu erkennen ist.

> **UNBEDINGT ZUM ARZT ...**
>
> sollte ein Kind, wenn es über Schmerzen am Nagelfalz klagt, die eventuell klopfen, oder wenn die Entzündung nicht innerhalb weniger Tage ausheilt. Geht die Entzündung nicht von selbst zurück oder wird sie nicht entsprechend behandelt, vermehren sich die Keime und können unter Umständen schwere Infektionen wie Entzündungen des Knochens oder – im Extremfall – sogar eine Blutvergiftung verursachen.

Wie Eltern helfen können

Ist die Nagelbettentzündung nur mit mäßigen Beschwerden verbunden, können Eltern ihren Kindern mit verschiedenen Hausmitteln Linderung und Heilung verschaffen. In diesem Fall reicht es meist, den betroffenen Finger oder die Zehe mit entzündungshemmenden Bädern zu behandeln oder mit einem entsprechenden Öl einzureiben. Das Kind sollte den schmerzenden Finger oder Zeh nach Möglichkeit nur wenig bewegen. Entleert sich der Eiterherd trotz Behandlung nicht von selbst, muss er auf alle Fälle vom Arzt geöffnet werden.

Kräuter- und Hausapotheke

BÄDER UND EINREIBUNG

SEIFENLAUGEBAD

Wirkung: reinigend und aufweichend
Anwendung: 1 EL Kernseifeflocken in ½ l warmem Wasser so lange verrühren, bis eine weißbläuliche Lösung entsteht. Die betroffenen Finger oder Zehen 2- bis 3-mal täglich 10 Min. darin baden.

TEEBAUMÖLBAD

Wirkung: desinfizierend
Anwendung: 3–6 Tropfen Teebaumöl in ½ l warmes Wasser geben und die betroffenen Finger oder Zehen 2-mal täglich darin baden.

ÖLEINREIBUNG

Wirkung: aufweichend
Anwendung: 5 Tropfen Manukaöl mit 1 TL Olivenöl mischen und auf der Nagelhaut verreiben. Mehrmals täglich anwenden.

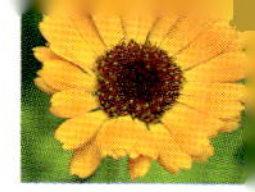

Herpes

Über 90 Prozent aller Menschen sind mit dem Herpes-Virus infiziert, doch nur bei jedem Zehnten bricht die Krankheit aus. Intensive UV-Strahlung lässt besonders den Herpes labialis (Bläschen an den Lippen) aktiv werden, aber auch Stress, Fieber oder der Anblick von Ekelerregendem lockt ihn hervor. Wer einmal Herpes an der Lippe hatte, bekommt die Bläschen immer wieder – dazwischen können einige Wochen, aber auch Jahre liegen. Das Virus schlummert in den Nervenzellen und wird unter bestimmten Belastungen aktiv.

Was die Beschwerden verursacht

Wie jede Infektion macht sich auch diese Verbreitung von Viren in der Haut sehr unangenehm bemerkbar. Schon vor dem »Aufblühen« der Herpes-Bläschen spürt man meist ein Spannungsgefühl – es »arbeitet« in der betreffenden Region. Sind die Bläschen dann da, spannt, juckt und brennt es. Die Bläschen platzen später auf, verkrusten und heilen schließlich ab, ohne Narben zu hinterlassen. Vor allem Kinder ab dem Schulalter leiden an Herpes-Bläschen an der Lippe. Die Erstinfektion im Kleinkindalter äußert sich häufig in der so genannten Mundfäule, der Stomatitis aphtosa.

> **UNBEDINGT ZUM ARZT …**
>
> sollte ein Kind, wenn es einen bläschenartigen Hautausschlag im Gesicht oder am Körper hat und dazu plötzlich Fieber bekommt. Auch Kinder mit Neurodermitis oder einer anderen chronischen Hautkrankheit sollten im Falle einer Herpes-Infektion einem Arzt vorgestellt werden, denn bei diesen Patienten können sich die Viren auf der gesamten Haut ausbreiten.

Wie Eltern helfen können

Es ist empfehlenswert, dass Eltern ihrem betroffenen Kind bereits frühzeitig bewährte Rezepte mit auf den Weg geben, denn es wird sein Leben lang Virenträger bleiben und möglicherweise häufiger gegen die Bläschen ankämpfen müssen. Die Kräuterapotheke hält einige entzündungs- und virushemmende sowie zellregenerierende Mittel bereit. Die Homöopathie hilft dabei, die Abwehrkräfte zu stärken.

Kräuter- und Hausapotheke

TINKTUR, SALBE UND TEE

MELISSENTINKTUR

Wirkung: virushemmend
Rezept: 20 g Melissenblätter mit 100 ml 70-prozentigem Alkohol übergießen und 10 Tage an einem warmen Ort ohne Sonneneinstrahlung stehen lassen, dann abseihen. Die Tinktur nun mit der gleichen Menge Wasser verdünnen. Einige Tropfen auf einen Wattebausch geben und die Bläschen mehrmals täglich damit betupfen.

RINGELBLUMENSALBE

→ *Abb. Seite 79*
Wirkung: wundheilend
Rezept: 100 g Salbengrundlage (z. B. Lanolin) im Wasserbad schmelzen und 5 g Ringelblumenblüten dazugeben. Aus dem Wasserbad nehmen und mehrere Tage zugedeckt

ziehen lassen, bis sich die Salbengrundlage orange verfärbt hat. Die Mischung erneut im Wasserbad schmelzen, bis die Blüten abgesunken sind, und durch einen feinen Filter (z. B. Verbandsmull) in ein Vorratsgefäß gießen. 1-mal täglich auf die Bläschen auftragen.

HERPESTEE

Wirkung: zusammenziehend, entzündungs- und virushemmend
Rezept: 50 g fein geschnittene Klettenwurzel, 40 g Walnussblätter und 30 g Stiefmütterchenkraut mischen. 1 TL dieser Mischung mit 1 Tasse kochendem Wasser übergießen, 10 Min. zugedeckt ziehen lassen und abseihen. 2- bis 3-mal täglich 1 Tasse trinken.

Homöopathie

RHUS TOXICODENDRON D12

Symptome: fieberhafter Infekt, juckende, brennende Bläschen mit Sekret; Folge von Stress und Überanstrengung
Dosierung: 2-mal täglich jeweils 1 Gabe (= 3 Globuli)

Neurodermitis

Neurodermitis – auch atopisches Ekzem genannt – ist eine chronische, meist in Schüben verlaufende Hautkrankheit. Ihre Ursachen sind bislang noch nicht im Einzelnen geklärt, nur so viel steht fest: Das Immunsystem neurodermitischer Kinder reagiert überempfindlich auf Umweltreize – und diese Neigung scheint erblich zu sein. Betroffene Kinder haben meist ein Elternteil, das Allergiker ist. Haben beide Eltern diese Veranlagung, steigt das Risiko des Kindes auf 60 Prozent.

Was die Beschwerden verursacht

Erste Symptome treten bei manchen Kindern schon bald nach der Geburt auf – als so genannter Milchschorf auf der Kopfhaut und im Gesicht. Später kommt es dann zu Hautveränderungen im Gesicht, an Unterarmen, Händen und Handgelenken. Bei anderen zeigt sich die Krankheit erst mit ein, zwei Jahren – dann typischerweise als roter Ausschlag an Ellenbeugen, Kniekehlen, Fuß- und Handgelenken, meist begleitet von heftigem Juckreiz. Häufig verläuft die Krankheit in Schüben: Phasen, in denen die Haut »blüht«, wechseln mit solchen ohne nennenswerte Symptome ab. Im Schulalter gehen die nässenden Ekzeme oftmals zurück und werden von trockenen Stellen abgelöst.

Wie Eltern helfen können

Die Therapie von Neurodermitis ist deshalb so schwierig, weil viele verschiedene Faktoren wie Infekte, Stress und Allergene in Nahrung oder Kleidung die Krankheit be-

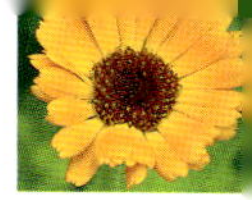

einflussen. Optimismus und besondere Zuwendung der Eltern sind wichtige »Heilmittel« für die betroffenen Kinder. Außerdem sollte man die Hautbarriere, die bei Neurodermitikern nicht ganz intakt ist, durch eine entsprechende Basispflege stabil halten. Rezepte aus der Kräuter- und Hausapotheke helfen, den quälenden Juckreiz zu lindern und Entzündungen zu hemmen. Akupressur kann ins Stocken geratene Energieflüsse in Schwung bringen.

→ UNBEDINGT ZUM ARZT ...

sollte ein Kind, bei dem Hautveränderungen im Gesicht auftreten. Bei starken Neurodermitis-Schüben wird der Arzt ein Mittel verordnen, das den Teufelskreis Juckreiz-Kratzen-Juckreiz durchbrechen kann.

Kräuter- und Hausapotheke

BÄDER

VOLLBAD MIT BADEÖL

Wirkung: hautberuhigend und juckreizlindernd; gegen trockene Haut

Anwendung: 15 ml Nachtkerzen-, Mandel-, Borretschsamen- oder Leinöl (für die Babywanne reichen 5 ml Öl) ins Badewasser geben. Alle 3 Tage 15–20 Min. baden. Nach dem Baden eine vom Kinderarzt verordnete Fettcreme auf die betroffenen Stellen auftragen.

TEILBAD MIT EICHENRINDE

Wirkung: zusammenziehend und juckreizlindernd; gegen trockene Haut

Anwendung: 2 EL fein geschnittene Eichenrinde mit ½ l kaltem Wasser übergießen, zum Kochen bringen, 10 Min. zugedeckt köcheln lassen und abseihen. Den Sud ins Badewasser geben oder nur die betroffenen Hautstellen 15–20 Min. darin baden. Jeden 2. Tag anwenden.

Achtung: Wegen der stark gerbenden Wirkung der Eichenrinde ist die Anwendung erst für Kinder ab zwei Jahren geeignet und sollte höchstens über einen Zeitraum von 2 Wochen hintereinander erfolgen. Die Badewanne anschließend sofort säubern, da Eichenrinde intensiv färbt.

HAFERSTROHBAD

Wirkung: zusammenziehend, entzündungshemmend und juckreizstillend

Anwendung: 100 g Haferstroh in 2 l kaltes Wasser geben, 15 Min. zugedeckt kochen lassen, dann abseihen und ins Badewasser geben. 1-mal täglich 10–15 Min. baden.

KOMPRESSEN

STIEFMÜTTERCHENKOMPRESSE

→ *Abb. Seite 78*

Wirkung: entzündungshemmend

Anwendung: 1 EL Stiefmütterchenkraut mit ½ l kochendem Wasser übergießen, 10 Min. zugedeckt ziehen lassen, abseihen und abkühlen lassen. Ein Baumwolltuch hineintauchen, leicht auswringen, auf die betroffene Stelle legen, mit einer Mullbinde fixieren und einwirken lassen, bis die Kompresse getrocknet ist. 2-mal täglich anwenden.

EICHENRINDEKOMPRESSE

Wirkung: zusammenziehend; gegen nässende Ekzeme

Anwendung: 1 EL fein geschnittene Eichenrinde in ½ l kaltem Wasser aufkochen, 10 Min. zugedeckt köcheln lassen, abseihen und ab-

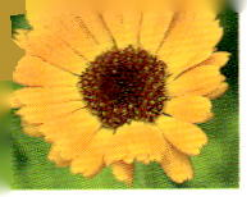

kühlen lassen. Ein Baumwolltuch hineintauchen, leicht auswringen, auf die betroffene Stelle legen, mit einer Mullbinde fixieren und einwirken lassen, bis die Kompresse getrocknet ist. 2-mal täglich anwenden.
Achtung: Wegen der stark gerbenden Wirkung der Eichenrinde ist die Anwendung erst für Kinder ab zwei Jahren geeignet; sie sollte höchstens über einen Zeitraum von 2 Wochen hintereinander erfolgen.

KOCHSALZKOMPRESSE

Wirkung: zusammenziehend und juckreizstillend
Anwendung: 9 g Kochsalz in 1 l abgekochtes Wasser rühren. Ein Baumwolltuch hineintauchen, leicht auswringen, auf die betroffene Stelle legen, mit einer Mullbinde fixieren und einwirken lassen, bis die Kompresse getrocknet ist. 3-mal täglich anwenden; die Salzlösung täglich frisch zubereiten!

TEE

HAUTTEE

Wirkung: stoffwechselanregend und heilungsfördernd
Rezept: Je 25 g Birkenblätter, Löwenzahn- und Ackerstiefmütterchenkraut sowie Gänseblümchenblüten mischen. 1 TL dieser Mischung mit 1 Tasse kochendem Wasser übergießen, 10 Min. zugedeckt ziehen lassen und dann abseihen. Kurweise 6 Wochen 3-mal täglich 1 Tasse trinken.

Homöopathie

Die Behandlung der chronischen Krankheit Neurodermitis mit homöopathischen Mitteln (z. B. Calcium carbonicum oder Natrium muriaticum) sollte lediglich von erfahrenen homöopathischen Therapeuten durchgeführt werden, weil es in manchen Fällen zu einer kritischen Erstreaktion kommen kann.

Asiatische Medizin

AKUPRESSUR

VEREINTE TÄLER *(hegu)* → *Abb. Seite 82*

Druckpunkt: Erhöhung, die bei leicht aneinander gelegtem Daumen und Zeigefinger am Ende der Daumen-Zeigefinger-Falte erscheint; zur Behandlung den Daumen etwas abspreizen und zugleich in Richtung Handfläche drücken
Druckart: drücken und kreisen
Druckstärke: leicht
Druckdauer: ca. 1 Min. auf jeder Seite

DRITTER WEILER AM FLUSS *(zusanli)* → *Abb. Seite 82*

Druckpunkt: ca. 3 Querfinger unterhalb der Kniescheibe (am besten zu ertasten bei gebeugtem Knie), 1 Querfinger Richtung Außenseite von der knöchernen Schienbeinkante entfernt
Druckart: drücken, vibrationsartig bewegen
Druckstärke: kräftig
Druckdauer: ca. 1 Min. auf jeder Seite

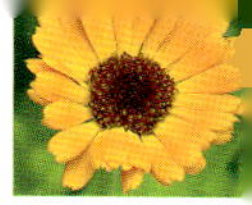

Windeldermatitis

Eine so genannte Windeldermatitis (Dermatitis = entzündliche Hautreaktion) tritt am häufigsten zwischen dem sechsten und dem neunten Lebensmonat auf. Die typischen Anzeichen sind Rötung, Schwellung, Bläschen-, Pustel- und Krustenbildung, Nässen und Schuppen der Haut. Oft geht der Spuk ebenso rasch, wie er gekommen ist, manchmal bleiben die Beschwerden aber auch hartnäckig. Erstaunlicherweise leiden Babys ganz unterschiedlich stark unter den Symptomen.

Was die Beschwerden verursacht

Mit mangelnder Sauberkeit hat eine Windeldermatitis nichts zu tun – auch bei sehr gepflegten Babys wird der Windelbereich durch Urin und Stuhl gereizt. Gereizte Haut ist besonders anfällig für Störungen und kann sich Bakterien und Pilzen schlechter widersetzen als gesunde. Im Windelbereich eines Babys entsteht leicht ein feuchtwarmes Klima, das die Vermehrung der Mikroflora, also der hauteigenen Keime, fördert. Feuchtigkeit und Wärme begünstigen zugleich eine Schädigung der Hornschichtbarriere, der obersten Hautschicht. Diese angegriffene Barriere bietet dann keinen ausreichenden Schutz mehr gegen aggressive Substanzen aus Stuhl und Urin, die leichter in die Haut eindringen können.

Wie Eltern helfen können

Gegen Windeldermatitis gibt es viele vorbeugende Maßnahmen. Bleibt das Baby dennoch nicht von diesen Beschwerden verschont, sollten sich Eltern allerdings keine Vorwürfe machen, denn 100-prozentig verhindern lässt sich eine Windeldermatitis nicht. Hilfreich ist möglichst langes Stillen (bis zu sechs Monaten), denn Muttermilch führt zu einem weniger »aggressiven« Stuhl.

UNBEDINGT ZUM ARZT ...

sollte ein Baby, wenn die geröteten Bereiche am Po zu nässen beginnen und Pusteln, Blasen oder gar blutende Wunden entstehen. Denn dann besteht Verdacht auf eine zusätzliche bakterielle Infektion (Superinfektion). Ebenfalls in ärztliche Behandlung gehört ein Kind, dessen Haut feuerrot und schuppend ist, mit Verdacht auf Soor- bzw. Candidapilz. Ohne Behandlung entsteht oft ziemlich rasch ein großflächiger Ausschlag, der sich vom Po in Richtung Genitalien, Unterbauch und zu den Oberschenkelinnenseiten ausbreitet. In besonders schweren Fällen öffnen sich die Pickelchen oder Bläschen des Ausschlags und beginnen zu bluten. Um derartige Superinfektionen zu behandeln, muss der Arzt einen Abstrich von der Haut nehmen. Erst nach der »Ausbrütung« der Kultur lässt sich sagen, ob es sich um Pilze oder Bakterien handelt. So kann die Windeldermatitis auch gegen Krankheiten mit ähnlichem Erscheinungsbild abgegrenzt werden: Ekzeme unterschiedlicher Ursache (z. B. Allergie oder Neurodermitis), Herpes-simplex-Infektion oder Schuppenflechte. Je nach Erreger muss eine Infektion mit einem Antipilz-Präparat oder einer antibiotischen Salbe behandelt werden.

Außerdem: So oft wie möglich das Baby nackt strampeln lassen, damit Luft an den Po kommt – am besten in einem gut beheizten Raum. Saugfähige Unterlagen bekommt man in der Apotheke. Statt Plastik- oder Gummihöschen über Stoffwindeln sind Schafwollhöschen zu bevorzugen. Wegwerfwindeln sind äußerst aufnahmefähig und luftdurchlässig. Die Heilung wird auch durch häufiges Wickeln begünstigt, sodass die Haut nicht allzu lang in Kontakt mit Urin und Stuhlgang kommt. Die Windel sollte am Tag möglichst 6-mal, in der Nacht 3-mal gewechselt werden. Babys Po wird am besten mit klarem Wasser gereinigt und anschließend vorsichtig trockengetupft oder -geföhnt. Das Baby dabei auf den Bauch legen und den Föhn nur auf mittlere Stufe stellen. »Sitzbäder« mit entzündungshemmenden Badezusätzen helfen ebenso wie das Betupfen der wunden Regionen mit Muttermilch und anschließendes Trocknen an der Luft.

Kräuter- und Hausapotheke

ÖL UND SAFT

ÖLMISCHUNG

Wirkung: beruhigend, entzündungshemmend und vorbeugend

Rezept: In 60 ml Ringelblumenöl (Calendula-Öl), 4 Tropfen Lavendelöl, 2 Tropfen Kamillenöl und 1 Tropfen Sandelholzöl geben. Die betroffenen Stellen nur leicht mit dieser Mischung betupfen. Danach sollte das Baby an der Luft strampeln können, damit die Pflegestoffe einziehen können. Nur ab und zu zur Vorbeugung anwenden!

HEIDELBEERMUTTERSAFT

Wirkung: zusammenziehend und keimhemmend

Anwendung: Die betroffenen Stellen mit Heidelbeermuttersaft (100 % reiner Presssaft aus dem Reformhaus) betupfen.

SITZBÄDER

SITZBAD MIT HAUTTEE

Wirkung: zusammenziehend und entzündungshemmend

Anwendung: 15 g Ringelblumenblüten mit je 10 g Kamillenblüten und fein geschnittener Eichenrinde mischen. 2 EL dieser Mischung mit 1 Tasse kaltem Wasser übergießen, zum Kochen bringen und 15 Min. zugedeckt köcheln lassen, dann abseihen und ins 37 °C warme Badewasser geben. Das Baby 10 Min. hineinsetzen, dabei den Oberkörper warm halten. 2-mal täglich anwenden, jedoch erst ab der 5. Woche.

SITZBAD MIT KAMILLE

Wirkung: entzündungshemmend

Anwendung: 1 EL Kamillenblüten mit ½ l kochendem Wasser übergießen, 10 Min. zugedeckt ziehen lassen, anschließend abseihen und ins 37 °C warme Badewasser geben. Das Baby 10 Min. hineinsetzen, dabei den Oberkörper warm halten. 2-mal täglich anwenden, jedoch erst ab der 5. Woche.

SITZBAD MIT STIEFMÜTTERCHEN

Wirkung: reinigend und hautpflegend

Anwendung: 2 EL Stiefmütterchenkraut mit 1 l kochendem Wasser übergießen, 5 Min. zugedeckt ziehen lassen, danach abseihen und ins 37 °C warme Badewasser geben. Das Baby 15 Min. hineinsetzen, dabei den Oberkörper warm halten. 2-mal täglich anwenden.

ESSENZ UND SALBEN

RINGELBLUMENESSENZ

Wirkung: entzündungshemmend, heilend

Rezept: 10 Tropfen Ringelblumenessenz (Calendula-Essenz) in 200 ml abgekochtes Wasser geben. 1- bis 3-mal täglich die betroffenen Stellen damit waschen.

KAMILLENSALBE
Wirkung: entzündungshemmend
Rezept: 8–10 mg Kamillenessenz mit 50 g Zinksalbe (Fertigpräparat) mischen. 1- bis 2-mal täglich nach dem Waschen oder Baden auf die betroffenen Stellen auftragen.

RINGELBLUMENSALBE
Wirkung: entzündungshemmend
Anwendung: Ringelblumensalbe (Calendula-Salbe; Fertigpräparat) mehrmals täglich auf die betroffenen Stellen auftragen.

Homöopathie

CHAMOMILLA D12
Symptome: Entzündung im Windelbereich, oft in Verbindung mit Zahnen
Dosierung: 3- bis 4-mal täglich 1 Gabe (= 3 Globuli); bei Babys in die Backentasche stecken

CROTON TIGLIUM D6
Symptome: hartnäckige, schwer beeinflussbare Windeldermatitis
Dosierung: 3- bis 4-mal täglich 1 Gabe (= 3 Globuli) über einen längeren Zeitraum (3 Wochen Einnahme, 1 Woche Pause); bei Babys in die Backentasche stecken

Kopfschuppen

Schuppen auf Kinderschultern sind eine extreme Rarität. Erst mit der Pubertät, wenn Schweiß- und Talgdrüsen auf Hochtouren arbeiten, machen manche Kinder zum ersten Mal Bekanntschaft mit diesem lästigen Phänomen.

Was die Beschwerden verursacht

Genau genommen hat jeder Mensch Schuppen. Normalerweise erneuert sich der oberste Teil der Haut, die Hornschicht, im Rhythmus von rund 28 Tagen. Die in den untersten Hautschichten gebildeten Zellen wandern nach oben, verhornen immer mehr und werden schließlich als tote Hornschüppchen abgestoßen. Ist dieser Prozess auf etwa 20 Tage verkürzt, werden die Hautzellen nicht vollständig umgewandelt, sondern fallen in Form verklumpter Platten zu Boden bzw. auf die Schultern. Ob daran immer der kleine Hefepilz namens »Malassezia furfur« schuld ist, bleibt fraglich, denn er ist praktisch auf jedem Kopf zu finden. Eine beschleunigte Zellbildung kann auch genetisch bedingt oder durch zu trockene Heizungsluft bzw. schlecht ausgespülte Haarpflegemittel hervorgerufen sein. Schuppen können immer auch auf eine Hauterkrankung hinweisen.

UNBEDINGT ZUM ARZT …

sollte ein Kind, wenn der Juckreiz trotz Verwendung von Antischuppen-Shampoo nicht abnimmt. Auch Kopfhautrötungen oder Bläschen sollten Anlass sein, einen Hautarzt zu konsultieren.

Wie Eltern helfen können

Eltern sollten ihr Kind dazu anhalten, beim Haarewaschen das Shampoo nur sehr sparsam zu verwenden und die Haare nicht zu heiß zu föhnen – das trocknet die Kopfhaut aus und begünstigt Schuppenbildung. Pflanzliche Zubereitungen können die Kopfhaut beruhigen.

Kräuter- und Hausapotheke

SPÜLUNGEN

BRENNNESSELSPÜLUNG

Wirkung: hautpflegend und entzündungshemmend
Rezept: 250 g fein geschnittene Brennnesselblätter in einer Mischung aus ½ l Weinessig und 1 l Wasser 1 Std. zugedeckt kochen lassen und anschließend abseihen. 1- bis 2-mal wöchentlich die Haare damit spülen.

KRÄUTERSPÜLUNG

Wirkung: durchblutungsfördernd und entzündungshemmend
Rezept: Je 1 TL Thymiankraut und Rosmarinblätter mit ½ l kochendem Wasser übergießen, 15 Min. zugedeckt ziehen lassen und anschließend abseihen. 1- bis 2-mal wöchentlich die Haare damit spülen.

STIEFMÜTTERCHENSPÜLUNG

Wirkung: hautpflegend
Rezept: 2 gehäufte TL Stiefmütterchenkraut mit 1 Tasse kochendem Wasser übergießen, 10 Min. zugedeckt ziehen lassen und anschließend abseihen. Die Tinktur auf ein Baumwolltuch träufeln, die Haare damit abdecken und mit einem Frotteetuch umwickeln. Mindestens 10 Min. einwirken lassen und danach lauwarm ausspülen. 2-mal wöchentlich anwenden.
Achtung: Stiefmütterchenkraut kann in seltenen Fällen bei längerer Anwendung allergische Hautreaktionen hervorrufen!

HAUSMITTEL

EIGELB

Wirkung: pflegend
Anwendung: Haare und Kopfhaut mit 2 bis 3 verquirlten Eigelben einreiben, 3 Min. einwirken lassen und dann mit warmem Wasser gründlich ausspülen. 2 Wochen jeden 2. Tag anwenden.

KLETTENWURZELÖL

Wirkung: pflegend
Anwendung: Die schuppenden Stellen mit Klettenwurzelöl (Fertigpräparat) 2-mal wöchentlich abends einreiben und über Nacht einwirken lassen. Am nächsten Tag mit sanftem Haarshampoo auswaschen.

TEE

KLETTENWURZELTEE

Wirkung: pflegend
Rezept: 1 TL fein geschnittene Klettenwurzel mit ½ l kaltem Wasser übergießen und 5 Std. zugedeckt ziehen lassen. Dann 1 Min. kochen und anschließend abseihen. 3-mal täglich 1 Tasse trinken.

Fußpilz

Der Pilz lauert überall, vor allem in öffentlichen Schwimmbädern, Duschen und Umkleideräumen. Besonders anfällig ist man, wenn das Immunsystem gerade damit beschäftigt ist, einen Infekt abzuwehren. Trocknet man sich nur flüchtig ab, bleibt die Haut zwischen den Zehen feucht und kann daher leichter einreißen. Durch diese kleinen Verletzungen entstehen Eintrittspforten für Pilze: Die Haut rötet sich, weißliche Schuppen entstehen und starker Juckreiz peinigt die kleinen Patienten.

Was die Beschwerden verursacht

Im engen Zehenzwischenraum kann sich der Erreger des Fußpilzes besonders gut ansiedeln und entwickeln. Hier ist es warm, feucht und dunkel. Die Haut sieht an den betroffenen Stellen schrumpelig-feucht (wie so genannte Waschfrauenhände) aus. Insbesondere Schuhe mit Gummi- oder Kunststoffsohlen sowie Strümpfe aus Kunstgarnen schaffen ein Milieu, das Erregern von Hautpilzerkrankungen ein ideales Lebens- und Vermehrungsklima bietet. Denn die feuchtwarme Umgebung beeinträchtigt auch die Barrierefunktion der Haut.

> **UNBEDINGT ZUM ARZT ...**
>
> sollte ein Kind, wenn es über Juckreiz und Schmerzen in den Zehenzwischenräumen klagt. Fußpilz ist sehr ansteckend und sollte deshalb so rasch wie möglich behandelt werden. Üblicherweise verordnet der Arzt eine antimykotische (also pilzhemmende) Salbe.

Wie Eltern helfen können

Wenn sich ein Kind einen Hautpilz geholt hat, geht nicht selten ein Wechselspiel zwischen Fast-Heilung und Wieder-Ansteckung los. Damit die Behandlung Erfolg hat, sollte man die Zehenzwischenräume nach dem Waschen immer sorgfältig abtrocknen und das Handtuch jedes Mal wechseln. Auch die Strümpfe, die möglichst aus Naturfasern und bei 60 °C waschbar sein sollten, muss man täglich austauschen, um einen Behandlungserfolg zu erreichen. Es ist empfehlenswert, Schuhe aus »atmungsaktiven« Materialien wie Leder oder Lammfell zu tragen und diese täglich zu wechseln. So können sie immer wieder austrocknen. Es gibt spezielle Anti-Pilz-Sprühpräparate, mit denen man die Schuhe einsprühen kann. Außerdem ist es ratsam, Dusche und Badewanne gründlich zu desinfizieren und auf Badevorleger und -matten zu verzichten. Die ärztliche Behandlung lässt sich gut mit Mitteln aus der Kräuter- und Hausapotheke unterstützen.

Kräuter- und Hausapotheke

HAUSMITTEL

KNOBLAUCHSAFT

Wirkung: pilzhemmend
Anwendung: Die betroffenen Stellen mehrmals täglich mit einer halbierten Knoblauchzehe einreiben und trocknen lassen.

ZITRONENSAFT

Wirkung: pilz- und entzündungshemmend
Anwendung: Die betroffenen Stellen mehrmals täglich mit frisch gepresstem Zitronensaft einreiben und trocknen lassen.

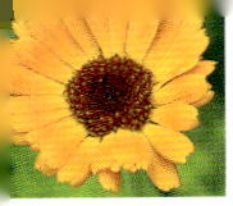

TEEBAUMÖL

Wirkung: pilz- und entzündungshemmend
Anwendung: Teebaumöl mit einem Wattestäbchen 3-mal täglich auf die betroffenen Stellen auftragen.

FUSSBÄDER

FUSSBAD MIT TEEBAUMÖL

Wirkung: pilz- und entzündungshemmend
Anwendung: 3–5 Tropfen Teebaumöl in 2 l warmes Wasser geben und die Füße täglich 10 Min. darin baden.

EICHENRINDE-EFEU-FUSSBAD

Wirkung: schweißreduzierend und pilzhemmend
Anwendung: Je 50 g fein geschnittene Eichenrinde und Efeublätter mischen. 1 Hand voll dieser Mischung mit 1 l kochendem Wasser übergießen, 15 Min. zugedeckt ziehen lassen und nicht abseihen. Mit 2 l warmem Wasser verdünnen und morgens und abends die Füße darin baden.
Achtung: Wegen der stark gerbenden Wirkung von Eichenrinde ist die Anwendung erst für Kinder ab zwei Jahren geeignet; sie sollte höchstens über einen Zeitraum von 2 Wochen hintereinander erfolgen. Die Fußwanne nach dem Bad sofort säubern, da Eichenrinde intensiv färbt.

Warzen

Warzen sind harmlose kleine Wucherungen der obersten Hautschicht. Ihr Ursprung sitzt in der Lederhaut. Sie werden durch Viren ausgelöst, die man sich durch Hautkontakt oder gemeinsam benutzte Gegenstände holt. 80 Prozent der Warzen verschwinden meist wieder von selbst, allerdings können bis dahin fast zwei Jahre vergehen.

Was die Beschwerden verursacht

Da Warzen oft phasenweise auftreten, nehmen manche Experten an, dass die Anfälligkeit für diese Hautwucherungen von der aktuellen Abwehrkraft abhängt. Kein Wunder also, dass gerade Kinder mit ihrem unreifen Immunsystem besonders hartnäckige Warzen haben können. Zu Beginn der Pubertät sind die lästigen Gebilde oft wie weggezaubert.

Wie Eltern helfen können

Leider kommen und gehen Warzen, wann sie wollen, und sind schwer zu behandeln. Warzen sind nicht gerade eine »Augenweide«, sie sind jedoch nicht schmerzhaft, abgesehen von Warzen an den Fußsohlen. Um nicht tatenlos zuzusehen, sollten Eltern einige der vielen naturheilkundlichen Anwendungen einsetzen. Diese stärken zum einen die Abwehrkräfte, zum anderen besitzen sie oft eine virushemmende Wirkung, um die Warzen einzudämmen. Außerdem sollten Eltern dafür sorgen, dass das Kind nicht an den Warzen herumkratzt und sich auf diese Weise wieder selbst infiziert.

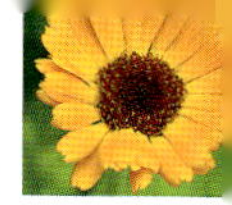

Kräuter- und Hausapotheke

HAUSMITTEL

KNOBLAUCHSAFT

Wirkung: virushemmend
Anwendung: Den Saft von 1 ausgepressten Knoblauchzehe mehrmals täglich auf die Warze tupfen und trocknen lassen.

SPEICHEL

Wirkung: virus- und entzündungshemmend
Anwendung: Die Warze mehrmals täglich mit dem eigenen Speichel betupfen.

BITTERSALZ-APFELESSIG-TINKTUR

Wirkung: virus- und entzündungshemmend
Anwendung: Bittersalz und Apfelessig im Verhältnis 1:4 mischen und mehrmals täglich auf die Warzen tupfen.

ZITRONENSAFT

Wirkung: immunstärkend, virus- und entzündungshemmend
Anwendung: Ausgepressten Zitronensaft 2-mal täglich auf die Warze tupfen.

RINGELBLUMENESSIG

Wirkung: zusammenziehend und heilend
Anwendung: 200 g Ringelblumenblüten in ½ l Essig 1 Woche ziehen lassen, anschließend abseihen und in ein dunkles Glas füllen. Die Lösung mehrmals täglich auf die Warze tupfen.

VITAMIN-C-KOMPRESSE

Wirkung: immunstärkend
Anwendung: Ascorbinsäure-Pulver mit sehr wenig Wasser zu einem Brei verrühren, auf ein Baumwolltuch auftragen, das Tuch auf die Warze legen und mit einer Mullbinde oder einem Pflaster fixieren. Die Kompresse täglich erneuern.

Homöopathie

THUJA D6

Symptome: weiche, dunkelfarbige Warzen, die isoliert stehen und jucken
Dosierung: 3- bis 4-mal täglich 1 Gabe (= 3 Globuli)

> **WAS MAN WISSEN SOLLTE**
>
> Mit Dellwarzen, hautfarbenen Knötchen mit einer kleinen Delle in der Mitte, stecken sich viele Kinder im Schwimmbad an. Bei Druck entleert sich ein Sekret, das sehr ansteckend ist. Deshalb sollte man die Warzen vom Kinderarzt behandeln zu lassen. Möchte man sie unterstützend homöopathisch heilen, sollte man einen erfahrenen Therapeuten aufsuchen, da das Beschwerdebild oftmals ein Konstitutionsmittel in höherer Potenz erforderlich macht.

ANTIMONIUM CRUDUM D6

Symptome: verhornte, harte Warzen an Hand und Fußsohle
Dosierung: 3- bis 4-mal täglich 1 Gabe (= 3 Globuli)

CAUSTICUM HAHNEMANNI D6

Symptome: harte, rissige, gestielte Warzen mit Verletzungsgefahr
Dosierung: 3- bis 4-mal täglich 1 Gabe (= 3 Globuli)

Harnwege und Genitalien

Ausscheidungs- und Geschlechtsorgane liegen in unserem Körper in direkter Nachbarschaft. Obwohl sie getrennte Aufgaben haben, sprechen Fachleute zusammenfassend vom Urogenitalsystem. Beschwerden im Unterleib können einander bedingen und oft ist nicht sofort klar, welches Organ erkrankt ist. Das Ziehen im Unterbauch bei einem Mädchen in der Pubertät könnte beispielsweise auf Krämpfe der Gebärmuttermuskulatur, aber auch auf eine Entzündung im Unterleib hindeuten.

Wie Harnwege und Geschlechtsorgane funktionieren

■ Die **Nieren** sind ein als Paar angeordnetes Organ, das aussieht wie (kinder-)handgroße Kidneybohnen. Sie liegen auf Höhe der Taille beidseits der Wirbelsäule. Als »Klärwerk« des Organismus filtern sie das Blut, fangen lösliche Schadstoffe ab und entgiften somit den Körper. Die Nieren bilden den Harn, der über den Harnleiter zur **Blase** geleitet und dort gesammelt wird. Bei Kindern beträgt das Fassungsvermögen der Blase zwischen 200 und 500 ml, ab dieser Menge macht sich ein gewisser Füllungsdruck bzw. Harndrang bemerkbar. Über die **Harnröhre** kann der Urin entleert werden, sobald der ringförmige Schließmuskel zwischen Blase und Harnröhre bewusst geöffnet wird. Kindern gelingt die bewusste Steuerung dieses Muskels frühestens ab dem zweiten Lebensjahr.

■ Die **Geschlechtsorgane** sind schon lange vor der Geburt angelegt und reifen bis zur Pubertät aus. Der »kleine Unterschied« wird im Alter von zwei bis drei Jahren entdeckt und dann meist auch unbefangen erforscht. Die sichtbaren Geschlechtsorgane beim Jungen sind das **Glied** mit **Eichel** und **Vorhaut** sowie der **Hodensack**, in dem sich (nicht sichtbar) die **Hoden** befinden.

■ Die Blase und auch die **Gebärmutter** bei Mädchen sind Hohlorgane, deren Wände aus Muskulatur bestehen und die innen mit Schleimhaut ausgekleidet sind. Da sich während einer Schwangerschaft die Gebärmutter bis auf das 1500fache vergrößert, sind ihre Muskelwände stärker als die der Blase. Die Schleimhaut bildet sich ab dem Zeitpunkt der ersten Menstruation (Menarche) in einem Rhythmus von durchschnittlich 28 Tagen immer wieder neu, um einer befruchteten Eizelle als Nährboden zu dienen. Der Eingang der **Scheide** ist im Kindesalter durch eine dünne, elastische Membran – das so genannte Jungfernhäutchen – verengt, aber nicht gänzlich verschlossen. Die **Scheidenschleimhaut** ist von nützlichen Keimen wie Milchsäurebakterien besiedelt, die für ein leicht saures Milieu sorgen und dadurch vor dem Eindringen von Krankheitserregern schützen. Eireifung, Eisprung und Menstruation werden von einem komplexen und fein aufeinander abgestimmten Zusammenspiel von Hormonen gesteuert.

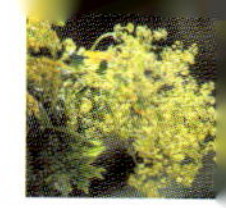

Blasenentzündung

Wegen ihrer deutlich kürzeren Harnröhre leiden Mädchen häufiger unter Blasenentzündungen als Jungen – die Erreger gelangen leichter und schneller in die Blase. Die charakteristischen Beschwerden einer Blasenentzündung sind brennende Schmerzen während und nach dem Wasserlassen, häufiger Harndrang trotz geringer Urinmengen und in manchen Fällen sogar anhaltende Schmerzen oberhalb des Schambeins.

Was die Beschwerden verursacht

Die aufgestiegenen Keime – meist Bakterien, seltener Pilze oder Viren – verursachen in der Blase eine Entzündung der Schleimhaut. Weil die Schleimhaut gereizt ist, stellt sich der Harndrang schon bei einem geringen Füllungsgrad der Blase ein. Die Ursachen für Blasenentzündungen sind z.B. das Tragen von nasser Badekleidung, längeres Sitzen auf einer kalten Unterlage oder auch zu geringe Flüssigkeitsaufnahme. Eine falsche Toilettenhygiene, bei der die Afterregion von hinten nach vorn abgewischt wird, wodurch Keime vom Darmausgang zur Harnblase gelangen, begünstigt vor allem bei Mädchen ebenfalls Blasenentzündungen.

Wie Eltern helfen können

Eine Blasenentzündung ist sehr belastend, weil sich die Beschwerden wie starker Harndrang anfühlen und äußerst unangenehm sind, wenn keine Toilette in der Nähe ist. Deshalb sollten Eltern viel Verständnis für ihr Kind haben, vor allem wenn buchstäblich etwas in die Hose geht. Die alternative Medizin bietet viele Möglichkeiten zur Linderung und Heilung der Beschwerden wie harntreibende, entzündungshemmende Tees, warme Auflagen oder homöopathische Mittel, die das Immunsystem stärken.

UNBEDINGT ZUM ARZT …

sollte ein Kind, wenn es auffallend oft zur Toilette muss und Schmerzen beim Wasserlassen hat. Auch kleine Kinder, die weinerlich sind, unter Appetitlosigkeit, Erbrechen, Fieber und fahlgelber Haut leiden und erneut einnässen, obwohl sie schon eine Weile trocken waren, sollten einem Arzt vorgestellt werden. Diese kleinen Patienten können meist noch nicht sagen, dass ihnen das Wasserlassen wehtut. Manchmal ist bei ihnen dieses Symptom auch nicht so stark ausgeprägt.

Kräuter- und Hausapotheke

TEES

KLASSISCHER BLASENTEE

Wirkung: harntreibend, keim- und entzündungshemmend

Rezept: Je 20 g Birkenblätter, Ackerschachtelhalmkraut, Orthosiphonblätter, Bärentraubenblätter und fein geschnittene Hauhechelwurzel mischen. 1 TL dieser Mischung mit 1 Tasse kaltem Wasser übergießen, dann aufkochen, 5 Min. zugedeckt ziehen lassen und abseihen. 3-mal täglich 1 Tasse trinken.

TEEMISCHUNG MIT GOLDRUTE

Wirkung: harntreibend, entzündungshemmend, krampflösend und immunstärkend

Rezept: 50 g Goldrutenkraut mit 40 g fein geschnittener Queckenwurzel und je 30 g

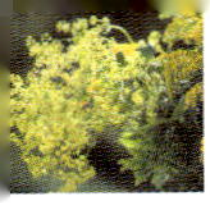

Birkenblättern und Haferstroh mischen. 1 EL dieser Mischung mit ½ l kochendem Wasser übergießen, 10 Min. zugedeckt ziehen lassen und abseihen. Kurweise mehrere Wochen 3-mal täglich 1 Tasse trinken.
Achtung: Goldrute kann in seltenen Fällen Allergien hervorrufen.

BÄRENTRAUBENTEE

Wirkung: harntreibend, keim- und entzündungshemmend
Rezept: 1 TL Bärentraubenblätter mit ½ l kaltem Wasser unter gelegentlichem Umrühren 12 Std. ziehen lassen und anschließend abseihen. Den Auszug erwärmen und täglich 2–3 Tassen trinken.

TEEMISCHUNG MIT ORTHOSIPHON

Wirkung: harntreibend, keim- und entzündungshemmend
Rezept: 30 g Orthosiphonblätter mit je 20 g Bärentrauben- und Birkenblättern sowie je 10 g fein geschnittener Löwenzahnwurzel mit Kraut, Brennnesselblättern und Kamillenblüten mischen. 1 TL dieser Mischung mit 1 Tasse kaltem Wasser übergießen, aufkochen, 5 Min. zugedeckt ziehen lassen und abseihen. 3-mal täglich 1 Tasse trinken.

BÄDER UND AUFLAGE

ACKERSCHACHTELHALMBAD

Wirkung: harntreibend
Anwendung: 100 g Ackerschachtelhalmkraut mit 2 l warmem Wasser übergießen, 1 Std. zugedeckt ziehen lassen, dann 15 Min. kochen und abseihen. Den Sud ins 38 °C warme Badewasser geben, 10–15 Min. baden und anschließend 1 Std. im Bett ruhen. 2-mal wöchentlich anwenden.

HEUBLUMENFUSSBAD

Wirkung: durchblutungsfördernd
Anwendung: 100 g Heublumen mit ½ l kochendem Wasser übergießen, 10 Min. zugedeckt ziehen lassen und abseihen. Eine Schüssel mit warmem Wasser füllen und den Aufguss hineingeben. Die Füße hineinstellen und in Abständen von 1 Min. so lange heißes Wasser hinzufügen, bis eine Temperatur erreicht ist, die gerade noch vertragen wird. 3 Min. baden, dann abtrocknen und ruhen.

LEINSAMENSÄCKCHEN

Wirkung: durchblutungsfördernd
Anwendung: Ein Mullsäckchen oder einen kleinen Kissenbezug mit Leinsamen füllen, 10 Min. in kochendes Wasser hängen und auf 42 °C abkühlen lassen. Auf die Blase legen und mit einem Wollschal so umwickeln, dass das Säckchen fest am Körper anliegt. 30 Min. einwirken lassen. Nach Bedarf anwenden.

Homöopathie

ACONITUM D30

Symptome: akute, plötzliche Beschwerden, Harnverhalt nach Schreck und Schock; Blasenentzündung bei und nach Erkältung
Dosierung: im Akutfall alle 2 Std. 1 Gabe (= 3 Globuli); maximal 3 Gaben, danach bei Bedarf ein Folgemittel

CANTHARIS D30

Symptome: akute Blasenentzündung mit starkem Harndrang, schneidende Unterleibsschmerzen
Dosierung: im Akutfall stündlich 1 Gabe (= 3 Globuli); maximal 3 Gaben, danach 1-mal täglich 1 Gabe

DULCAMARA D6

Symptome: Blasenentzündung als Folge von Kälte und Nässe (z.B. in kaltem Wasser baden oder auf kaltem Untergrund sitzen)

Dosierung: im Akutfall stündlich 1 Gabe (= 3 Globuli); maximal 5 Gaben, danach 3- bis 4-mal täglich 1 Gabe

PULSATILLA D12

Symptome: Reizblase auch als Folge von Unterkühlung; wiederkehrende Blasenentzündung, krampfartige Schmerzen

Dosierung: im Akutfall stündlich 1 Gabe (= 3 Globuli); maximal 5 Gaben, danach 1-mal täglich 1 Gabe

APIS MELLIFICA D6

Symptome: Kind geht häufig zur Toilette und hat kaum Durst; stechendes, brennendes Gefühl in der Harnröhre

Dosierung: im Akutfall stündlich 1 Gabe (= 3 Globuli); maximal 5 Gaben, danach 3- bis 4-mal täglich 1 Gabe

Reizblase

Brennende und stechende Schmerzen beim Wasserlassen, häufiger Harndrang trotz geringer Urinmengen – diese Beschwerden können auch auftreten, ohne dass sich Keime im Urin und damit eine Blasenentzündung nachweisen lassen. Dann spricht man von einer Reizblase oder bei kleineren Kindern auch von einer unreifen Blase.

Was die Beschwerden verursacht

Grund für eine Reizblase kann ein unreifer Steuerungsmechanismus sein, sodass dem Gehirn immer wieder fälschlicherweise eine gefüllte Blase gemeldet wird. Als mögliche Ursache kommt auch eine Störung im hormonellen System infrage. Manchmal handelt es sich auch um eine Blasendysfunktion: Darunter versteht man eine unreife Blase mit kleinem Fassungsvermögen, die sich wie in Kleinkind- bzw. Windelzeiten mindestens zehnmal am Tag entleeren möchte. Das Kind leidet unter ständigem Harndrang und wegen des permanenten Hautkontakts mit Urin unter Hautreizungen im Genitalbereich.

UNBEDINGT ZUM ARZT ...

sollte ein Kind, dessen häufiger Harndrang sich nicht durch eine Blasenentzündung erklären lässt. Gerade Mädchen sind gefährdet, eine Reizblase bis weit ins Erwachsenenalter zu entwickeln, wenn die Beschwerden nicht frühzeitig therapiert werden. Eine Reizblase sollte man von einem Kinderurologen an einer Universitätsklinik oder einer anderen größeren Klinik behandeln lassen.

Wie Eltern helfen können

Ein Kind leidet sehr darunter, ständig zur Toilette zu müssen. Deshalb braucht es viel Verständnis. Spezielle Medikamente, die vom Arzt verordnet werden, können dem Kind helfen, das Wasser länger zu halten. Mit der medikamentösen Unterstützung ist das Kind in der Lage, seine Blase zu trainieren, um allmählich eine altersgerechte Blasenkapazität zu entwickeln. Die Blase in Eigenregie zu trainieren, ist allerdings zu risikoreich, denn nur Fachkundige können abschätzen, wie stark sie beansprucht werden darf. Blasenstärkende Tees aus der Kräuterheilkunde können eine solche Behandlung effektiv unterstützen.

Kräuter- und Hausapotheke

TEE

ACKERSCHACHTELHALMTEE

Wirkung: bindegewebsstärkend

Rezept: 1–2 TL Ackerschachtelhalmkraut mit 1 Tasse kaltem Wasser übergießen und 12 Std. unter gelegentlichem Umrühren zugedeckt ziehen lassen. Dann abseihen und den Auszug erwärmen. Täglich 3 Tassen trinken.

Homöopathie

PULSATILLA D12

Symptome: Reizblase auch als Folge von Unterkühlung; wiederkehrende Blasenentzündung, krampfartige Schmerzen

Dosierung: im Akutfall stündlich 1 Gabe (= 3 Globuli); maximal 5 Gaben, danach 1-mal täglich 1 Gabe

Einnässen

Von Einnässen oder Bettnässen spricht der Arzt, wenn ein Kind auch nach seinem fünften Geburtstag tagsüber und/oder nachts nicht trocken ist. Vorher bedarf das Beschwerdebild noch keiner Behandlung. Einnässen kommt häufiger vor, als man zunächst annimmt: Dabei ist das nächtliche Einnässen mit rund 80 Prozent der Fälle am weitesten verbreitet. Jungen nässen häufiger nachts ein, Mädchen dagegen häufiger tagsüber.

Was die Beschwerden verursacht

Immerhin bis zu 20 Prozent der Fünfjährigen machen gelegentlich noch nachts ins Bett. Ein Großteil der betroffenen Kinder gehört einfach zu den »Spätzündern«. Medizinisch gesehen ist dabei das Steuerungssystem, das die nächtliche Harnproduktion reduziert, noch unreif. Die Neigung zu einer späten Blasenkontrolle wird häufig vererbt. Für die Kinder wird die Situation erst problematisch, wenn sie spüren, wie sehr ihre Eltern unter dem Einnässen leiden. Bei manchen Kindern verursacht die Trennung der Eltern oder der Tod eines nahen Angehörigen ein vorübergehendes Ein- oder Bettnässen.

UNBEDINGT ZUM ARZT …

sollte ein Kind, das regelmäßig einnässt, obwohl es vorher schon trocken war. Zusätzlich zur ausführlichen Befragung und Untersuchung wird der Arzt nach Problemen wie Verstopfung fragen, die zuweilen Ursache für das Einnässen sein kann. Oft klingt mit einer Verstopfung das Einnässen ab.

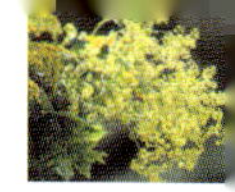

Wie Eltern helfen können

Wichtig ist, dass die Eltern gelassen bleiben und das Kind lernt, vor dem Schlafengehen noch einmal zur Toilette zu gehen. Beruhigende und entspannende Mittel aus der Pflanzenheilkunde und Homöopathie können nachweislich helfen, die nächtlichen »Pannen« zu verhindern.

Kräuter- und Hausapotheke

TEES UND ÖL

TEEMISCHUNG MIT EHRENPREIS

Wirkung: schleimhautberuhigend

Rezept: Je 40 g Johanniskrautblüten und -blätter sowie Ehrenpreis- und Schafgarbenkraut mischen. 1 TL dieser Mischung mit 1 Tasse kochendem Wasser übergießen, 5 Min. zugedeckt ziehen lassen und abseihen. Mindestens 6 Wochen 1 Tasse vor dem Schlafengehen trinken.

BERUHIGUNGSTEE

Wirkung: beruhigend und entspannend

Rezept: 20 g Johanniskrautblüten und -blätter mit 10 g Melissenblättern und 5 g Orangenblüten mischen. 1 TL dieser Mischung mit ¼ l kochendem Wasser übergießen, 15 Min. zugedeckt ziehen lassen und anschließend abseihen. Mindestens 6 Wochen morgens und abends 1 Tasse trinken.

JOHANNISKRAUTÖL

Wirkung: entspannend; den Blasenschließmuskel anregend

Anwendung: Abends die Innenseiten der Oberschenkel mit Johanniskrautöl (Fertigpräparat) einreiben.

Homöopathie

FERRUM PHOSPHORICUM D6

Symptome: schwer beeinflussbares, regelmäßiges Einnässen

Dosierung: 3-mal täglich 1 Gabe (= 3 Globuli) über einen längeren Zeitraum (3 Wochen Einnahme, 1 Woche Pause)

CAUSTICUM HAHNEMANNI D12

Symptome: Kind macht auch am Tag mitunter in die Hose; Bettnässen im ersten Schlaf

Dosierung: 2-mal täglich 1 Gabe (= 3 Globuli) über einen längeren Zeitraum (3 Wochen Einnahme, 1 Woche Pause)

KREOSOTUM D12

Symptome: Kind glaubt im Traum, auf die Toilette zu gehen; sehr tiefer Schlaf

Dosierung: 2-mal täglich 1 Gabe (= 3 Globuli) über einen längeren Zeitraum (3 Wochen Einnahme, 1 Woche Pause)

Asiatische Medizin

AKUPRESSUR

STRASSE ZUR HEITERKEIT *(shenmen)*

→ *Abb. Seite 84*

Druckpunkt: Innenseite des Handgelenks an der Beugefalte auf der Seite des kleinen Fingers, in einer Vertiefung zwischen zwei fühlbaren Sehnen

Druckart: drücken und kreisen

Druckstärke: sanft

Druckdauer: ca. 1 Min. auf jeder Seite

INNERES PASSTOR *(neiguan)* → *Abb. Seite 83*

Druckpunkt: ca. 3 Querfinger unterhalb der Handgelenksbeugefalte auf der Innenseite

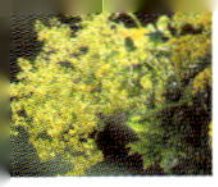

des Unterarms, mittig zwischen zwei fühlbaren Sehnen
Druckart: drücken und kreisen
Druckstärke: leicht
Druckdauer: ca. 1 Min. auf jeder Seite

DRITTER WEILER AM FLUSS *(zusanli)*
→ *Abb. Seite 82*
Druckpunkt: ca. 3 Querfinger unterhalb der Kniescheibe (am besten zu ertasten bei gebeugtem Knie), 1 Querfinger in Richtung Außenseite von der knöchernen Schienbeinkante entfernt
Druckart: drücken, vibrationsartig bewegen
Druckstärke: kräftig
Druckdauer: ca. 1 Min. auf jeder Seite

Bach-Blüten

Vorbereitung der Einnahmefläschchen
→ *Seite 46*

WATER VIOLET *(Sumpfwasserfeder)*
Symptome: Bettnässen wegen Trauer
Dosierung: 4-mal täglich 4 Tropfen aus dem Einnahmefläschchen

Vorhautentzündung

Das Glied eines Jungen wird im Bereich der Eichel von einer dehnbaren Haut überzogen, der Vorhaut. Bei etwa drei Prozent aller Jungen ist die Vorhaut allerdings so eng, dass Beschwerden entstehen. Vorhautverklebungen können Entzündungen begünstigen: Die Vorhaut und auch Teile der Penishaut schwellen an, röten sich und können sogar bluten. Mitunter sind die Beschwerden so stark, dass das Kind aus Angst vor den Schmerzen den Harn zurückhält. Vorhautentzündungen kommen glücklicherweise selten vor.

Was die Beschwerden verursacht

Die Vorhautverengung (Phimose) ist die häufigste Ursache für eine Vorhautentzündung. Aber auch unter einer verklebten Vorhaut haben Bakterien, die beispielsweise von den Händen des Kindes stammen können, gute Entwicklungsbedingungen. Das Abwehrsystem wehrt sich gegen diese Eindringlinge, indem es bestimmte Zellen ins »Kampfgebiet« schickt. Das lässt diese Region rot und heiß werden und löst Schmerzen aus.

→ UNBEDINGT ZUM ARZT ...

sollte ein Junge, dessen Vorhaut geschwollen, rot, schmerzhaft und juckend ist, oder wenn sich seine Vorhaut beim Wasserlassen ballonartig aufbläst. Auch wenn der Harnstrahl sehr dünn ist, sollte ein Arzt konsultiert werden. Eine entzündete Vorhaut muss eventuell operiert werden. Eine Entzündung aufgrund einer Vorhautverklebung kann man gut mit Antibiotika und Bädern behandeln.

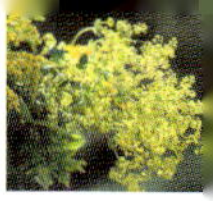

Wie Eltern helfen können

Zusätzlich zu den Antibiotikasalben, die der Arzt verschreibt, können Eltern den Heilungsprozess einer Vorhautentzündung mit desinfizierenden und entzündungshemmenden Bädern, wie beispielsweise einem Kamillen- oder Ringelblumenbad, unterstützen. Auf keinen Fall sollten Eltern versuchen, die Vorhaut zu verschieben, um die Eichel zu waschen. Auch homöopathische Medikamente können die Entzündung bekämpfen. Wichtig ist, dass Eltern eine verengte Vorhaut, die entzündungsgefährdet ist, mit sehr viel Geduld behandeln.

WAS MAN WISSEN SOLLTE

Bei Babys ist die Vorhaut noch mit der darunter liegenden Eichel verklebt. Man kann die Vorhaut nicht zurückschieben und man sollte es auch nicht versuchen, denn die Natur schützt so die empfindliche Eichel während der Windelphase vor dem aggressiven Urin. Diese so genannte kindliche Phimose (= Vorhautverengung) löst sich bis zum Alter von 14 Jahren meist von selbst. Nur bei einem Prozent der Jugendlichen besteht dann eine operationsbedürftige Phimose. Ist die Vorhaut nach dem dritten Lebensjahr noch vollkommen mit der Eichel verbunden, kann man der Vorhautablösung durch Kortisonsalben ein wenig nachhelfen. Versuche, die Vorhaut durch häufiges Zurückziehen von der Eichel zu lösen, schaden dem Kind, denn sie führen zwangsläufig zu Verletzungen und damit zu Narbenbildungen. Eine einmalige Vorhautentzündung ist noch kein Grund für eine Operation. Erst wenn sich die Infekte häufen und dadurch narbige Verengungen entstehen, sollte operiert werden.

Kräuter- und Hausapotheke

BÄDER

KAMILLENBAD

Wirkung: reinigend, entzündungshemmend und heilungsfördernd

Anwendung: 15 g Kamillenblüten mit ½ l kochendem Wasser übergießen, 10 Min. zugedeckt ziehen lassen, anschließend abseihen und abkühlen lassen. Den Aufguss in einen Eierbecher füllen und das Glied mindestens 10 Min. darin baden. 2- bis 3-mal täglich anwenden.

RINGELBLUMENBAD

Wirkung: entzündungshemmend und heilungsfördernd

Anwendung: 10 Tropfen Ringelblumenessenz (Calendula-Essenz) in 200 ml abgekochtes und abgekühltes Wasser geben, die Mischung in einen Eierbecher füllen und das Glied etwa 10 Min. darin baden. 2- bis 3-mal täglich anwenden.

Homöopathie

APIS MELLIFICA D6

Symptome: rote deutlich geschwollene Vorhaut; stechende Schmerzen, Juckreiz

Dosierung: im Akutfall alle 2 Std. 1 Gabe (= 3 Globuli); maximal 3 Gaben, danach 3- bis 4-mal täglich 1 Gabe

BELLADONNA D6

Symptome: rote, heiße und schmerzende Vorhaut

Dosierung: im Akutfall alle 2 Std. 1 Gabe (= 3 Globuli), danach 3- bis 4-mal täglich 1 Gabe

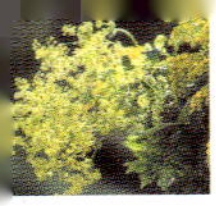

Menstruationsbeschwerden

Frau zu werden ist für Mädchen nicht immer ein leichter Weg – vor allem wenn er monatlich mit Spannungsgefühlen in den Brüsten, starken Blutungen und Bauchschmerzen verbunden ist. Besonders die ziehenden oder krampfartigen Schmerzen im gesamten Unterleib, die gelegentlich in den Rücken und in die vorderen Oberschenkel ausstrahlen, vergällen manchem Mädchen buchstäblich »die Tage«. Einige müssen zusätzlich erbrechen, haben Kreislaufbeschwerden oder leiden an Durchfall.

Was die Beschwerden verursacht

Eine schmerzfreie Menstruationsblutung gibt es selten. Die Gebärmutter zieht sich in diesen Tagen immer wieder ein wenig zusammen, um die Schleimhaut abzustoßen. Das erleben viele Frauen jedoch nur als leichten, ziehenden Schmerz. Für stärkere, krampfartige Schmerzen ist ein Ungleichgewicht der Hormone Östrogen und Progesteron verantwortlich. Darunter leiden vor allem junge Mädchen, deren hormoneller Regelkreis sich erst einspielen muss.

Wie Eltern helfen können

Wie sehr sich eine Frau durch ihre Monatsblutungen beeinträchtigt fühlt, hängt nicht zuletzt davon ab, welches Verhalten sie bei ihrer Mutter beobachtet hat. Hatte die Mutter kaum Beschwerden bzw. wusste sie sich rasch zu helfen, wird auch die Tochter meist schnell und problemlos in ihre Zyklen hineinwachsen. Mütter können ihren Töchtern zeigen, welche pflanzlichen und homöopathischen Mittel, Tees und Auflagen man anwenden kann, um Krämpfe und Schmerzen im Unterleib zu lindern. Außerdem gibt es entspannende Yoga- oder Atemübungen sowie ein Schüßler-Salz, das bei Menstruationsbeschwerden krampflösend wirkt.

> **→ UNBEDINGT ZUM ARZT …**
>
> sollte ein Mädchen, wenn es sich während der Menstruationsblutung krank fühlt oder wegen der Schmerzen seinen Alltag nicht bewältigen kann. Auch Mädchen, deren Schmerzen mit jeder Periode stärker werden, sollten unbedingt einen Arzt aufsuchen. Grund für die starken Beschwerden könnte eine (sehr seltene) Gebärmutterfehlbildung sein, die es verhindert, dass das Blut abfließt, sodass es sich in der Gebärmutter staut. Eine solche Fehlbildung muss operiert werden. Danach sind die Schmerzen meist verschwunden.

Kräuter- und Hausapotheke

TEES UND ÖL

KAMILLENTEE

Wirkung: krampflösend
Rezept: 2 TL Kamillenblüten mit 1 Tasse kochendem Wasser übergießen, 10 Min. zugedeckt ziehen lassen und anschließend abseihen. Während der Menstruation täglich 2–3 Tassen teelöffelweise einnehmen.

FRAUENMANTELTEE

Wirkung: zusammenziehend, krampflösend und blutstillend
Rezept: 1 EL Frauenmantelkraut mit $1/4$ l kochendem Wasser übergießen, 15 Min. zuge-

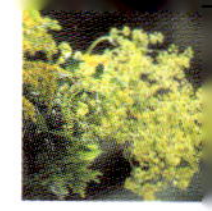

deckt ziehen lassen und anschließend abseihen. Während der Menstruation täglich 2–3 Tassen trinken.

TEEMISCHUNG MIT HIRTENTÄSCHEL

Wirkung: zusammenziehend, krampflösend und blutstillend
Rezept: Je 30 g Hirtentäschelkraut, Ackerschachtelhalmkraut und Schafgarbenkraut sowie fein geschnittene Eichenrinde mischen. 1 TL dieser Mischung mit 1 Tasse kochendem Wasser übergießen, 20 Min. zugedeckt ziehen lassen und abseihen. Täglich morgens und abends je 1 Tasse trinken, dabei 3 Tage vor der Regel beginnen und mit dem Ausklang der Regel enden.

JOHANNISKRAUTÖL

Wirkung: lindert Brustspannungen
Anwendung: Einige Tropfen Johanniskrautöl (Fertigpräparat) behutsam in die Brust einmassieren.

TINKTUR, AUFLAGE UND ATEMÜBUNG

FRAUENTROPFEN

Wirkung: entspannend und angstlösend
Anwendung: 10 ml Kamillentinktur mit je 5 ml Pfefferminz-, Wermut- und Baldriantinktur sowie Hoffmannstropfen in der Apotheke mischen lassen. Während der Menstruation 10–30 Tropfen auf 1 Stück Würfelzucker einnehmen.

HEUBLUMENSÄCKCHEN → *Abb. Seite 76*

Wirkung: beruhigend und nervenstärkend
Anwendung: Einen Waschlappen mit Heublumen füllen und die offene Seite mit einer Kordel (oder mit einem zweiten Waschlappen) verschließen. Wasser in einem Topf zum Kochen bringen und zwei Kochlöffel so auf den Topfrand legen, dass man das Heublumensäckchen darauf legen kann. Das Säckchen 20–30 Min. über dem aufsteigenden Dampf erwärmen, auf den Unterleib legen und 20 Min. einwirken lassen. Anschließend 30 Min. im Bett ruhen.

ATEMÜBUNG

Wirkung: entspannend
Anleitung: Auf den Rücken legen, ein Bein anziehen, das Knie mit beiden Händen umfassen und zum Bauch ziehen. Den Kopf anheben und 7-mal tief in den Bauch atmen. Danach die Übung mit dem anderen Bein ausführen. Mehrmals wiederholen.

Homöopathie

MAGNESIUM PHOSPHORICUM D6

Symptome: starke, krampfartige Periodenschmerzen; Besserung bei Wärme und durch Zusammenkrümmen
Dosierung: im Akutfall stündlich 1 Gabe (= 3 Globuli); maximal 5 Gaben, danach 3- bis 4-mal täglich 1 Gabe

VERATRUM ALBUM D6

Symptome: Periodenschmerzen; schlechter Kreislauf mit Übelkeit, Schwindel, Blässe, Kollapsneigung
Dosierung: im Akutfall stündlich 1 Gabe (= 3 Globuli); maximal 5 Gaben, danach 3- bis 4-mal täglich 1 Gabe

VIBURNUM OPULUS D6

Symptome: nervöse Unruhe; schon vor Beginn der Regel krampfartige Schmerzen, die in die Oberschenkel ausstrahlen

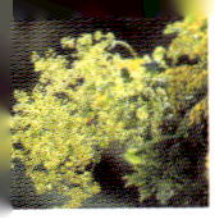

Dosierung: im Akutfall stündlich 1 Gabe (= 3 Globuli); maximal 5 Gaben, danach 3- bis 4-mal täglich 1 Gabe

Asiatische Medizin

YOGA

SCHMETTERLING AUS DEM LUNA-YOGA

Wirkung: entspannend

Anleitung: Aufrecht auf den Boden setzen, die Beine anwinkeln und die Knie nach außen fallen lassen. Die Füße so nah an den Körper ziehen, dass sich Fußsohlen und Fersen berühren. Mit der linken Hand zum rechten Knie greifen, die rechte Hand hinter das rechte Gesäß legen. Über die rechte Schulter nach hinten schauen, einige Atemzüge lang halten und die Dehnung spüren. Danach die Übung auf die andere Seite ausführen. Mehrmals wiederholen.

Schüßler-Salze

MAGNESIUM PHOSPHORICUM D6

(Schüßler-Salz Nr. 7)

Symptome: krampfartige, bohrende Bauchschmerzen; dazu Heißhunger und Übelkeit

Dosierung: Empfehlung »Heiße Sieben« → *Seite 49*

Scheidenentzündung

Ausfluss aus der Scheide kann ein Mädchen in jedem Alter haben. Grund dafür muss nicht immer eine Scheidenentzündung sein. Etwa sechs bis zwölf Monate vor Auftreten der ersten Monatsblutung haben viele Mädchen einen glasig-weißlichen Ausfluss – ein Zeichen der beginnenden Östrogenproduktion der Eierstöcke. Auch während der Pubertät haben manche Mädchen Ausfluss, der nicht krankhaft ist. Gelblicher, schaumiger, blutiger, weißkrümeliger oder übel riechender Ausfluss weist jedoch auf eine Infektion hin. Oft ist gleichzeitig der Intimbereich gerötet und juckt, die Schamlippen sind geschwollen und es brennt beim Wasserlassen.

Was die Beschwerden verursacht

Das empfindliche Scheidenmilieu kann durch Badezusätze, Intimsprays oder synthetische Unterwäsche so sehr gestört werden, dass es die Abwehrfähigkeit gegen Bakterien, Pilze oder Mykoplasmen (Kleinstlebewesen) verliert. Hat ein Kind Würmer und kratzt sich im Schlaf, wird oft auch der Scheideneingang infiziert. Eine Harnwegsinfektion kann die Gesundheit der Scheide ebenfalls beeinträchtigen. Das gilt auch für einen Fremdkörper, den sich ein Kind aus Neugier in die Scheide geschoben hat. Die häufigste Ursache für eine Scheideninfektion ist jedoch eine falsche Hygienegewohnheit nach dem Stuhlgang.

Wie Eltern helfen können

Vor der Pubertät gehen die meisten Mädchen mit ihrem Intimbereich noch recht unbefangen um und nehmen elterlichen Rat

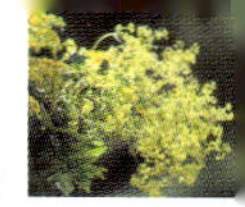

leichter an als später. Eltern sollten ihrem Kind deshalb früh zeigen, dass es den Intimbereich stets nur mit klarem, warmem Wasser und einer winzigen Menge hautschonender, pH-neutraler Waschlotion reinigen soll. Die Afterregion muss nach dem Stuhlgang stets von vorn nach hinten gesäubert werden, um zu verhindern, dass Darmkeime in Richtung Scheide transportiert werden. Slips aus kochfester Baumwolle sorgen für ein günstiges, trockenes Milieu um den Scheideneingang. Bei Scheidenentzündungen können Bäder aus pflanzlichen Zutaten oder homöopathische Mittel helfen, die die Selbstregulation des Körpers unterstützen.

UNBEDINGT ZUM ARZT ...

sollte ein Mädchen, wenn der Ausfluss aus der Scheide mit Beschwerden einhergeht oder wenn sich der gewohnte Ausfluss in Farbe, Geruch oder Beschaffenheit verändert. Hat das Kind die Pubertät noch vor sich, empfiehlt sich der Besuch einer kindergynäkologischen Sprechstunde, die viele Kliniken und Frauenärzte anbieten.

Kräuter- und Hausapotheke

TEE UND BÄDER

TEEMISCHUNG MIT KAMILLE

Wirkung: zusammenziehend, entzündungs- und keimhemmend

Rezept: 30 g Kamillenblüten, je 20 g Frauenmantel- und Schafgarbenkraut sowie 10 g Taubnesselblüten mischen. 1–2 TL dieser Mischung mit 1 Tasse kochendem Wasser übergießen, 10 Min. zugedeckt ziehen lassen und anschließend abseihen. Kurweise 6 Wochen täglich 2 Tassen trinken.

SITZBAD MIT EICHENRINDE

Wirkung: zusammenziehend und entzündungshemmend

Anwendung: 2 EL fein geschnittene Eichenrinde mit ½ l kaltem Wasser übergießen, aufkochen, 10 Min. zugedeckt köcheln lassen und abseihen. Die Badewanne knöchelhoch mit Wasser füllen und den Sud dazugießen. 2-mal täglich 10 Min. sitzend darin baden.

Achtung: Wegen der gerbenden Eigenschaft der Eichenrinde ist das Bad erst für Kinder ab zwei Jahren geeignet. Die Wanne nach dem Bad sofort säubern, da die Eichenrinde intensiv färbt.

SITZBAD MIT KRÄUTERTEE

Wirkung: zusammenziehend, reizlindernd und entzündungshemmend

Anwendung: Je 10 g Frauenmantelkraut, Taubnesselblüten, Brombeer- und Salbeiblätter mischen. 4 EL dieser Mischung mit 1 l kochendem Wasser übergießen, 10 Min. zugedeckt ziehen lassen und abseihen. Die Badewanne knöchelhoch mit Wasser füllen und den Sud dazugießen. 2-bis 3-mal täglich 10–15 Min. sitzend darin baden.

Homöopathie

LILIUM TIGRINUM D5

Symptome: Pilzinfektion der Scheide; stark juckender, grüngelber Ausfluss

Dosierung: 3- bis 4-mal täglich 1 Gabe (= 3 Globuli)

BORAX D6

Symptome: milder Ausfluss mit Juckreiz

Dosierung: 3- bis 4-mal täglich 1 Gabe (= 3 Globuli)

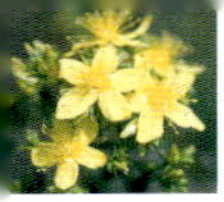

Seele und Gedankenwelt

Vom ersten Moment an mit ihrem Baby wünschen sich Eltern vor allem eins: Sie möchten, dass ihr Kind glücklich ist. Und dafür tun die meisten intuitiv genau das Richtige. Sie schenken ihrem Kind Geborgenheit und viel Nähe. Man weiß heute, dass dies mindestens so wichtig ist wie intellektuelle und psychische Fähigkeiten oder gesellschaftliche Rahmenbedingungen. Liebevolle Eltern tragen also viel dazu bei, dass sich ihr Kind körperlich und seelisch wohl fühlt und später im Leben gut zurechtfinden wird.

Wie Fühlen und Denken wachsen

■ Schon das Neugeborene ist eine kleine Persönlichkeit und bringt Vorlieben und Abneigungen mit. Doch auch die Erfahrungen, die es im Laufe seiner ersten Lebensjahre machen wird, werden in seiner Seele entscheidende Spuren hinterlassen. Aber was ist die Seele? Der Begriff **Seele** steht für die Gesamtheit aller Gefühle, aller Erlebnisse und aller ererbten Charakterzüge eines Menschen. Man kann die Seele nicht »erziehen«, aber man kann viel dazu beitragen, dass sie sich entwickeln und reifen kann. Dabei hat es die Natur so eingerichtet, dass die zarte Kinderseele von den Eltern genau das bekommt, was sie am meisten braucht: viel Liebe und Aufmerksamkeit. Signalisiert wird diese Zuneigung zunächst vor allem durch non-verbales Verhalten wie Blicke, Mimik und Körpersprache.

■ Die **Kommunikation** zwischen Eltern und Kind beginnt schon im Mutterleib und prägt auch die ersten Minuten nach der Geburt: Die Kontakt suchenden Augen des Neugeborenen, das zärtliche Flüstern von Mutter und Vater, ihre liebkosenden Hände … Über Haut- und Blickkontakt, über den Klang der Worte, über Beobachtung und Nachahmung der Eltern sowie später über das Miteinandersprechen wächst eine Bindung, bei der das Kind nicht nur seine Bezugspersonen kennen lernt, sondern auch sich selbst findet.

■ In diesem Zusammenhang ist es für Eltern entlastend zu wissen, dass sie keineswegs immer gütig, verständnisvoll und ständig um das Wohl des Kindes bemüht sein müssen. Es kommt auch nicht darauf an, dass Mütter und Väter unentwegt das eigene Verhalten auf den Prüfstein stellen und hinterfragen. In einer Familie haben alle **Gefühle** ihren Platz: die erfreulichen wie Liebe, Freude, Zuneigung und Zärtlichkeit – aber eben auch die weniger erfreulichen wie Ärger, Wut, Trauer, Langeweile, schlechte Laune und Frust. Wenn Kinder erleben dürfen, wie die Eltern selbst mit diesen Gefühlen umgehen, wenn sie erfahren, dass sie von den Eltern rundum ernst genommen werden, wenn sie liebevoll in ihren Anlagen und Fähigkeiten gefördert werden, bestehen die besten Voraussetzungen für eine gesunde psychische Entwicklung.

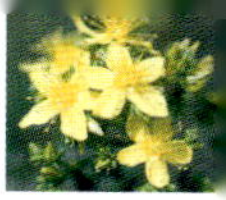

Reizbarkeit

Auch Kinder kann schon die berühmte »Fliege an der Wand« aufregen. Solche Zustände gehören zur normalen Entwicklung eines Kindes ebenso wie die Erfahrung, dass eine gereizte und ärgerliche Stimmung meist so rasch wieder verschwindet, wie sie gekommen ist.

Was die Beschwerden verursacht

Warum ein Kind reizbar ist, liegt manchmal auf der Hand: Übermüdung, eine beginnende Erkältung oder ein unschönes Erlebnis. Außerdem gibt es Tage, an denen das Kind einfach »mit dem linken Fuß« aufgestanden ist und man vergeblich nach der Ursache für die schlechte Stimmung sucht. Nicht selten kündigen sich auch Entwicklungsschübe mit einer latenten Gereiztheit an. Und manchmal sind Kinder übler Laune, weil ihnen bestimmte Dinge einfach noch nicht gelingen.

Wie Eltern helfen können

Ein Kind, das unter Reizbarkeit leidet, ist zwar »unleidlich«, aber kein »Quälgeist«. Eltern werden oft selbst gereizt, wenn ihr Kind so unausgeglichen ist. Am besten kommt die Familie über solche Tage, wenn die Eltern dem Kind zeigen, dass sie es auch dann mögen, wenn es nicht pflegeleicht ist. Und wenn sie wissen, dass es viele Möglichkeiten aus der Kräuter- und Hausapotheke, aus der Homöopathie und der Naturheilkunde gibt, mit denen man leicht Abhilfe bei Reizbarkeit und Nervosität schaffen kann.

Kräuter- und Hausapotheke

TEE, BAD UND AUFLAGE

BERUHIGUNGSTEE

Wirkung: beruhigend und stimmungsaufhellend

Rezept: 40 g Johanniskrautblüten und -blätter mit je 20 g Melissenblättern, Pomeranzen- und Hibiskusblüten mischen. 1 EL dieser Mischung mit 1 Tasse kochendem Wasser übergießen, 10 Min. zugedeckt ziehen lassen und abseihen. 4 Wochen täglich 30 Min. vor dem Schlafengehen 1 Tasse trinken.

Achtung: Während der Teekur sollte man die pralle Sonne meiden, da Johanniskraut die Haut lichtempfindlich macht.

BALDRIANBAD

Wirkung: beruhigend und nervenstärkend

Anwendung: 100 g fein geschnittene Baldrianwurzel mit 1 l kochendem Wasser übergießen, 10 Min. zugedeckt ziehen lassen und abseihen. Den Aufguss ins 38 °C warme Badewasser geben, 10 Min. baden und anschließend sofort im Bett ruhen.

HEUBLUMENSÄCKCHEN → *Abb. Seite 76*

Wirkung: beruhigend und nervenstärkend

Anwendung: Einen Waschlappen mit Heublumen füllen und die offene Seite mit einer Kordel (oder mit einem zweiten Waschlappen) verschließen. Wasser in einem Topf zum Kochen bringen und zwei Kochlöffel so auf den Topfrand legen, dass man das Heublumensäckchen darauf legen kann. Das Säckchen 20–30 Min. über dem aufsteigenden Dampf erwärmen, auf den Oberbauch des Kindes legen und 20 Min. einwirken lassen. Dann 30 Min. im Bett ruhen.

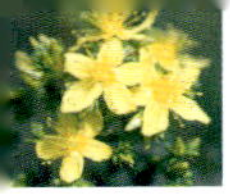

Homöopathie

NUX VOMICA D12

Symptome: Kind ist nervös, gereizt und vor allem am Morgen übellaunig; leichte Schlafstörungen

Dosierung: 1- bis 2-mal täglich 1 Gabe (= 3 Globuli) über einen längeren Zeitraum (3 Wochen Einnahme, 1 Woche Pause)

BRYONIA D12

Symptome: Kind ist mürrisch und reizbar, möchte unbedingt seine Ruhe haben; Husten und Kopfschmerzen

Dosierung: 1- bis 2-mal täglich 1 Gabe (= 3 Globuli) über einen längeren Zeitraum (3 Wochen Einnahme, 1 Woche Pause)

STAPHISAGRIA D12

Symptome: Kind neigt zu Wutausbrüchen und ist schnell verletzbar; Trost wird nicht angenommen, Folge von Demütigung

Dosierung: 1- bis 2-mal täglich 1 Gabe (= 3 Globuli) über einen längeren Zeitraum (3 Wochen Einnahme, 1 Woche Pause)

Asiatische Medizin

AKUPRESSUR

STRASSE ZUR HEITERKEIT *(shenmen)*

→ *Abb. Seite 84*

Druckpunkt: Innenseite des Handgelenks an der Beugefalte auf der Seite des kleinen Fingers, in einer Vertiefung zwischen zwei fühlbaren Sehnen. Handgelenk sollte leicht gebeugt werden

Druckart: drücken und kreisen

Druckstärke: sanft

Druckdauer: ca. 1 Min. auf jeder Seite

Bach-Blüten

Vorbereitung der Einnahmefläschchen

→ *Seite 46*

HOLLY *(Stechpalme)*

Symptome: Reizbarkeit mit Aggressivität

Dosierung: 4-mal täglich 4 Tropfen aus dem Einnahmefläschchen

IMPATIENS *(Drüsen tragendes Springkraut)*

Symptome: Reizbarkeit mit Ungeduld

Dosierung: 4-mal täglich 4 Tropfen aus dem Einnahmefläschchen

CHERRY PLUM *(Kirschpflaume)*

Symptome: plötzliche Reizbarkeit und Wutausbrüche

Dosierung: 4-mal täglich 4 Tropfen aus dem Einnahmefläschchen

Schüßler-Salze

CALCIUM PHOSPHORICUM D6

(Schüßler-Salz Nr. 2)

Symptome: Reizbarkeit, Ängstlichkeit und leichte Schreckhaftigkeit

Dosierung: Empfehlung → *Seiten 50/51*

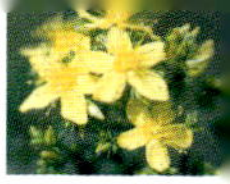

Angst und Ängstlichkeit

Kinder kommen mit unterschiedlichen Temperamenten zur Welt. Während das eine kaum zu bremsen ist, tastet sich das andere eher zaghaft vor. Angst als Schutzmechanismus, der vor Gefahren bewahrt, gehört zur seelischen Entwicklung eines Kindes ebenso wie Allmachtsfantasien oder Wutanfälle. Eine ausgeprägte Ängstlichkeit allerdings kann die Entwicklung eines Kindes sogar verzögern.

Was die Beschwerden verursacht

Die wenigsten Kinder kommen ängstlich auf die Welt. Sie beginnen ganz früh, aus Eindrücken und Erfahrungen ein eigenes, individuelles Weltbild zu entwickeln. Wenn die Umwelt sehr ängstlich ist, nehmen viele Kinder diese Ängstlichkeit auch in ihr eigenes Weltbild auf. Überbehütung und Ängstlichkeit sind heute verbreiteter als früher, weil die Welt auf der einen Seite kinderfeindlicher und komplexer geworden ist, aber auch weil immer mehr Familien nur ein oder zwei Kinder haben.

Wie Eltern helfen können

Nicht jedes Kind ist der Typ dafür, die Ängstlichkeit seiner Umwelt zu übernehmen und unselbstständig zu werden. Deshalb wirkt sich auch das gleiche Erziehungsverhalten bei Geschwistern manchmal sehr unterschiedlich aus. Auf Kinder mit einem sehr feinsinnigen Bewusstsein, das elterliche Signale wie ein Schwamm aufsaugt, kann deren Ängstlichkeit regelrecht paralysierend wirken. Die kindliche Reaktion: Ich bin so schwach und kann nichts allein. Deshalb sollten Eltern versuchen, ihrem Kind in den verschiedensten Situationen immer wieder zu signalisieren: »Versuch's! Ich weiß, dass du's kannst!«. Außerdem können Eltern ihrem Kind zeigen, dass sie mit ihm gemeinsam etwas gegen die unangenehmen Gefühle vor bestimmten Situationen wie etwa Prüfung, Gewitter oder Dunkelheit unternehmen.

UNBEDINGT ZUM ARZT ...

bzw. zu einem Kinder-Psychotherapeuten sollte ein Kind, wenn Ängstlichkeit seine Entwicklung behindert. Ein Beispiel: Ein kleines Kind wird von seinen Altersgenossen verspottet, weil es sich nicht traut, ein Dreirad auszuprobieren. Manchmal verschwinden solche Verhaltensauffälligkeiten von allein, doch in einigen Fällen stecken seelische Probleme dahinter, die sich dann ein Leben lang belastend auswirken können.

Kräuter- und Hausapotheke

TEES

NERVENSTÄRKENDER TEE

Wirkung: stärkt das Selbstvertrauen, beruhigt; hilft bei Prüfungsangst

Rezept: 1 TL fein geschnittene Baldrianwurzel am Vorabend mit 1 Tasse kaltem Wasser ansetzen, über Nacht zugedeckt ziehen lassen und am nächsten Morgen abseihen. Je ¼ TL Pfefferminz- und Melissenblätter mit ½ Tasse kochendem Wasser übergießen, 10 Min. zugedeckt ziehen lassen und dann abseihen. Den kalten Auszug und den Tee mischen und bei Bedarf 1 Tasse trinken.

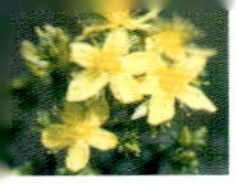

TEEMISCHUNG MIT MELISSE

Wirkung: beruhigend und stabilisierend; bei Schulproblemen durch starken Leistungsdruck

Rezept: 20 g Melissenblätter mit je 10 g Hopfenzapfen, Orangenblüten, Johanniskrautblüten und -blättern und Hagebuttenfrüchten mit Samen mischen. Danach 2 TL dieser Mischung mit ¼ l kochendem Wasser übergießen, 10–15 Min. zugedeckt ziehen lassen und dann abseihen. Kurweise 4–6 Wochen morgens und abends je 1 Tasse trinken.

Homöopathie

ACONITUM D30

Symptome: Todesangst, Schock, akute Panik; großer Durst

Dosierung: im Akutfall alle 10–30 Min. 1 Gabe (= 3 Globuli); maximal 3 Gaben, danach bei Bedarf ein Folgemittel

ARGENTUM NITRICUM D30

Symptome: Prüfungsangst, Angst vor Ereignissen und Schulangst mit Bauchweh; Verlangen nach Süßem

Dosierung: an 3 aufeinander folgenden Tagen vor der Prüfung (oder vor einem mit Angst erwarteten Ereignis) abends 1 Gabe (= 3 Globuli), am Tag des Ereignisses morgens 1 Gabe (= 3 Globuli)

PHOSPHORUS D30

Symptome: Kind ist furchtsam und schreckhaft; Angst vor Gewitter, Dunkelheit und Geistern

Dosierung: im Akutfall alle 2 Std. 1 Gabe (= 3 Globuli); maximal 3 Gaben, danach bei Bedarf ein Folgemittel

GELSEMIUM D12

Symptome: Kind ist apathisch und wirkt wie gelähmt; starkes Lampenfieber und akute Schulangst

Dosierung: im Akutfall alle 2 Std. 1 Gabe (= 3 Globuli); maximal 3 Gaben, danach 1-mal täglich 1 Gabe (= 3 Globuli)

Asiatische Medizin

AKUPRESSUR

DRITTER WEILER AM FLUSS *(zusanli)*

→ *Abb. Seite 82*

Druckpunkt: ca. 3 Querfinger unterhalb der Kniescheibe (am besten zu ertasten bei gebeugtem Knie), 1 Querfinger Richtung Außenseite von der knöchernen Schienbeinkante entfernt

Druckart: drücken, vibrationsartig bewegen

Druckstärke: kräftig

Druckdauer: ca. 1 Min. auf jeder Seite

STRASSE ZUR HEITERKEIT *(shenmen)*

→ *Abb. Seite 84*

Druckpunkt: Innenseite des Handgelenks an der Beugefalte auf der Seite des kleinen Fingers, in einer Vertiefung zwischen zwei fühlbaren Sehnen. Handgelenk sollte leicht gebeugt werden

Druckart: drücken und kreisen

Druckstärke: sanft

Druckdauer: ca. 1 Min. auf jeder Seite

INNERES PASSTOR *(neiguan)*

→ *Abb. Seite 83*

Druckpunkt: ca. 3 Querfinger unterhalb der Handgelenksbeugefalte auf der Innenseite des Unterarms, mittig zwischen zwei fühlbaren Sehnen

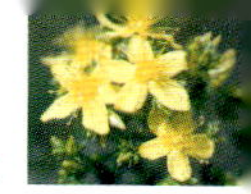

Druckart: drücken und kreisen
Druckstärke: leicht
Druckdauer: ca. 1 Min. auf jeder Seite

Bach-Blüten

Vorbereitung der Einnahmefläschchen
→ *Seite 46*

MIMULUS *(Gefleckte Gauklerblume)*
Symptome: Schüchternheit, Ängstlichkeit; in der Pubertät Angst vor Erröten
Dosierung: 4-mal täglich 4 Tropfen aus dem Einnahmefläschchen

ELM *(Ulme)*
Symptome: plötzliche Versagensängste, Gefühl, den Anforderungen nicht gewachsen zu sein
Dosierung: 4-mal täglich 4 Tropfen aus dem Einnahmefläschchen

ROCK ROSE *(Gelbes Sonnenröschen)*
Symptome: panische Angst mit Zittern und Schreien
Dosierung: 4-mal täglich 4 Tropfen aus dem Einnahmefläschchen

ASPEN *(Zitterpappel)*
Symptome: vage Ängste, Furcht vor drohendem Unheil
Dosierung: 4-mal täglich 4 Tropfen aus dem Einnahmefläschchen

AGRIMONY *(Odermennig)* oder
RED CHESTNUT *(Rote Kastanie)*
Symptome: Angst vor dem Alleinsein
Dosierung: 4-mal täglich 4 Tropfen aus dem Einnahmefläschchen

LARCH *(Lärche)*
Symptome: Schulangst; für mehr Zutrauen zu sich und den eigenen Leistungen
Dosierung: 4-mal täglich 4 Tropfen aus dem Einnahmefläschchen

GENTIAN *(Herbstenzian)*
Symptome: Schulangst; gegen eine negative Erwartungshaltung
Dosierung: 4-mal täglich 4 Tropfen aus dem Einnahmefläschchen

Schüßler-Salze

CALCIUM PHOSPHORICUM D6
(Schüßler-Salz Nr. 2)
Symptome: leichte Schreckhaftigkeit und Ängstlichkeit
Dosierung: Empfehlung → *Seiten 50/51*

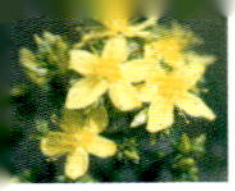

Depressive Verstimmung

Kinder sollen vergnügt und voller Tatendrang sein – das wünschen sich alle Eltern. Doch auch Kinder können an depressiven Verstimmungen leiden, an Traurigkeit, die keinen »richtigen« Grund hat. Etwa zwei bis vier Prozent aller Kinder zwischen sieben und zwölf Jahren haben Depressionen, ein Teil von ihnen leidet sogar unter einer schweren Form.

Was die Beschwerden verursacht

Noch viel weniger als depressive Erwachsene können Kinder sagen, was sie quält. Sie sind traurig, lustlos und haben Schwierigkeiten sich durchzusetzen. Oder sie können sich nicht konzentrieren und nicht mitdenken. Manche ermüden sehr schnell, leiden unter Schlafstörungen und Appetitlosigkeit. Im Kindergarten gelten diese Kinder oftmals als ruhig, scheu und unauffällig. Eine schwere Form von Depression kann organische und/oder seelische Ursachen haben. Deshalb sollten seelische Verstimmungen »ohne Grund«, die über einen längeren Zeitraum anhalten, immer Anlass sein, den Kinderarzt aufzusuchen.

> **➔ UNBEDINGT ZUM ARZT ...**
>
> bzw. zu einem Kinder-Psychotherapeuten sollte ein Kind, wenn es über einen längeren Zeitraum keine Lust zum Spielen und keinen Appetit hat, wenn es schlecht schläft oder unkonzentriert und sehr zappelig ist.

Wie Eltern helfen können

Zuwendung, Zärtlichkeit und viel Verständnis zeigen einem depressiv verstimmten Kind, dass seine Gefühle und Gedanken ernst genommen werden. Besonders sensible Kinder werden vielleicht auch in ihrem späteren Leben immer wieder an solchen seelischen »Tiefs« leiden. Deshalb ist es für sie sehr wichtig, wenn sie schon bei ihren Eltern lernen, mit welchen Mitteln aus der Naturmedizin man eine gedrückte Stimmung wieder aufhellen kann – sei es mit einem Tee, einem homöopathischen Mittel, einem Aromaöl oder Bach-Blüten-Tropfen.

Kräuter- und Hausapotheke

TEES

JOHANNISKRAUTTEE

Wirkung: stimmungsaufhellend und ausgleichend
Rezept: 1 TL Johanniskrautblüten und -blätter mit 1 Tasse kochendem Wasser übergießen, 10 Min. zugedeckt ziehen lassen und dann abseihen. Kurweise 3–4 Wochen täglich 2–3 Tassen trinken.
Achtung: Während der Teekur sollte man die Sonne meiden, da Johanniskraut die Haut lichtempfindlich macht.

BALDRIANTEE

Wirkung: ausgleichend
Rezept: 1 TL fein geschnittene Baldrianwurzel mit 1 Tasse kochendem Wasser übergießen, 5 Min. zugedeckt ziehen lassen und abseihen. Kurweise 3–4 Wochen täglich jeweils morgens 1 Tasse Johanniskrauttee und abends 1 Tasse Baldriantee trinken.

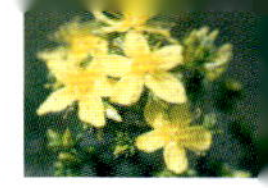

ÄTHERISCHE ÖLE

ROSEN- UND MELISSENÖL

Wirkung: aufheiternd und ausgleichend

Anwendung: Je 2 Tropfen Rosen- und Melissenöl in eine Schale mit Wasser geben und ins Kinderzimmer stellen.

Homöopathie

AMBRA D6

Symptome: Kind wirkt deprimiert, reizbar, müde und erschöpft, kann nicht abschalten und grübelt; Schlafstörungen

Dosierung: 3-mal täglich 1 Gabe (= 3 Globuli) über einen längeren Zeitraum (3 Wochen Einnahme, 1 Woche Pause)

IGNATIA D30

Symptome: Kummer mit Weinkrämpfen, launische und wechselhafte Stimmung

Dosierung: im Akutfall alle 2 Std. 1 Gabe (= 3 Globuli), maximal 3 Gaben, danach bei Bedarf ein Folgemittel

ACIDUM PHOSPHORICUM D6

Symptome: Erschöpfung und Schwäche; Niedergeschlagenheit, Liebeskummer

Dosierung: 3-mal täglich 1 Gabe (= 3 Globuli) über einen längeren Zeitraum (3 Wochen Einnahme, 1 Woche Pause)

Bach-Blüten

Vorbereitung der Einnahmefläschchen → Seite 46

MUSTARD *(Ackersenf)*

Symptome: Traurigkeit, Antriebslosigkeit und Desinteresse

Dosierung: 4-mal täglich 4 Tropfen aus dem Einnahmefläschchen

STAR OF BETHLEHEM *(Doldiger Milchstern)*

Symptome: Kind ist enttäuscht und seelisch verletzt

Dosierung: 4-mal täglich 4 Tropfen aus dem Einnahmefläschchen

GORSE *(Stechginster)*

Symptome: Hoffnungslosigkeit

Dosierung: 4-mal täglich 4 Tropfen aus dem Einnahmefläschchen

CHICORY *(Wegwarte)* oder WILLOW *(Weide)*

Symptome: Gefühl von Benachteiligung

Dosierung: 4-mal täglich 4 Tropfen aus dem Einnahmefläschchen

GENTIAN *(Herbstenzian)*

Symptome: Kind neigt zu Pessimismus

Dosierung: 4-mal täglich 4 Tropfen aus dem Einnahmefläschchen

LARCH *(Lärche)*

Symptome: Kind leidet unter mangelndem Selbstwertgefühl

Dosierung: 4-mal täglich 4 Tropfen aus dem Einnahmefläschchen

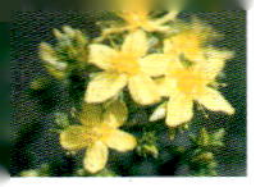

Nervosität

Schon bei Säuglingen kann man beobachten, dass die einen durch nichts aus der Ruhe zu bringen sind, während die anderen bereits bei kleinen Veränderungen in ihrer Umgebung unruhig werden und mit Ärmchen und Beinchen zu strampeln beginnen. Das Maß an Nervosität ist individuell sehr unterschiedlich ausgeprägt.

Was die Beschwerden verursacht

Wie stark sich die Nervosität in Stress-Situationen, wie beispielsweise beim Eintritt in den Kindergarten, beim Betreten einer neuen Klasse oder bei Prüfungen, bemerkbar macht, hängt vom Selbstvertrauen und von den Erwartungen der Eltern ab. Entscheidend ist aber auch, welche Erwartungen das Kind selbst an sich stellt. Nervosität kann sich in motorischer Unruhe, Herzklopfen, Neigung zum Erröten, Ängstlichkeit, Unsicherheit, geringer Belastbarkeit, rascher Ermüdbarkeit, Konzentrations- und Schlafstörungen äußern.

Wie Eltern helfen können

Nervöse Kinder brauchen besonders ausgeglichene Eltern. Und sie brauchen Mütter und Väter, die ihnen etwas zutrauen. Es hilft nervösen Kindern nicht, wenn ihnen jemand unangenehme Situationen abnimmt. Bekommen sie die nötigen Lernchancen, werden sie mit der Zeit ein Repertoire an Bewältigungsstrategien entwickeln, mit denen sie die Klippen des Alltags auf ihre Weise umschiffen. Eltern können ihnen dabei helfen, die Nervosität angesichts »neuer Hürden« und Herausforderungen zu mildern, indem sie mit den Kindern beruhigende Tees kochen, ätherische Öle oder Bach-Blüten auswählen, Akupressur-Techniken üben oder die Unruhe mit einem homöopathischen Mittel behandeln.

Kräuter- und Hausapotheke

TEES

BALDRIANTEE

Wirkung: beruhigend
Rezept: 2–3 TL fein geschnittene Baldrianwurzel mit 1 Tasse kochendem Wasser übergießen, 10 Min. zugedeckt ziehen lassen und abseihen. Täglich 3 Tassen trinken.

MELISSENTEE

Wirkung: beruhigend und krampflösend
Rezept: 1 TL Melissenblätter mit 1 Tasse kochendem Wasser übergießen, 10 Min. zugedeckt ziehen lassen und anschließend abseihen. Täglich abends 1 Tasse trinken.

LAVENDELTEE

Wirkung: beruhigend
Rezept: 1 TL Lavendelblüten mit 1 Tasse kochendem Wasser übergießen, zugedeckt 10 Min. ziehen lassen und anschließend abseihen. 3-mal täglich ½ Tasse trinken.

ÄTHERISCHE ÖLE

LAVENDEL-, BERGAMOTTE- UND NEROLIÖL

Wirkung: beruhigend und nervenstärkend
Anwendung: Je 3 Tropfen Lavendel- und Bergamotteöl und 2 Tropfen Neroliöl in eine Schale mit Wasser geben und ins Kinderzimmer stellen.

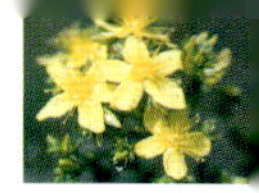

AUFLAGE

HEUBLUMENSÄCKCHEN → *Abb. Seite 76*

Wirkung: beruhigend und nervenstärkend

Anwendung: Einen Waschlappen mit Heublumen füllen und die offene Seite mit einer Kordel (oder mit einem zweiten Waschlappen) verschließen. Wasser in einem Topf zum Kochen bringen und zwei Kochlöffel so auf den Topfrand legen, dass man das Heublumensäckchen darauf legen kann. Das Heublumensäckchen 20–30 Min. über dem aufsteigenden Dampf erwärmen, auf den Oberbauch des Kindes legen und 20 Min. einwirken lassen. Anschließend 30 Min. im Bett ruhen.

Homöopathie

NUX VOMICA D12

Symptome: Nervosität, Reizbarkeit; schlechter Schlaf und schlechte Laune am Morgen

Dosierung: 1- bis 2-mal täglich 1 Gabe (= 3 Globuli) über einen längeren Zeitraum (3 Wochen Einnahme, 1 Woche Pause)

ZINCUM METALLICUM D12

Symptome: Zittern, Zucken und Unruhe in den Beinen; schlechter Schlaf

Dosierung: 1- bis 2-mal täglich 1 Gabe (= 3 Globuli) über einen längeren Zeitraum (3 Wochen Einnahme, 1 Woche Pause)

Asiatische Medizin

AKUPRESSUR

STRASSE ZUR HEITERKEIT *(shenmen)*
→ *Abb. Seite 84*

Druckpunkt: Innenseite des Handgelenks an der Beugefalte auf der Seite des kleinen Fingers, in einer Vertiefung zwischen zwei fühlbaren Sehnen. Das Handgelenk sollte leicht gebeugt werden

Druckart: drücken und kreisen

Druckstärke: sanft

Druckdauer: ca. 1 Min. auf jeder Seite

INNERES PASSTOR *(neiguan)* → *Abb. Seite 83*

Druckpunkt: ca. 3 Querfinger unterhalb der Handgelenksbeugefalte auf der Innenseite des Unterarms, mittig zwischen zwei fühlbaren Sehnen

Druckart: drücken und kreisen

Druckstärke: leicht

Druckdauer: ca. 1 Min. auf jeder Seite

Bach-Blüten

Vorbereitung der Einnahmefläschchen
→ *Seite 46*

IMPATIENS *(Drüsen tragendes Springkraut)*

Symptome: Kind neigt in der Schule zu Flüchtigkeitsfehlern; innere Unruhe

Dosierung: 4-mal täglich 4 Tropfen aus dem Einnahmefläschchen

AGRIMONY *(Odermenning)*

Symptome: Kind ist leicht ablenkbar; Gefühle wie unter Hochspannung

Dosierung: 4-mal täglich 4 Tropfen aus dem Einnahmefläschchen

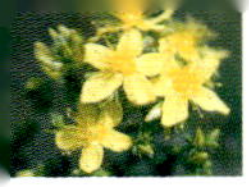

Hyperaktivität

Gesunde Kinder haben einen starken Bewegungsdrang. Nach langen Autofahrten oder nach einem Schultag müssen sie diesem Drang Luft machen – mit Laufen, Rangeln, Klettern. Auf der Straße, im Bus oder im Supermarkt werden diese Aktivitäten oft als lästig oder gar als Ausdruck von Verhaltensstörungen empfunden. Doch von der landläufig als Hyperaktivität bezeichneten Störung – exakter: Aufmerksamkeits-Defizit-Hyperaktivitäts-Syndrom (ADHS) – sind die meisten dieser tobenden und lärmenden Kinder weit entfernt. Denn ADHS-Patienten leiden zusätzlich unter Impulsivität und dem Unvermögen, sich längere Zeit auf eine Sache konzentrieren zu können.

Was die Beschwerden verursacht

Etwa 25 Prozent der Kinder, die unter ADHS leiden, haben einen ebenfalls betroffenen Elternteil, sodass man von einer ererbten Störung ausgehen kann. ADHS beruht vermutlich auf einer Störung des Dopamin-Stoffwechsels bzw. des Dopamin-Transportmechanismus im Gehirn: Es wird zu rasch wieder aus den Zellen entfernt und kann daher nicht ausreichend wirken. Dopamin ist eine chemische Substanz, die an den Endungen von Nerven (Synapsen) freigesetzt wird. Als Botenstoff (Neurotransmitter) hat es die Aufgabe, Signale zu übertragen, und spielt deshalb eine große Rolle bei der Kontrolle von Aufmerksamkeit und Bewegung. Dopamin beeinflusst nicht nur emotionale und geistige Reaktionen, sondern steuert auch Bewegungsabläufe, wie beispielsweise die Mimik.

Wie Eltern helfen können

Zum Therapiekonzept gehören Verhaltens-, Familien- und Ergotherapie sowie Medikamente. Unterstützend können Eltern ihrem Kind Bach-Blüten geben und ihm mit Akupressur-Techniken zeigen, wie man zur Ruhe kommen kann.

UNBEDINGT ZUM ARZT ...

sollten Eltern mit ihrem Kind, wenn sie das Gefühl haben, dass sich ihr Sohn (seltener die Tochter!) mit seiner eigenen Unruhe im Weg steht. ADHS diagnostiziert man nicht auf die Schnelle, etwa weil ein Kind häufig zappelig ist. Hierfür muss einiges zusammenkommen. Ein Verdacht auf ADHS besteht beispielsweise dann, wenn ein Kind sich kaum konzentrieren kann, wenn es häufig herumhampelt, immer wieder unaufgefordert aufsteht (beim Essen oder in der Schule) und keine Ordnung halten kann. Außerdem klagen Lehrer, dass das Kind die Hausaufgaben schlampig und unvollständig ausführt, den Unterricht stört und seine Schulsachen nicht in Ordnung halten kann. Noch dringender wird der Verdacht, wenn dieses Kind auf der anderen Seite als sehr liebevoll und kreativ beschrieben wird, als jemand, der die tollsten Einfälle hat und der sich sehr wohl konzentrieren kann, wenn es um Dinge geht, die er gern tut.

Homöopathie

Die Behandlung von Hyperaktivität mit homöopathischen Mitteln (z.B. mit Agaricus, Coffea oder Phosphorus) sollte lediglich von erfahrenen homöopathischen Therapeuten durchgeführt werden, weil es zu einer kritischen Erstreaktion kommen kann.

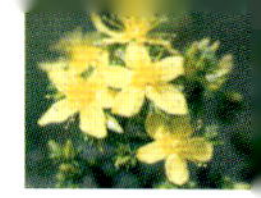

Asiatische Medizin

AKUPRESSUR

STRASSE ZUR HEITERKEIT *(shenmen)*
→ *Abb. Seite 84*
Druckpunkt: Innenseite des Handgelenks an der Beugefalte auf der Seite des kleinen Fingers, in einer Vertiefung zwischen zwei fühlbaren Sehnen; das Handgelenk sollte leicht gebeugt werden
Druckart: drücken und kreisen
Druckstärke: sanft
Druckdauer: ca. 1 Min. auf jeder Seite

VEREINTE TÄLER *(hegu)* → *Abb. Seite 82*
Druckpunkt: Erhöhung, die bei leicht aneinander gelegtem Daumen und Zeigefinger am Ende der Daumen-Zeigefinger-Falte erscheint; Daumen etwas abspreizen und zugleich in Richtung Handfläche drücken
Druckart: drücken und kreisen
Druckstärke: leicht
Druckdauer: ca. 1 Min. auf jeder Seite

INNERE VORHALLE *(neiting)*
Druckpunkt: am Fuß leicht oberhalb der Zwischenzehenfalte zwischen zweiter und dritter Zehe
Druckart: drücken und kreisen
Druckstärke: leicht
Druckdauer: ca. 1 Min. auf jeder Seite

DER ZWISCHENRAUM DES GEHENS *(xingjian)*
Druckpunkt: am Fuß leicht oberhalb der Zwischenzehenfalte zwischen Großzehe und zweiter Zehe
Druckart: drücken und kreisen
Druckstärke: leicht
Druckdauer: ca. 1 Min. auf jeder Seite

Bach-Blüten

Vorbereitung der Einnahmefläschchen
→ *Seite 46*

AGRIMONY *(Odermenning)* oder
SCLERANTHUS *(Einjähriger Knäuel)*
Symptome: Kind lässt sich leicht ablenken
Dosierung: 4-mal täglich 4 Tropfen aus dem Einnahmefläschchen

CHERRY PLUM *(Kirschpflaume)*
Symptome: innere Spannung
Dosierung: 4-mal täglich 4 Tropfen aus dem Einnahmefläschchen

IMPATIENS *(Drüsen tragendes Springkraut)*
Symptome: innere Hektik
Dosierung: 4-mal täglich 4 Tropfen aus dem Einnahmefläschchen

CHESTNUT BUD *(Knospe der Rosskastanie)*
Symptome: Kind verbreitet überall Chaos, ist zerstreut und unaufmerksam
Dosierung: 4-mal täglich 4 Tropfen aus dem Einnahmefläschchen

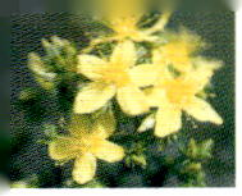

Konzentrationsstörungen

Kinder müssen erst mit den Jahren lernen, sich zu konzentrieren. Für die einen ist das leichter, für die anderen schwieriger. Kinder sind heute zahllosen Reizen ihrer Umwelt ausgesetzt, die sie nicht alle mit Erfolg verarbeiten können.

Was die Beschwerden verursacht

Für einen Mangel an Konzentration gibt es zahllose Ursachen: Schlafstörungen, niedriger Blutdruck, Ängste oder Reizüberflutung. Auch Probleme in der Familie können ein Kind daran hindern, eine altersgemäße Konzentrationsfähigkeit zu entwickeln.

Wie Eltern helfen können

Ermahnungen bringen in der Regel nichts. Viel besser – auch für die Eltern-Kind-Beziehung – ist es, gemeinsam im wahrsten Sinne des Wortes Tee zu trinken und aus dem großen Repertoire der konzentrationsfördernden Heilmaßnahmen etwas auszuwählen, an dem das Kind Gefallen findet.

Kräuter- und Hausapotheke

TEE UND ARMGUSS

BASILIKUMTEE

Wirkung: konzentrationsfördernd und ausgleichend

Rezept: 2 TL frische, zerkleinerte Basilikumblätter mit 1 Tasse heißem, aber nicht mehr kochendem Wasser übergießen, 7 Min. zugedeckt ziehen lassen und anschließend abseihen. 2- bis 3-mal täglich 1 Tasse zwischen den Mahlzeiten trinken. Tipp: Basilikum nicht zerschneiden, sondern klein zupfen – dann können sich die Inhaltsstoffe besser entfalten.

KALTER ARMGUSS NACH KNEIPP

Wirkung: kreislaufanregend und kräftigend; gegen Konzentrationsstörungen durch Erschöpfung

Anwendung: Das Kind beugt sich über die Badewanne und streckt den rechten Arm aus. Den kalten Wasserstrahl langsam vom Handrücken außen am Arm entlang bis hinauf zur Schulter und an der Arminnenseite wieder zur Hand zurück führen. 2-mal wiederholen, dann dasselbe am linken Arm durchführen. Der Armguss sollte ½–1 Min. dauern. Das Wasser nur abstreichen, danach 30 Min. im Bett ruhen.

Hildegard-Medizin

HILDEGARD-KEKSE

Wirkung: konzentrationsfördernd und ausgleichend

Rezept: Den Backofen auf 180 °C vorheizen. 750 g Dinkelmehl mit 180 g Butter, 2 Eiern, 150 g Rohrzucker oder Honig, 1 Prise Salz, je 20 g Muskatnuss- und Zimtpulver, 5 g Nelkenpulver sowie 100 g gemahlenen Mandeln mit etwas Wasser rasch zu einem Mürbeteig verarbeiten. Den Teig dünn ausrollen, mit Ausstecherformen die Plätzchen ausstechen und auf ein mit Backpapier ausgelegtes Blech legen. Die Plätzchen etwa 15 Minuten auf der mittleren Schiene im Ofen backen. In einer Blechdose sind die Kekse einige Wochen haltbar.

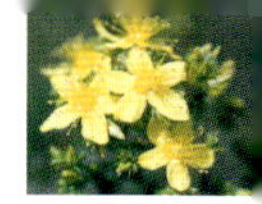

Wichtig: Nervenkekse sind ein Heilmittel und kein Naschwerk! Kinder sollten daher nicht mehr als 3–4 Kekse täglich essen.

QUENDELKEKSE

Wirkung: sorgen für einen klaren Kopf
Rezept: Den Backofen auf 180 °C vorheizen. 625 g Dinkelmehl mit 180 g Butter, 50 g Zucker, 100 g gemahlenen Mandeln, 2 Eigelb, 1 Ei, 10 g Quendelpulver (aus der Apotheke), ½ TL Salz sowie mit etwas Wasser rasch zu einem Mürbeteig verarbeiten. Den Teig dünn ausrollen, mit Ausstecherformen die Plätzchen ausstechen und auf ein mit Backpapier ausgelegtes Blech legen. Die Plätzchen 20–25 Minuten auf der mittleren Schiene im Ofen backen. In einer Blechdose sind die Kekse einige Wochen haltbar.
Wichtig: Nervenkekse sind ein Heilmittel und kein Naschwerk! Kinder sollten daher nicht mehr als 3–4 Kekse täglich essen.

Asiatische Medizin

AKUPRESSUR

DRITTER WEILER AM FLUSS *(zusanli)*

→ *Abb. Seite 82*

Druckpunkt: ca. 3 Querfinger unterhalb der Kniescheibe (am besten zu ertasten bei gebeugtem Knie), 1 Querfinger Richtung Außenseite von der knöchernen Schienbeinkante entfernt
Druckart: drücken, vibrationsartig bewegen
Druckstärke: kräftig
Druckdauer: ca. 1 Min. auf jeder Seite

VEREINTE TÄLER *(hegu)* → *Abb. Seite 82*

Druckpunkt: Erhöhung, die bei leicht aneinander gelegtem Daumen und Zeigefinger am Ende der Daumen-Zeigefinger-Falte erscheint; Daumen etwas abspreizen und zugleich in Richtung Handfläche drücken
Druckart: drücken und kreisen
Druckstärke: leicht
Druckdauer: ca. 1 Min. auf jeder Seite

Bach-Blüten

Vorbereitung der Einnahmefläschchen
→ *Seite 46*

AGRIMONY *(Odermenning)* oder SCLERANTHUS *(Einjähriger Knäuel)*

Symptome: Kind lässt sich leicht ablenken
Dosierung: 4-mal täglich 4 Tropfen aus dem Einnahmefläschchen

GENTIAN *(Herbstenzian)*

Symptome: Kind hat keine Ausdauer
Dosierung: 4-mal täglich 4 Tropfen aus dem Einnahmefläschchen

IMPATIENS *(Drüsen tragendes Springkraut)*

Symptome: Unruhe und Flüchtigkeitsfehler, alles muss schnell gehen
Dosierung: 4-mal täglich 4 Tropfen aus dem Einnahmefläschchen

CLEMATIS *(Weiße Waldrebe)*

Symptome: Unkonzentriertheit, Tagträume
Dosierung: 4-mal täglich 4 Tropfen aus dem Einnahmefläschchen

CHESTNUT BUD *(Knospe der Rosskastanie)*

Symptome: Kind lernt nicht aus Erfahrungen; Misserfolge durch Flüchtigkeitsfehler
Dosierung: 4-mal täglich 4 Tropfen aus dem Einnahmefläschchen

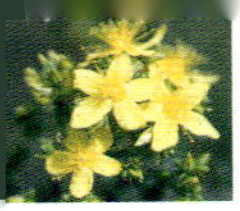

Schlafstörungen

In den ersten Lebensjahren muss ein Kind erst seinen Schlafrhythmus finden. Viele Eltern machen deshalb Bekanntschaft mit unruhigen oder kurzen Nächten – doch das ist völlig normal. Leiden dagegen größere Kinder, die jahrelang problemlos ein- und durchgeschlafen haben, über längere Zeit unter Schlafstörungen, muss man den Ursachen auf die Spur kommen. Denn auch Kinder haben schon Sorgen, die sie nicht schlafen lassen.

Was die Beschwerden verursacht

Schlafstörungen bei Kindern, die dem Baby- und Kleinkindalter entwachsen sind, haben fast immer seelische Hintergründe. Der Tod des geliebten Opas, ein Umzug, die Ankunft eines Geschwisterchens – wenn sich das gewohnte Leben ändert, finden manche Kinder nur schwer in den Schlaf, wachen nachts häufig auf oder haben Albträume. Nicht immer sind die Gründe einfach zu finden. Größere Kinder neigen sehr häufig dazu, Kummer, wie Konflikte mit den Freunden oder auf dem Schulweg, zu verschweigen.

Wie Eltern helfen können

Zeit ist das Kostbarste, was Eltern ihren Kindern schenken können – und das gilt in besonderer Weise bei Kindern mit Schlafstörungen. Denn häufig helfen einem Kind klärende und beruhigende Gespräche, um sich sicher und geborgen zu fühlen. Hilfe bringen bewährte Heilkräuter wie Johanniskraut, Baldrian, Melisse oder Hopfen, aber auch die Homöopathie bietet geeignete Mittel. Nach einer einzigen Anwendung wird sicher kein Kind wie ein Murmeltier schlafen, aber mit der Zeit wird es ruhiger werden und leichter in den Schlaf finden. Außerdem sollten die Eltern dafür sorgen, dass das Kind seine vor den Störungen ausgeführten, gewohnten Schlafrituale wieder aufnimmt, denn nicht selten schleichen sich aufgrund der Schlafstörung wiederum Gewohnheiten ein, die den Schlaf stören.

WAS MAN WISSEN SOLLTE

Ein harmloses, nicht krankhaftes und bisher noch ungeklärtes Phänomen im Kindergartenalter ist der so genannte Schlafterror: Das Kind wacht auf und schreit, es ist jedoch nicht bei vollem Bewusstsein und erkennt eventuell sogar seine Eltern nicht. Oftmals geschieht dies während der ersten Stunden im Schlaf – Eltern sollten auf jeden Fall bei ihrem Kind bleiben, bis es wieder eingeschlafen ist.

Kräuter- und Hausapotheke

TEES, BAD UND HAUSMITTEL

BERUHIGUNGSTEE

Wirkung: beruhigend und stimmungsaufhellend

Rezept: 40 g Johanniskrautblüten und -blätter mit je 20 g Melissenblättern, Pomeranzenblüten und Hibiskusblüten mischen. 1 EL dieser Mischung mit 1 Tasse kochendem Wasser übergießen, 10 Min. zugedeckt ziehen lassen und anschließend abseihen. 4 Wochen täglich 30 Min. vor dem Schlafengehen 1 Tasse trinken.

Achtung: Während der Teekur sollte man die pralle Sonne meiden, da Johanniskraut die Haut lichtempfindlich macht.

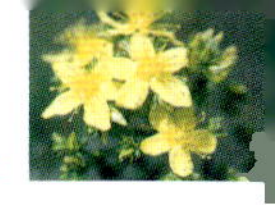

SCHLAFTEE

Wirkung: beruhigend

Rezept: Je 25 g fein geschnittene Baldrianwurzel, Hopfenzapfen, zerstoßene Fenchelsamen und Lavendelblüten mischen. 1 EL dieser Mischung mit 1 Tasse kochendem Wasser übergießen, 10 Min. zugedeckt ziehen lassen und anschließend abseihen. Kurweise 6 Wochen täglich 30 Min. vor dem Schlafengehen 1 Tasse trinken.

BALDRIANBAD

Wirkung: beruhigend und einschlaffördernd

Rezept: 100 g fein geschnittene Baldrianwurzel mit 1 l kochendem Wasser übergießen, 10 Min. zugedeckt ziehen lassen und abseihen. Den Sud ins 38 °C warme Badewasser geben, 10 Min. baden und ruhen.

MILCH MIT HONIG

Wirkung: beruhigend und einschlaffördernd

Rezept: In 1 Tasse heiße Milch 2 TL Honig rühren und bei Bedarf vor dem Schlafengehen trinken.

AUFLAGE

HEUBLUMENSÄCKCHEN → *Abb. Seite 76*

Wirkung: beruhigend und nervenstärkend

Anwendung: Einen Waschlappen mit Heublumen füllen und die offene Seite mit einer Kordel (oder mit einem zweiten Waschlappen) verschließen. Wasser in einem Topf zum Kochen bringen und zwei Kochlöffel so auf den Topfrand legen, dass man das Heublumensäckchen darauf legen kann. Das Säckchen 20–30 Min. über dem aufsteigenden Dampf erwärmen, auf den Oberbauch des Kindes legen und 20 Min. einwirken lassen. Dann 30 Min. im Bett ruhen.

Homöopathie

AVENA SATIVA D6

Symptome: nervöse Erschöpfung und Schlaflosigkeit

Dosierung: 3 Wochen jeweils abends 1 Gabe (= 3 Globuli)

COFFEA D30

Symptome: Kind ist überdreht und nervös, kann abends nicht abschalten

Dosierung: an 3 aufeinander folgenden Abenden 1 Gabe (= 3 Globuli)

AMBRA D6

Symptome: Kind grübelt und kann abends nicht abschalten; Schlafstörungen

Dosierung: 3 Wochen jeweils abends 1 Gabe (= 3 Globuli)

Asiatische Medizin

AKUPRESSUR

STRASSE ZUR HEITERKEIT *(shenmen)*
→ *Abb. Seite 84*

Druckpunkt: Innenseite des Handgelenks an der Beugefalte auf der Seite des kleinen Fingers, in einer Vertiefung zwischen zwei fühlbaren Sehnen. Das Handgelenk sollte leicht gebeugt werden

Druckart: drücken und kreisen

Druckstärke: sanft

Druckdauer: ca. 1 Min. auf jeder Seite

INNERES PASSTOR *(neiguan)* → *Abb. Seite 83*

Druckpunkt: ca. 3 Querfinger unterhalb der Handgelenksbeugefalte auf der Innenseite des Unterarms, mittig zwischen zwei fühlbaren Sehnen

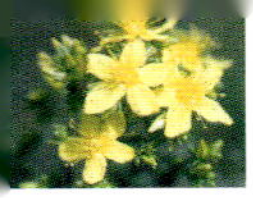

Druckart: drücken und kreisen
Druckstärke: leicht
Druckdauer: ca. 1 Min. auf jeder Seite

DRITTER WEILER AM FLUSS *(zusanli)*
→ Abb. Seite 82
Druckpunkt: ca. 3 Querfinger unterhalb der Kniescheibe (am besten zu ertasten bei gebeugtem Knie), 1 Querfinger Richtung Außenseite von der knöchernen Schienbeinkante entfernt
Druckart: drücken und vibrationsartig bewegen
Druckstärke: kräftig
Druckdauer: ca. 1 Min. auf jeder Seite

Bach-Blüten

Vorbereitung der Einnahmefläschchen
→ Seite 46

RESCUE REMEDY *(Notfalltropfen)*
Symptome: akute Schlafstörungen
Dosierung: 4-mal täglich 4 Tropfen aus dem Einnahmefläschchen

WHITE CHESTNUT *(Rosskastanie)*
Symptome: Schlafstörungen aus Schulangst
Dosierung: 4-mal täglich 4 Tropfen aus dem Einnahmefläschchen

BACH-BLÜTEN-MISCHUNG
Aspen, Cherry Plum, Mimulus, Rock Rose und Star of Bethlehem *(Zitterpappel, Kirschpflaume, Gefleckte Gauklerblume, Gelbes Sonnenröschen* und *Doldiger Milchstern)*
Symptome: Albträume
Dosierung: 4-mal täglich 4 Tropfen aus dem Einnahmefläschchen

Kopfschmerzen

Kopfschmerzen sind häufig ein Zeichen dafür, dass einem etwas »über den Kopf wächst« – die Schule, die Lautstärke, der Tabakqualm oder die Sommerhitze. Manchmal sind Kopfschmerzen auch Begleiterscheinung eines grippalen Infekts, aber oft haben sie keinen erkennbaren Auslöser. Etwa ein Drittel aller Kinder ist von solchen Beschwerden betroffen.

Was die Beschwerden verursacht

Früher hat man die Fehlregulation der Hirngefäße als entscheidende Ursache für Kopfschmerzen gehalten. Heute vermutet man, dass eine Überempfindlichkeit des Gehirns zugrunde liegt. Bei einer Überlastung des Gehirns treten quasi als Schutzreflex Schmerzen auf, die den Betroffenen dazu zwingen, sich der Überreizung zu entziehen. Offenbar reagiert das Gehirn von Kopfschmerzpatienten besonders empfindlich auf Anstrengungen und Konzentrationsaufgaben. Für diese Übererregbarkeit ist häufig eine erbliche Veranlagung verantwortlich. Aber man kann lernen, mit dieser Veranlagung umzugehen.

UNBEDINGT ZUM ARZT ...

sollte ein Kind, wenn es Kopfschmerzen nach einem Sturz hat und nach diesem Sturz bewusstlos war – und sei diese Bewusstlosigkeit auch noch so kurz. Sollte es mit zeitlichem Abstand von mehr als 15 Minuten nach dem Sturz erbrechen oder sich sein Verhalten ändern, weist das auf eine Gehirnerschütterung hin. Alarmierend sind Müdigkeit, Schläfrigkeit sowie Unruhe und Überdrehtheit.

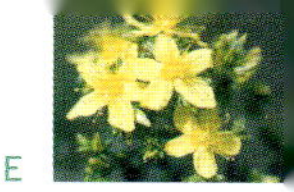

Wie Eltern helfen können

Gemeinsam mit ihrem Kind sollten Eltern versuchen herauszufinden, in welchen Situationen Kopfschmerzen besonders häufig auftreten. Manchmal hilft auch ein Kopfschmerzkalender, um die Auslöser dingfest zu machen. Nicht immer wird ein Kind belastende Situationen meiden können. Dann ist es wichtig, dass es weiß: Meine Eltern helfen mir und sie zeigen auch, wie ich mir selbst helfen kann.

> **WAS MAN WISSEN SOLLTE**
>
> Bei Verdacht auf Gehirnerschütterung dürfen auf keinen Fall kreislaufanregende Anwendungen wie Güsse oder Wechselbäder erfolgen.

Kräuter- und Hausapotheke

TEE, AUFLAGE UND BAD

KOPFSCHMERZTEE

Wirkung: krampflösend und beruhigend
Rezept: Je 20 g Weidenblätter und fein geschnittene -rinde, Mädesüßkraut, Birkenblätter und Melissenblätter mischen. 1 EL dieser Mischung mit ½ l kochendem Wasser übergießen, 10 Min. zugedeckt ziehen lassen und dann abseihen. Stündlich 1 Tasse trinken, bis der Schmerz abklingt.

EISAUFLAGE

Wirkung: schmerzlindernd durch Herabsetzen schmerzauslösender Nervenimpulse
Anwendung: Einige Eiswürfel in einen Gefrierbeutel geben, in ein Frotteetuch wickeln und auf die Stirn des Kindes legen. Das Kind sollte am besten mit geschlossenen Augen in einem ruhigen und mäßig temperierten Raum liegen. In der Apotheke gibt es fertige Coldpacks, die man jedoch ebenfalls mit einem Frotteetuch umwickeln sollte.

WECHSELBAD FÜR DIE FÜSSE

Wirkung: kreislaufanregend
Anwendung: Einen Eimer mit 37 °C warmem Wasser füllen, daneben einen mit kaltem Wasser stellen. Die Füße 5 Min. bis etwa zur Hälfte der Wade ins warme Wasser tauchen, danach 10 Min. ins kalte. 2-mal täglich jeweils vor der Mittagsruhe und vor dem Schlafengehen anwenden.

ÄTHERISCHES ÖL

LAVENDELÖL

Wirkung: beruhigend
Anwendung: 3 Tropfen Lavendelöl in eine Schale mit Wasser geben und ins Kinderzimmer stellen.

Homöopathie

CALCIUM PHOSPHORICUM D12

Symptome: Schulkopfschmerzen bei hochaufgeschossenen Kindern; großes Verlangen nach kalten Getränken und nach Eis
Dosierung: 2-mal täglich 1 Gabe (= 3 Globuli) über einen längeren Zeitraum (3 Wochen Einnahme, 1 Woche Pause)

BELLADONNA D6

Symptome: klopfende Kopfschmerzen bei Fieber; Kopf ist rot und heiß; Kopfschmerzen nach der Sonne
Dosierung: im Akutfall alle 1–2 Std. 1 Gabe (= 3 Globuli), maximal 3 Gaben, danach 3- bis 4-mal täglich 1 Gabe (= 3 Globuli)

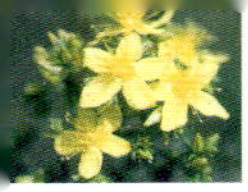

Migräne

Schätzungsweise fünf Prozent aller Kinder bekommen immer wieder Migräne. Vor der Pubertät sind Jungen ebenso häufig von Migräneschmerzen betroffen wie Mädchen, danach neigt sich die Waage zu Lasten der Mädchen. Die erste Migräneattacke haben die meisten Kinder oft bereits im Grundschulalter.

Was die Beschwerden verursacht

Bis heute ist nicht bis ins letzte Detail geklärt, wie Migräne entsteht. Sicher ist, dass genetische Faktoren eine wesentliche Rolle spielen. Wahrscheinlich ist, dass eine Störung der Erregbarkeit der Gehirnzellen vorliegt: Sinnesreize können nicht so verarbeitet werden, wie das bei Gesunden der Fall ist. Menschen, die keine Migräne kennen, gewöhnen sich schnell an Reize, denen sie häufiger begegnen. Migränepatienten dagegen kommen damit nicht so leicht zurecht, ihr Gehirn benötigt für die Verarbeitung sehr viel Energie. Das kann an bestimmten Tagen zu einem Zusammenbruch des körpereigenen Schmerzabwehrsystems führen – und dann ist der starke Kopfschmerz da. Zusätzlich werden gefäßerweiternde Überträgerstoffe im Bereich der Hirnhäute freigesetzt, die diesen Schmerz weiter verstärken und ihm einen pochenden Charakter geben. Moderne Migränemedikamente können die Freisetzung und Wirkung dieser Botenstoffe blockieren.

UNBEDINGT ZUM ARZT ...

sollte ein Kind, wenn es über anfallartige Kopfschmerzen klagt, die mit Sehstörungen, Übelkeit und Erbrechen (bei Kleinkindern auch mit Bauchweh) einhergehen.

Wie Eltern helfen können

Schmerzen sollten bei Kindern immer so rasch und effektiv wie möglich gelindert werden. Aus Sorge um die Nebenwirkungen oder gar aus Angst vor einem Suchtpotenzial galt früher die Auffassung, man sollte Kindern möglichst keine Schmerzmittel verabreichen. Diese Meinung ist heute vollkommen überholt. Immer wiederkehrende Schmerzen schaden einem Kind möglicherweise für sein ganzes Leben, denn man hat herausgefunden, dass es so etwas wie ein »Schmerzgedächtnis« gibt. Die sensiblen Nervenzellen sind genauso lernfähig wie das Großhirn. Werden sie immer wieder Schmerzimpulsen ausgesetzt, verändert sich ihre Empfindlichkeit. Immer kleinere Reize reichen aus, um als Schmerzimpuls wahrgenommen zu werden. So können langfristig sogar Schmerzen entstehen, für die sich keine Ursache finden lässt. Einerseits sollten Eltern deshalb darauf achten, dass ein kleiner Migränepatient seine Medikamente zur richtigen Zeit in ausreichender Dosierung einnimmt. Andererseits ist es wichtig, dass es nicht bei dieser relativ passiven Tabletteneinnahme bleibt. Wasseranwendungen, Tees und homöopathische Mittel zeigen dem Kind, dass seine Eltern die Schmerzattacken mit ihm tragen – und dass sie ihm etwas mit auf den Weg geben wollen, das die Beschwerden erträglich macht.

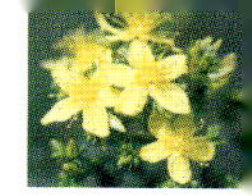

Kräuter- und Hausapotheke

TEES UND WASSERANWENDUNGEN

SILBERWEIDENTEE

Wirkung: schmerzlindernd, hauptsächlich gegen Migräne-Kopfschmerzen
Rezept: 1 TL fein geschnittene Silberweidenrinde mit ½ l kochendem Wasser übergießen, 5 Min. zugedeckt ziehen lassen und abseihen. Bei akutem Kopfweh 1 Tasse trinken.

SCHLÜSSELBLUMENTEE

Wirkung: schmerzlindernd
Rezept: 1 TL Schlüsselblumenblüten mit 1 Tasse kochendem Wasser übergießen, 5 Min. zugedeckt ziehen lassen und danach abseihen. 3-mal täglich 1 Tasse trinken. Der Tee kann kurweise auch über einen längeren Zeitraum getrunken werden.

KNIEGUSS

Wirkung: kreislaufanregend
Anwendung: Das Kind steht in der Badewanne. Der Duschkopf sollte abgeschraubt werden, weil dann der Wasserstrahl des Duschschlauchs intensiver auf die Gefäße wirken kann. Den kalten Wasserstrahl von der rechten Ferse über die Wade und die Kniekehle führen, dann von der Vorderseite des Knies über das Schienbein, den Fußrücken und die Zehen bis zur Fußsohle zurückführen. Mit dem linken Bein ebenso verfahren. Das Wasser nur kurz von der Haut abstreifen und warme Wollsocken anziehen, anschließend 30 Min. im Bett ruhen. Das Badezimmer sollte während der Anwendung schön warm sein und die letzte Mahlzeit sollte nach Möglichkeit mindestens 1 Stunde zurückliegen.

WECHSELDUSCHEN

Wirkung: kreislaufanregend und -stärkend
Anwendung: Morgens nach dem Aufstehen zuerst 2 Min. warm, danach ½ Min. kalt duschen. Den Vorgang 2-mal wiederholen. Das Wechselduschen immer mit kaltem Wasser beenden.

ROSMARINBAD

Wirkung: anregend und durchblutungsfördernd
Anwendung: 50 g Rosmarinblätter mit 1 l kochendem Wasser übergießen, 30 Min. zugedeckt ziehen lassen und abseihen. Den Aufguss ins 38 °C warme Badewasser geben. 10–15 Min. baden. 1-mal täglich anwenden.

ÄTHERISCHE ÖLE

RIECHFLÄSCHCHEN

Wirkung: harmonisierend
Rezept: Etwas Sonnenblumenöl in ein kleines dunkles Glasfläschchen füllen. 4 Tropfen Pfefferminzöl, 2 Tropfen Basilikumöl sowie je 1 Tropfen Angelikaöl und Zypressenöl hinzufügen und die Flasche gut durchschütteln. Bei Wetterumschwüngen und beginnenden Migräneschmerzen immer wieder daran riechen.

Homöopathie

Die Behandlung der chronischen Krankheit Migräne mit homöopathischen Mitteln (z. B. mit Bryonia, Gelsemium oder Natrium muriaticum/chloratum) sollte lediglich von erfahrenen homöopathischen Therapeuten durchgeführt werden, weil es in manchen Fällen zu einer kritischen Erstreaktion kommen kann.

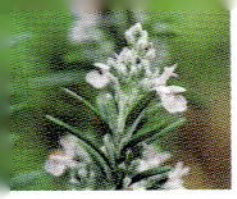

Kreislauf und Gefäße

Unser Körper muss rund um die Uhr bis in seine letzten Winkel mit Sauerstoff und Nährstoffen versorgt werden. Zu diesem Zweck ist er mit einem dichten Netz von großen und kleinen Adern durchzogen, durch die das Herz unermüdlich Blut pumpt. Das Blut ist das Transportmittel für alles, was der Körper braucht, und für alles, was er schon abgebaut hat und wieder ausscheiden muss.

Mit Druck durch alle Bahnen

■ Das Blut fließt in einem großen und einem kleinen Kreislauf durch unseren Körper. Der Knotenpunkt dieser beiden Kreisläufe ist das **Herz**. Im kleinen Kreislauf, dem **Lungenkreislauf**, wird das Blut vom Herz in die Lunge und zurück gepumpt. In der Lunge wird das Blut mit Sauerstoff angereichert und zugleich kann es das Abfallprodukt Kohlendioxid abgeben, das dann über die Lungenbläschen abgeatmet wird. Im großen Kreislauf, dem **Körperkreislauf**, wird es aus dem Herz durch alle Organe des Körpers befördert. Auf diesem Weg gelangen Nährstoffe und Sauerstoff bis in den letzten Gewebewinkel und die kleinsten Zellen.

■ Von der Hauptschlagader, der **Aorta**, zweigen große Blutgefäße ab, die sich in immer feinere aufteilen, sodass schließlich alle Zellen mit Sauerstoff versorgt werden können. **Arterien** sind für den Transport vom Herz zum Gewebe zuständig, **Venen** für den Rücktransport zum Herz. Die zarten Haargefäße im Endstromgebiet, die so genannten **Kapillaren**, dienen dank der Durchlässigkeit ihrer Wände dem Austausch zwischen Blut und Gewebe.

■ Ohne Druck könnte das Blut nicht durch die Adern fließen. Der Druck entsteht, wenn sich das Herz zusammenzieht, um das Blut in die Arterien zu pressen. Diese vom Herz ausgelöste Blutdruckwelle kann man an verschiedenen Stellen im Körper ertasten, besonders am Handgelenk. Wie hoch dieser **Blutdruck** ist, hängt von der Pumpleistung des Herzens und vom Durchmesser der Blutgefäße ab.

■ Gesunde Blutgefäße haben **elastische Wände**, damit bei Anstrengung oder seelischer Belastung mehr Blut und damit mehr Sauerstoff durch den Körper geleitet werden kann. Bei immer mehr Kindern und Jugendlichen beobachtet man Veränderungen an den Gefäßwänden. In einer Ultraschall-Untersuchung an Zehn- bis Zwölfjährigen fand man bei jedem zehnten Kind Vorstufen von Venenerkrankungen. Vier Jahre später ergab die Untersuchung, dass die Zahl der Krampfader-Gefährdeten um das Dreifache gestiegen war. Verantwortlich dafür sind Bewegungsmangel und falsche Ernährung, die bei manchen Kindern bereits im Vorschulalter Übergewicht verursachen. Diese ungünstige Lebensweise führt zu langfristigen Veränderungen im Herz-Kreislauf-System.

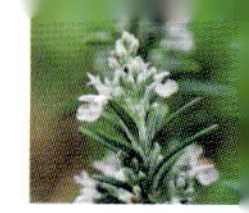

Niedriger Blutdruck und Schwindel

Orthostatische Hypotonie wird der niedrige Blutdruck genannt, die häufigste Kreislaufstörung im Kindesalter. Seltener ist der rasche Blutdruckabfall (Orthostase-Syndrom) gleich nach dem Aufstehen, bei dem einem Kind schwindelig oder schwarz vor Augen wird. Viel häufiger bleibt der Blutdruck trotz aufrechter Körperhaltung nicht konstant. Das führt zu einer anhaltenden Minderdurchblutung des Gehirns, die sich durch Müdigkeit mit Leistungs- und Konzentrationsschwäche bemerkbar macht. Häufiger Schwindel bzw. das Orthostase-Syndrom trifft vor allem zart gebaute oder rasch wachsende Kinder und tritt besonders bei einem Lagewechsel (vom Liegen zum Stehen) oder bei längerem Stehen an einem Platz auf. Dabei sackt das Blut in die Bauch- und Beinvenen, was eine kurze, harmlose Mangeldurchblutung des Gehirns zur Folge hat. Die betroffenen Kinder kommen schwer aus dem Bett, haben keinen Appetit und leiden manchmal sogar unter Übelkeit, Erbrechen, Kopf- und Bauchschmerzen, Herzstechen und Beklemmungsgefühlen. Trotzdem sind diese Kinder organisch vollkommen gesund und die Symptome verschwinden spätestens nach der Pubertät.

Was die Beschwerden verursacht

Wenn die Pumpleistung des Herzens zu gering ist, um einen ausreichenden Druck auf die Blutgefäße auszuüben, spricht man von niedrigem Blutdruck. Es handelt sich also um ein Missverhältnis zwischen Herzleistung und Größe der Gefäße. Der auch als Hypotonie bezeichnete harmlose, aber lästige Zustand ist in den meisten Fällen Veranlagungssache, wird jedoch durch salzarme Kost, Flüssigkeitsmangel oder zu lange Sonnenbäder begünstigt (Wärme erweitert die Gefäße).

UNBEDINGT ZUM ARZT …

sollte ein Kind, wenn ihm immer wieder ohne Lageveränderung schwindelig wird. Oft ist es nicht leicht, der Ursache solcher Schwindelanfälle auf die Spur zu kommen. An etlichen Universitätskliniken gibt es Schwindelambulanzen.

Wie Eltern helfen können

Ein spezielles Programm aus Sport, Wechselbädern und Bürstenmassagen wird immer wieder empfohlen. Viele Kinder brauchen jedoch zusätzlich eine medikamentöse Blutdruckstabilisation. Alternative Heilweisen bieten vor allem in Form von Wasseranwendungen die Möglichkeit, den Kreislauf auf Trab zu bringen. Die Kräuterheilkunde hält sanfte Muntermacher, wie etwa Rosmarin, bereit. Weißdorn unterstützt das Herz und Lavendel lindert Kreislaufstörungen.

Kräuter- und Hausapotheke

BÄDER UND TEE

ROSMARINBAD

Wirkung: kräftigend, blutdrucksteigernd und -stabilisierend

Anwendung: 50 g Rosmarinblätter mit 2 l kaltem Wasser übergießen, aufkochen, 10 Min. zugedeckt köcheln lassen und abseihen. Den Aufguss ins 38 °C warme Badewasser geben. 15 Min. baden und dann 1 Std. im Bett ruhen.

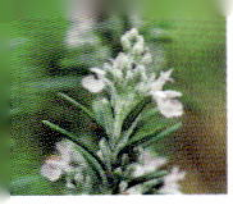

LAVENDELBAD

Wirkung: kreislaufstabilisierend
Anwendung: 50–60 g Lavendelblüten mit 1 l kaltem Wasser übergießen, zum Kochen bringen, 10 Min. zugedeckt ziehen lassen und dann abseihen. Den Sud ins 38 °C warme Badewasser geben. 15 Min. baden und anschließend 1 Std. im Bett ruhen.

KALTES ARMBAD

Wirkung: kreislaufstabilisierend
Anwendung: Hände und Unterarme 1–3 Min. unter fließendes kaltes Wasser halten. Danach mit einem rauen Tuch abtrocknen.

KALTES FUSSBAD

Wirkung: kreislaufstabilisierend
Anwendung: Die Füße bis zur Hälfte der Unterschenkel in eine Schüssel mit kaltem Wasser stellen und 1–3 Min. ständig hin und herbewegen. Anschließend mit einem rauen Tuch abtrocknen.

ANSTEIGENDES FUSSBAD

Wirkung: kreislaufstabilisierend
Anwendung: Die Füße in eine Schüssel stellen und 35 °C warmes Wasser wadenhoch angießen. Etwas Rosmarinöl dazugeben und in Abständen von 1 Min. so viel heißes Wasser dazugießen, bis 40 °C erreicht sind. Danach kurz das rechte, dann das linke Bein vom Fuß bis zur Wade aufwärts mit kaltem Wasser abduschen. Das Wasser nur abstreifen und warme Wollsocken anziehen.

TEEMISCHUNG MIT WEISSDORN

Wirkung: kreislaufunterstützend
Rezept: 40 g Weißdornblüten und -blätter mit 30 g Rosmarinblättern und 30 g Schafgarbenkraut mischen. 1 TL dieser Mischung mit 1 Tasse kochendem Wasser übergießen, 15 Min. zugedeckt ziehen lassen und abseihen. Täglich 1–2 Tassen trinken.

ÄTHERISCHES ÖL

ROSMARINÖL

Wirkung: blutdrucksteigernd
Anwendung: 5 Tropfen Rosmarinöl in eine Schale mit Wasser geben und ins Kinderzimmer stellen.

Homöopathie

HAPLOPAPPUS D6

Symptome: niedriger Blutdruck, Schwindel, allgemeine Kreislaufschwäche und niedergeschlagene Stimmung
Dosierung: 3- bis 4-mal täglich 1 Gabe (= 3 Globuli) über einen längeren Zeitraum (3 Wochen Einnahme, 1 Woche Pause)

VERATRUM ALBUM D30

Symptome: Schwindel, Blässe, niedriger Blutdruck und Kollapsneigung
Dosierung: im Akutfall alle 5–10 Min. 1 Gabe (= 3 Globuli); maximal 3 Gaben, danach 1-mal wöchentlich 1 Gabe

TABACUM D30

Symptome: Schwindel, kalter Schweiß, extreme Übelkeit und Blässe
Dosierung: im Akutfall alle 5–10 Min. 1 Gabe (= 3 Globuli); maximal 3 Gaben, danach 1-mal wöchentlich 1 Gabe

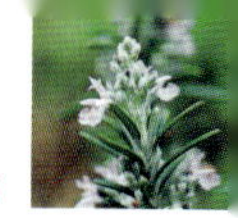

Venenschwäche

Aufgabe der Beinvenen ist es, das Blut gegen die Schwerkraft in Richtung Herz zurückzubefördern. Bei dieser »Schwerstarbeit« werden die Venen von der Bauchatmung und der Muskelpumpe der Waden unterstützt, vor allem verhindern die schleusenartigen Venenklappen in den Gefäßen, dass das Blut zurückfließt. Eine ungesunde Lebensweise kann die Aktivität der Beinvenen und ihrer Helfer schon bei pubertierenden Kindern beeinträchtigen.

Was die Beschwerden verursacht

Die Veranlagung zu einer Bindegewebs- bzw. Venenschwäche wird oft von den Eltern an das Kind weitergegeben. Hohe Temperaturen im Sommer verschlechtern den Venenzustand: Hitze erweitert die Gefäße, die Strömungsgeschwindigkeit des Bluts verlangsamt sich. Manche Venenklappe wird dabei undicht, eine Krampfader entsteht. Bewegungsmangel ist ebenfalls Gift für die Venen. Die Folgen einer vorwiegend sitzenden Lebensweise bekommen schon Kinder und Jugendliche zu spüren – unter anderem an ihren Beinvenen.

Wie Eltern helfen können

Stützstrümpfe wären zwar sehr hilfreich, doch man wird sie kaum einem Kind schmackhaft machen können. Folgende Tipps und Übungen sind ebenfalls wirksam: Morgens die Unterschenkel kühl abduschen und, wann immer es geht, laufen oder Rad fahren, anstatt bequem im Auto mitzufahren. Während des Unterrichts, bei den Hausaufgaben oder vor dem Bildschirm immer wieder mit den Füße kreisen oder »winken«. Eine weitere Übung besteht darin, gelegentlich 10 Minuten in Rückenlage auf dem Boden zu liegen und die Beine im 45-Grad-Winkel an die Wand zu lehnen. Eltern sollten Kindern, die zu viel auf die Waage bringen, helfen abzunehmen.

Kräuter- und Hausapotheke

TEES

VENENPFLEGETEE

Wirkung: venenabdichtend und entstauend
Rezept: Je 30 g Birkenblätter, Steinkleekraut und Johanniskrautblüten und -blätter mit 10 g Arnikablüten mischen. 1–2 TL dieser Mischung mit 1 Tasse kochendem Wasser übergießen, 10 Min. zugedeckt ziehen lassen und dann abseihen. 4 Wochen morgens und abends jeweils 1 Tasse trinken.

STEINKLEETEE

Wirkung: venenabdichtend
Rezept: 80 g Steinkleekraut mit 20 g Goldrutenkraut mischen. 2 TL dieser Mischung mit 1 Tasse kochendem Wasser übergießen, 15 Min. zugedeckt ziehen lassen und dann abseihen. 3-mal täglich 1 Tasse trinken.

Homöopathie

CALCIUM FLUORATUM D12

Symptome: angeborene Venen- und Bindegewebsschwäche
Dosierung: 1- bis 2-mal täglich 1 Gabe (= 3 Globuli) über einen längeren Zeitraum (3 Wochen Einnahme, 1 Woche Pause)

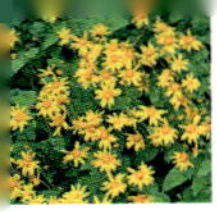

Notfälle

Zum Glück passieren nur sehr selten schwere Unfälle, die lebenswichtige Funktionen wie Atmung und Blutkreislauf des Kindes bedrohen. Doch Eltern sollten auch für diese Situationen gerüstet sein: In Erste-Hilfe-Kursen wird das richtige Verhalten für Notfälle trainiert. Die meisten Eltern werden ihre Kenntnisse nie einsetzen müssen, denn viel öfter kommt es zu kleinen Blessuren wie Schürfwunden, Insektenstichen oder leichten Verbrennungen.

Hautverletzungen

Schürf-, Platz- und Schnittwunden sind meist harmlose, jedoch häufige Folgen einer Kindheit mit viel Abenteuerlust und Neugier. Die Haut vollbringt immer wieder Wunder, wenn die Wunden so abheilen, dass (fast) keine Spuren bleiben.

Was die Beschwerden verursacht

Überall in der Haut liegen feine Nervenendungen, die selbst kleinste Verletzungen ans Gehirn melden. Die auftretenden Schmerzen haben vor allem die Aufgabe, Leben und Gesundheit zu schützen. Auch bei Hautwunden sind Schmerzen wichtig, denn durch oberflächliche Verletzungen können Krankheitserreger eindringen und Infektionen verursachen. Der Schmerz ist ein wichtiges Signal: Schone diese Stelle und meide Berührungen!

Wie Eltern helfen können

Der Körper säubert die Wunde, indem er mit dem Blut auch Verunreinigungen aus der Wunde spült. Deshalb sollte man eine Verletzung nicht sofort abdecken. Besonders verschmutzte Wunden spült man am besten mit sauberem Wasser, einer Kochsalzlösung oder mit der so genannten Ringer-Elektrolytlösung (aus der Apotheke). Für die Desinfektion kleiner Wunden eignen sich Salben, Gele, Lösungen oder Pudersprays mit Jod.

UNBEDINGT ZUM ARZT …

sollte ein Kind, wenn es sich eine großflächige Wunde zugezogen hat. Eine Wunde mit auseinander klaffenden Wundrändern heilt nur sehr schwer und muss manchmal genäht oder geklebt werden. Sofort zum Arzt muss ein Kind auch, wenn sich die Wunde an ihren Rändern zu röten beginnt und anschwillt. Sollte die Wunde erneut schmerzen, nässen oder eitern oder sollten sich Blasen bilden, sind dies ebenfalls Gründe, den Arzt aufzusuchen. Alarmierend ist auch ein roter Streifen von der Wunde zu einem nahe gelegenen Lymphknoten, denn das ist ein Hinweis auf eine Wundinfektion. Eine Wunde, die einfach nicht heilen will, muss ebenfalls einem Arzt gezeigt werden.

Pflaster müssen täglich gewechselt werden und sollten luftdurchlässig sein, damit genügend Sauerstoff an die Wunde gelangt. Wenn Kinder das Glück haben, oft in der freien Natur spielen zu können, sollten ihre Eltern ihnen den Spitzwegerich zeigen, mit dessen Saft man eine Wunde beträufeln kann. Denn der Saft dieser Pflanze fördert die Blutgerinnung und wirkt wundheilend. Allerdings darf die Wunde nicht mit der Pflanze selbst eingerieben werden! Die Heilstoffe der Ringelblumenblüten helfen bei schlecht heilenden Wunden, Hautentzündungen und Ekzemen. Schon die alten Ägypter haben gute Erfahrungen damit gemacht, Wunden mit Honig zu bedecken. Heute weiß man warum: Honig sorgt dafür, dass Schmutz, Erreger und Zelltrümmer aus der Wunde ausgeschieden werden. Außerdem wird die glatte Vernarbung gefördert, sodass keine entstellenden Spuren bleiben. Eine wahre »Erste-Hilfe-Pflanze« ist die Aloe vera: Das Gel aus ihren Blättern fördert die Heilung von Schnittwunden und hilft auch bei leichten Verbrennungen. Das erste homöopathische Mittel der Wahl für alle Verletzungen ist Arnica. Und auch aus der asiatischen Medizin kommen hilfreiche Anwendungen: Mit Akupressur können Eltern beispielsweise das Kind beruhigen und seine Energieströme wieder ins Gleichgewicht bringen.

Kräuter- und Hausapotheke

BAD, HAUSMITTEL UND KOMPRESSEN

RINGELBLUMENBAD

Wirkung: entzündungshemmend und wundheilungsfördernd

Anwendung: 10 Tropfen Ringelblumenessenz (Calendula-Essenz) mit 200 ml lauwarmem Wasser verdünnen und die Wunde so lange darin baden, wie es dem Kind angenehm ist.

HONIG

Wirkung: bakterienhemmend

Anwendung: Die Wunde mehrmals täglich mit Honig betupfen. Besonders wirksam sind naturbelassene und dunkel gelagerte Honigsorten, beispielsweise aus Edelkastanien, Kornblumen, Raps, Honigtau, Lindenblüten, Löwenzahn und Waldbäumen.

KRÄUTERSUD

Wirkung: hautreinigend und entzündungshemmend

Rezept: Je 1 TL Gänseblümchenblüten und Stiefmütterchenkraut mischen, mit ½ l kaltem Wasser übergießen, zum Kochen bringen, 15 Min. zugedeckt ziehen lassen und abseihen. Die offene Wunde mehrmals täglich vorsichtig mit dem Sud betupfen.

ALOE-GEL

Wirkung: schmerzlindernd, entzündungshemmend, hautregenerierend und wundheilungsfördernd

Anwendung: Ein Aloe-Blatt einritzen und die Wunde mehrmals täglich mit dem frichen Gel betupfen. Aloe-Gel ist auch als Fertigpräparat in der Apotheke erhältlich.

RINGELBLUMENKOMPRESSE

Wirkung: entzündungshemmend und wundheilungsfördernd

Anwendung: 10 Tropfen Ringelblumenessenz (Calendula-Essenz) mit 200 ml lauwarmem Wasser verdünnen. Ein Baumwolltuch hineintauchen, auswringen, auf die Wunde legen und anschließend mit einer Mullbinde fixieren. Erst abnehmen, wenn der Verband getrocknet ist. Mehrmals täglich anwenden.

KRÄUTERKOMPRESSE
Wirkung: entzündungshemmend, zusammenziehend und wundheilungsfördernd
Anwendung: 15 g Ringelblumenblüten mit je 10 g Kamillenblüten und fein geschnittener Eichenrinde mischen. 2 EL mit 1 Tasse kochendem Wasser übergießen, 15 Min. zugedeckt ziehen lassen, abseihen und abkühlen lassen. Ein Baumwolltuch hineintauchen, auswringen, auf die Wunde legen, mit einer Mullbinde fixieren und 30 Min. einwirken lassen. 3-mal täglich anwenden.

STIEFMÜTTERCHENKOMPRESSE
→ *Abb. Seite 78*
Wirkung: hautreinigend
Anwendung: 1 EL Stiefmütterchenkraut mit ¼ l kochendem Wasser übergießen, 10 Min. zugedeckt ziehen lassen, abseihen und abkühlen lassen. Ein Baumwolltuch hineintauchen, auswringen, auf die Wunde legen, mit einer Mullbinde fixieren und 30 Min. einwirken lassen. 3- bis 4-mal täglich anwenden.

Homöopathie

ARNICA D6
Symptome: Schwellung, Bluterguss, entzündete Wunde
Dosierung: im Akutfall alle 15 Min. 1 Gabe (= 3 Globuli); maximal 4 Gaben, danach 3-mal täglich 1 Gabe

STAPHISAGRIA D12
Symptome: glattrandige Schnittwunden, starke Schmerzen
Dosierung: im Akutfall alle 10 Min. 1 Gabe (= 3 Globuli); maximal 4 Gaben, danach 1-mal täglich 1 Gabe

LEDUM PALUSTRE D6
Symptome: Stichwunden durch Splitter, Nägel oder Bisswunden durch Tiere
Dosierung: im Akutfall alle 15 Min. 1 Gabe (= 3 Globuli); maximal 5 Gaben, danach 3- bis 4-mal täglich 1 Gabe

HYPERICUM D6
Symptome: Verletzung der Nerven (z.B. Quetschung des Fingers), starke Schmerzen
Dosierung: im Akutfall alle 10–30 Min. 1 Gabe (= 3 Globuli); maximal 5 Gaben, danach 3- bis 4-mal täglich 1 Gabe

Asiatische Medizin

AKUPRESSUR

VEREINTE TÄLER *(hegu)* → *Abb. Seite 82*
Druckpunkt: Erhöhung, die bei leicht aneinander gelegtem Daumen und Zeigefinger am Ende der Daumen-Zeigefinger-Falte erscheint; zur Behandlung den Daumen etwas abspreizen und zugleich in Richtung Handfläche drücken
Druckart: drücken und kreisen
Druckstärke: leicht
Druckdauer: ca. 1 Min. auf jeder Seite

WASSERGRABEN *(renzhong)*
→ *Abb. Seite 85*
Druckpunkt: zwischen Nase und Oberlippe, etwas oberhalb auf halber Strecke
Druckart: drücken, vibrationsartig bewegen
Druckstärke: leicht bis kräftig; bei starkem Schock mit dem Fingernagel oder dem Rand einer Münze
Druckdauer: ca. 1 Min.

Nasenbluten

Bei trockener Heizungsluft werden die Blutgefäße in der Nase verletzlicher – deshalb bluten Kinder am häufigsten im Winter aus der Nase. Doch Nasenbluten sieht meist schlimmer aus, als es ist, denn nach wenigen Minuten ist in der Regel alles wieder vorbei.

Was die Beschwerden verursacht

Die Nasenschleimhäute sind bei Kindern strapazierter als bei Erwachsenen, da sie häufiger Atemwegsinfekte haben. Oft hat der kleine Patient seine Nase zu heftig geschnäuzt oder hat der Schleimhaut der Nasenscheidewand mit dem Finger eine kleine Wunde zugefügt. Zur Vorwärmung der Atemluft liegt am Naseneingang ein kleines Blutgefäßgeflecht.

UNBEDINGT ZUM ARZT ...

sollte ein Kind, wenn die Blutung nicht nach kurzer Zeit wieder aufhört oder wenn es in der Pubertät immer wieder unter plötzlich auftretendem, einseitigem Nasenbluten leidet. Die Ursache könnte ein so genanntes juveniles Nasenrachenfibrom (= gutartiges Bindegewebs-Gewächs) sein, das operativ entfernt werden sollte.

Selbst wenn nur eines dieser Gefäße verletzt wird, blutet es ziemlich dramatisch. Auch Fremdkörper in der Nase (manche Kinder verschweigen ihr Malheur) machen durch Blutungen auf sich aufmerksam. Auch ein Sturz auf die Nase oder der Aufprall eines Balls beim Sport sind weitere nahe liegende Gründe für das Nasenbluten.

Wie Eltern helfen können

Kälteanwendungen aus der Hausapotheke helfen, die Blutung möglichst schnell zu stillen. Auch die Homöopathie kennt einige Mittel, die die Blutungsbereitschaft verringern. Um die Schleimhäute zu pflegen und zu stabilisieren, sollten Kinder, die häufig unter Nasenbluten leiden, ihre Nase vorbeugend mit Kochsalzlösung spülen. Die beste Sofortmaßnahme: Das Kind im Kutschersitz (die Unterarme sind auf die Oberschenkel gestützt, der Kopf ist vornüber gebeugt) auf einen Stuhl setzen, einen feuchten, kühlen Waschlappen in den Nacken legen und die Nase einige Minuten fest zuhalten.

WAS MAN WISSEN SOLLTE

Ärzte raten dringend davon ab, den Kopf zurückzulehnen, wie man das früher bei Nasenbluten gemacht hat. Es könnte Blut in den Kehlkopf laufen, von dort eingeatmet werden und Erstickungsanfälle auslösen.

Kräuter- und Hausapotheke

NASENSPÜLUNG, KÄLTEPACKUNG UND TEE

NASENSPÜLUNG MIT KOCHSALZ

Wirkung: schleimhautbefeuchtend
Anwendung: 1 Msp. Kochsalz in 1 Tasse lauwarmem Wasser auflösen, einige Tropfen Ringelblumenessenz (Calendula-Essenz) dazugeben. Diese Mischung 1- bis 2-mal täglich so stark durch die Nase aufziehen, dass sie bis in den Rachen gelangt. Dabei sollte das Kind zuerst das eine, dann das andere Nasenloch zuhalten.

KÄLTEPACKUNG

Wirkung: zusammenziehend

Anwendung: Das Kind setzt sich bequem hin, beugt den Kopf leicht nach vorn und drückt sich ein Taschentuch auf die Nasenwurzel, während ihm Vater oder Mutter einen feuchtkalten Waschlappen oder einen mit Eiswürfeln gefüllten Waschhandschuh auf den Nacken legt. Der Waschlappen bleibt so lange liegen, bis die Blutung deutlich nachlässt. Die Wirkung dieser Maßnahme kann man verstärken, indem man kaltes Wasser über die Unterarme laufen lässt.

TEE

TEEMISCHUNG MIT HIRTENTÄSCHEL

Wirkung: blutstillend und zusammenziehend

Rezept: Je 25 g Hirtentäschel- und Schafgarbenkraut mischen. 1 TL dieser Mischung mit 1 Tasse kochendem Wasser übergießen, 10 Min. zugedeckt ziehen lassen und dann abseihen. Noch warm trinken.

Homöopathie

PHOSPHORUS D30

Symptome: häufiges Nasenbluten mit hellrotem Blut

Dosierung: im Akutfall alle 10–30 Min. 1 Gabe (= 3 Globuli); maximal 2 Gaben, danach bei Bedarf Folgemittel

ARNICA D6

Symptome: Nasenbluten durch Verletzung, nach Schlag oder großer Anstrengung

Dosierung: im Akutfall alle 5–10 Min. 1 Gabe (= 3 Globuli); maximal 5 Gaben, danach 3- bis 4-mal täglich 1 Gabe

FERRUM PHOSPHORICUM D6

Symptome: Nasenbluten mit hellrotem Blut, bei fieberhaftem Infekt; Kind wirkt zart und erschöpft, neigt zum Erröten

Dosierung: im Akutfall alle 10 Min. 1 Gabe (= 3 Globuli); maximal 3 Gaben, danach 3- bis 4-mal täglich 1 Gabe

Asiatische Medizin

AKUPRESSUR

VEREINTE TÄLER *(hegu)* *→ Abb. Seite 82*

Druckpunkt: Erhöhung, die bei leicht aneinander gelegtem Daumen und Zeigefinger am Ende der Daumen-Zeigefinger-Falte erscheint; zur Behandlung den Daumen etwas abspreizen und zugleich in Richtung Handfläche drücken

Druckart: drücken und kreisen

Druckstärke: leicht

Druckdauer: ca. 1 Min. auf jeder Seite

VERSAMMLUNGSHALLE DES WINDES *(fengfu)* *→ Abb. Seite 85*

Druckpunkt: Mit dem Finger vom Nacken aus in Richtung knöchernem Hinterkopf streichen. Dort befindet sich etwas oberhalb der Haarlinie mittig ein knöcherner Vorsprung; der Punkt liegt ca. 1 Querfinger unterhalb dieses Vorsprungs

Druckart: drücken, vibrationsartig bewegen

Druckstärke: kräftig

Druckdauer: ca. 1 Min.

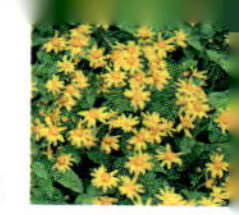

Verbrennungen und Verbrühungen

Verbrennungen führen in Deutschland die Unfallstatistik an. Kinder kommen einer Kerze, dem Bügeleisen oder dem sprudelnden Nudelwasser schnell zu nah. Selbst kleine Verbrennungen bzw. Verbrühungen tun schon sehr weh.

Was die Beschwerden verursacht

Unsere Haut ist ein Sinnes- und Tastorgan und deshalb durchzogen von Nervenendungen. Sie haben nicht zuletzt die Aufgabe, jede Bedrohung sofort zu registrieren. Eine besonders große Bedrohung ist Hitze, denn Verbrennungen und Verbrühungen schädigen unsere Haut für immer. Die starken Schmerzen, die schon durch eine kurze Berührung mit einem heißen Topf ausgelöst werden und jeden Menschen blitzartig zurückschrecken lassen, zeigen, wie sehr unser Organismus auf der Hut ist.

Wie Eltern helfen können

Die wichtigste Notfallmaßnahme: Zum Kühlen möglichst schnell kaltes Leitungswasser, 20–30 (!) Minuten über die verbrannte Stelle laufen lassen. Das kühlende Wasser hält die Ausdehnung der Hitzeschädigungen in tiefere Gewebeschichten in Schach, lindert die Schmerzen und wirkt drohenden Schwellungen entgegen. Nach dem Spülen vorsichtig trockentupfen. Gegen die Schmerzen kann man dem Kind Präparate mit Ibuprofen geben. Die Kräuter- und Hausapotheke bietet einige bewährte Rezepturen, mit denen man die oberflächlich verbrannte Haut beruhigen kann. Auch in der Homöopathie finden sich einige Mittel, die die Regenerationskräfte des Körpers anregen und den Heilungsprozess fördern.

UNBEDINGT ZUM ARZT …

bzw. den Notarzt rufen sollten Eltern, wenn ihr Kind eine Brandverletzung hat, deren Durchmesser drei Zentimeter überschreitet. Bis zum Eintreffen des Arztes sollte man kühles Leitungswasser über die Haut laufen lassen und dem Kind zu trinken geben. Generell muss ein Kind zum Arzt, wenn Gesicht, Hals, Hände, Genitalien und die Beugefalten der Gelenke verbrannt oder verbrüht sind.

Kräuter- und Hausapotheke

KOMPRESSEN UND HAUSMITTEL

ESSIGKOMPRESSE

Wirkung: kühlend
Anwendung: Essig und Wasser zu gleichen Teilen mischen, ein Baumwolltuch hineintauchen, auswringen und auf die betroffene Stelle legen. Das Tuch abnehmen, wenn es sich erwärmt. Mehrmals wiederholen.
Achtung: Nicht bei offenen Brandwunden anwenden!

JOHANNISKRAUTKOMPRESSE

Wirkung: wundheilend, zusammenziehend und entzündungshemmend
Anwendung: Johanniskrautöl auf eine sterile Kompresse (aus der Apotheke) träufeln, auf die betroffene Stelle legen, mit einer Mullbinde fixieren und 30 Min. einwirken lassen. 3- bis 5-mal täglich anwenden.

RINGELBLUMENKOMPRESSE

Wirkung: entzündungshemmend und wundheilungsfördernd
Anwendung: 10 Tropfen Ringelblumenessenz (Calendula-Essenz) mit 200 ml lauwarmem Wasser verdünnen, ein Baumwolltuch hineintauchen, leicht auswringen, auf die betroffene Stelle legen und mit einer Mullbinde fixieren. Mehrmals täglich anwenden.

ALOE-GEL

Wirkung: kühlend, schmerzlindernd, hautregenerierend und wundheilungsfördernd
Anwendung: Ein Aloe-Blatt einritzen und die betroffene Stelle mehrmals täglich mit dem frischen Gel betupfen. Aloe-Gel ist auch als Fertigpräparat in der Apotheke erhältlich.

Homöopathie

CANTHARIS D30

Symptome: starke, brennende Schmerzen, Blasenbildung
Dosierung: im Akutfall alle 5–10 Min. 1 Gabe (= 3 Globuli); maximal 3 Gaben, danach 1-mal täglich 1 Gabe (= 3 Globuli)

URTICA URENS D6

Symptome: brennende, juckende Wunde; kleine Bläschen auf rotem Grund
Dosierung: im Akutfall alle 1–2 Std. 1 Gabe (= 3 Globuli); maximal 5 Gaben, danach 3- bis 4-mal täglich 1 Gabe (= 3 Globuli)

Sonnenbrand

Kinderhaut braucht sehr viel Zeit, um alle Schutzmechanismen zu entwickeln, die die Erwachsenenhaut später benötigt. Erst mit 18 Jahren ist der Eigenschutz gegen die UV-Strahlung ausgereift. Kinder sollten deshalb grundsätzlich nach Hauttyp II eingestuft werden: Ungeschützt hat diese Haut nach der Winterpause spätestens nach 20 Minuten Aufenthalt in der Juni-Sonne einen Sonnenbrand.

Was die Beschwerden verursacht

Die UV-Strahlung ist eine elektromagnetische Strahlung, die in den sensiblen Strukturen der Hautzellen Schäden verursacht und das Abwehrsystem schwächt. Es ist ein weit verbreiteter Irrtum, dass Hautschäden erst durch einen Sonnenbrand entstehen.

→ UNBEDINGT ZUM ARZT ...

sollte ein Kind erst gar nicht wegen eines Sonnenbrands gehen müssen. Denn Eltern sollten alles dafür tun, um ihrem Kind diese irreparable Hautschädigung zu ersparen. Auch ein Arzt kann der verbrannten Haut nicht mehr helfen – er kann allenfalls kühlende Salben empfehlen und in schweren Fällen ein Schmerzmittel verordnen.

Bereits nach der halben Zeit, die als Eigenschutzzeit bis zum Sonnenbrand angegeben wird, können sich solche Hautschäden entwickeln. Und zwar schon lange bevor man Rötungen als Warnung wahrnimmt. Eltern sollten daher unbedingt dafür sorgen, ihre Kinder vor diesen Schäden zu schützen.

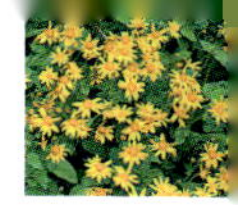

Wie Eltern helfen können

Sonnenschutzpräparate können nicht alle Schäden verhindern, die langfristig zum Hautkrebs führen. Zusätzlichen Schutz bieten ein Sonnenhut, der auch den Nacken bedeckt, und ein T-Shirt, wobei bunte Stoffe besser schützen als weiße oder schwarze. Außerdem gibt es heute spezielle T-Shirts, die die UV-Strahlung nicht durchlassen. Generell sollten Kinder die starke Sonneneinstrahlung zwischen 11 und 15 Uhr meiden. Wenn es trotz aller Vorsicht und regelmäßigem Eincremen doch einmal zu einem Sonnenbrand gekommen ist, helfen Mittel aus der Hausapotheke und der Homöopathie, die Schmerzen zu lindern und den Heilungsprozess der Haut zu fördern.

Kräuter- und Hausapotheke

KOMPRESSEN UND LOTION

QUARKKOMPRESSE

Wirkung: reizlindernd und kühlend
Anwendung: Je nach Größe der betroffenen Fläche 3–8 EL Magerquark (oder Buttermilch) direkt auf die Haut auftragen, mit einem Baumwolltuch abdecken und mit einer Mullbinde fixieren. Nach 20 Min. abwaschen. 5-mal täglich anwenden.

JOHANNISKRAUTKOMPRESSE

Wirkung: wundheilend, zusammenziehend und entzündungshemmend
Anwendung: Johanniskrautöl auf eine sterile Kompresse (aus der Apotheke) träufeln, auf die betroffene Stelle legen, mit einer Mullbinde fixieren und 30 Min. einwirken lassen. 3- bis 5-mal täglich anwenden.

AFTER-SUN-LOTION AUS JOGHURT UND GURKE

Wirkung: kühlend, feuchtigkeitsspendend und beruhigend
Anwendung: Ein Stück Salatgurke (ca. 5 cm) schälen und fein raspeln, den Saft durch ein Tuch auspressen und dann mit 1 Becher Vollmilchjoghurt gut verrühren. Auf die betroffenen Stellen auftragen und nach 20 Min. mit lauwarmem Wasser abspülen.

Homöopathie

BELLADONNA D6

Symptome: feuerrote, brennende, heiße Haut
Dosierung: im Akutfall alle 30 Min. 1 Gabe (= 3 Globuli); maximal 4 Gaben, danach 3- bis 4-mal täglich 1 Gabe (= 3 Globuli)

CANTHARIS D30

Symptome: Blasenbildung, starke Schmerzen; die Haut brennt stark
Dosierung: im Akutfall alle 30 Min. 1 Gabe (= 3 Globuli), maximal 3 Gaben, danach 1-mal täglich 1 Gabe (= 3 Globuli)

ACIDUM HYDROFLUORICUM D6

Symptome: Sonnenallergie
Dosierung: im Akutfall alle 30 Min. 1 Gabe (= 3 Globuli); maximal 4 Gaben, danach 3- bis 4-mal täglich 1 Gabe (= 3 Globuli)

Insektenstiche

In unseren Breiten sind Insektenstiche in den meisten Fällen harmlos, wenn auch oft von Schmerzen, Schwellungen, Rötungen und Juckreiz begleitet. Am häufigsten leiden Kinder unter Mückenstichen, die bei entsprechender Empfindlichkeit große Quaddeln hinterlassen und besonders nachts stark jucken können. Bienen- und Wespenstiche sind sehr schmerzhaft und können für Allergiker gefährlich werden.

Was die Beschwerden verursacht

Nach einem Mückenstich bildet sich eine mit Gewebsflüssigkeit gefüllte, juckende Schwellung, eine so genannte Quaddel. Dies ist eine Reaktion des Körpers auf den Cocktail von Substanzen, den das Insekt injiziert hat, damit das Blut aus dem »angezapften« Gefäß nicht gerinnt. Wie es in der Folge zum Juckreiz kommt, weiß man nicht ganz genau. Alles, was den Juckreiz lindert, reduziert auch die Gefahr, dass sich das Kind den Stich aufkratzt und das Mückensekret im Gewebe verteilt. Die betroffene Stelle würde sich noch mehr vergrößern. Durch Kratzen kann außerdem Schmutz in die Wunde gelangen, sodass sie sich entzündet. Wespen- und Bienenstiche sind äußerst schmerzhaft. Diese Insekten stechen nur aus »Notwehr« und haben dafür ein starkes Gift zur Verfügung.

> **➔ UNBEDINGT ZUM ARZT ...**
>
> muss ein Kind, das von einer Wespe oder einer Biene im Mund- oder Rachenraum gestochen worden ist. Einen Arzt braucht das Kind auch, wenn sich nach einem Bienen- oder Wespenstich nicht nur die üblichen Reaktionen wie Rötung, örtliche Schwellung, Brennen und Juckreiz zeigen, sondern Herzklopfen, Schweißausbrüche, Schwindel, Kopfschmerzen und Übelkeit dazukommen. Es handelt sich dann um eine allergische Reaktion: Sie kündigt sich durch Kribbeln oder Brennen auf der Zunge oder im Rachen ebenso an wie durch Juckreiz an Handflächen und Fußsohlen. Das Kind braucht dann sofort Hilfe!

Wie Eltern helfen können

Je schneller man den Stachel entfernt, desto weniger Gift gelangt in das Gewebe. Der Stachel einer Biene sollte möglichst nicht herausgezogen, sondern mit einem Fingernagel abgekratzt werden – er ist nämlich mit einem Widerhaken versehen. Die Schmerzen lindert alles, was kühlt. Das wirksamste Mittel gegen Schwellung und Juckreiz ist die Zwiebel, die zugleich kühlt und desinfiziert. Eltern sollten ihr Kind auch mit dem Spitzwegerich bekannt machen, der vielerorts am Straßenrand wächst. Wenn man am unteren Blattstängel einen Knoten macht, den Saft herausdrückt und den Stich damit beträufelt, kann man die Beschwerden lindern.

Kräuter- und Hausapotheke

HAUSMITTEL

AUFGESCHNITTENE ZWIEBEL

Wirkung: entzündungshemmend und abschwellend

Anwendung: 1 frisch aufgeschnittene Zwiebelscheibe auf den Stich legen und 10 Min. einwirken lassen.

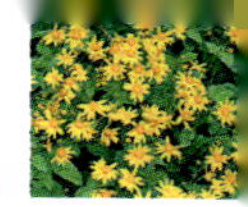

GEFRORENER ZWIEBELSAFT

Wirkung: entzündungshemmend
Anwendung: 2 kleine Zwiebeln in kleine Würfel schneiden, mit 1 gehäuften TL Salz in ein Schraubglas füllen und 3 Std. ziehen lassen. Den gewonnenen dickflüssigen Saft im Tiefkühlfach zu Eiswürfeln gefrieren lassen und bei Bedarf einen dieser Würfel auf den Stich drücken.

KOMPRESSEN

RINGELBLUMENKOMPRESSE

Wirkung: entzündungshemmend und wundheilungsfördernd
Anwendung: 10 Tropfen Ringelblumenessenz (Calendula-Essenz) mit 200 ml lauwarmem Wasser verdünnen. Ein Baumwolltuch hineintauchen, auswringen, auf den Stich legen und mit einer Mullbinde fixieren. Erst abnehmen, wenn der Verband getrocknet ist.

HEILERDEKOMPRESSE

Wirkung: hautpflegend und wundheilend
Anwendung: Heilerde (Fertigpräparat) und Wasser zu gleichen Teilen mischen, auf ein Baumwolltuch streichen und auf den Stich legen. Mit einer Mullbinde fixieren und etwa 20 Min. einwirken lassen.

SALZWASSERKOMPRESSE

Wirkung: desinfizierend
Anwendung: 5 TL Kochsalz in 1 l kaltem Wasser auflösen. Die Lösung auf einen Wattebausch geben und den Stich damit gründlich einreiben. Einen mehrlagigen Mulllappen mit der Lösung tränken, auf den Stich legen und mit einer Mullbinde fixieren. Wenn der Verband trocken ist, kann einfach neues Salzwasser darüber gegossen werden.

ARNIKAKOMPRESSE

Wirkung: schmerzlindernd und entzündungshemmend
Anwendung: 1 EL Arnika-Essenz in ½ l kaltes Wasser geben, ein Baumwolltuch damit tränken, leicht auswringen, auf den Stich legen und mit einer Mullbinde fixieren. Abnehmen, wenn die Kompresse getrocknet ist.
Achtung: Arnika kann allergische Reaktionen auslösen.

Homöopathie

APIS MELLIFICA D6

Symptome: Schwellung nach Bienen- und Wespenstich; Besserung durch kalte Umschläge
Dosierung: im Akutfall alle 15 Min. 1 Gabe (= 3 Globuli); maximal 5 Gaben, danach 3- bis 4-mal täglich 1 Gabe (= 3 Globuli)

LEDUM PALUSTRE D6

Symptome: Schwellung und Schmerzen nach Insektenstich (auch Zeckenbiss)
Dosierung: im Akutfall alle 15 Min. 1 Gabe (= 3 Globuli); maximal 5 Gaben, danach 3- bis 4-mal täglich 1 Gabe (= 3 Globuli)

CALADIUM SEGUINUM D6

Symptome: juckender Mückenstich
Dosierung: im Akutfall alle 30 Min. 1 Gabe (= 3 Globuli); maximal 4 Gaben, danach 3- bis 4-mal täglich 1 Gabe (= 3 Globuli)

Zerrung, Prellung und Bluterguss

Beim Laufen, Raufen, Ballspielen und Klettern bleiben Zerrungen, Prellungen oder Verstauchungen nicht aus. Meist trifft es das Fuß- oder das Handgelenk, aber auch das Knie hat häufig zu leiden. Schmerzhafte Schwellungen und Blutergüsse sind die Folgen. Durch eine körperliche Untersuchung allein lässt sich oft nicht zwischen einer ernsthaften und einer Bagatellverletzung unterscheiden. Im Zweifelsfall wird eine Röntgen- oder Ultraschalluntersuchung veranlasst.

Was die Beschwerden verursacht

Eine Zerrung ist eine Überdehnung der Kapsel-Band-Anteile eines Gelenks. Die Bänder behalten aber ihre führende und stabilisierende Funktion. Eine Prellung entsteht durch einen Schlag oder Stoß, wobei die Haut nicht verletzt wird. Wenn unter der Haut aus einem Gefäß Blut ausgetreten ist, spricht man von einem Bluterguss (Hämatom). Man sieht entweder sofort oder erst nach Tagen einen blauen Fleck, der sich später durch die verschiedenen Abbaustufen des Bluts erst gelblich und schließlich bräunlich verfärbt. Sind tiefer liegende Gefäße verletzt, wird die Blutung als Schwellung sichtbar. Der Druck, den das ausgetretene Blut auf das Gewebe ausübt, verursacht Schmerzen. Außerdem bewegt sich in einem verletzten Gebiet die Lymphflüssigkeit nicht wie gewohnt, sodass es zu Stauungen bzw. Schwellungen kommt.

UNBEDINGT ZUM ARZT ...

sollte ein Kind, wenn es starke Schmerzen und/oder Schwellungen hat und in seiner Beweglichkeit deutlich eingeschränkt ist. Ein Arztbesuch ist auch notwendig, wenn sich das verletzte Gebiet großflächig blau verfärbt oder wenn immer wieder blaue Flecken auftreten, ohne dass sich das Kind an eine Verletzung erinnern kann.

Wie Eltern helfen können

Geduld und Kühlung sind die besten Erste-Hilfe-Mittel, um solche Alltagsverletzungen zu überstehen. Als bewährtes Mittel aus der Kräuter- und Hausapotheke ist Arnika bei Blutergüssen besonders hilfreich. Arnika-Zubereitungen gibt es in der Apotheke in Form von Salben, Tinkturen oder Essenzen für Kompressen und Einreibungen. Sofort nach der Verletzung halten kaltfeuchte Kompressen oder Eispackungen die Ausbreitung des Blutergusses in Grenzen. Später sind Wärmeanwendungen zu empfehlen.

Kräuter- und Hausapotheke

KOMPRESSEN UND EINREIBUNG

LEHMKOMPRESSE

Wirkung: heilungsfördernd
Anwendung: 1 Hand voll Lehm (Apotheke) mit kaltem Wasser und etwas Essig verrühren, bis eine streichfähige Paste entsteht. Eine dicke Schicht auf ein Baumwolltuch auftragen, die Kompresse auf die betroffene Stelle legen und mit einer Mullbinde fixieren. Sobald der Lehm getrocknet ist, kann die Kompresse erneuert werden – der Lehm sollte möglichst kühl sein.

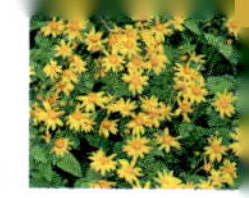

ARNIKAKOMPRESSE

Wirkung: entzündungshemmend, schmerzlindernd und abschwellend

Anwendung: 100 g Arnikablüten 2 Wochen in ½ l 70-prozentigem Alkohol ziehen lassen, dann die Blüten herausfiltern, gut auspressen und in ein dunkles Fläschchen füllen. 1 TL dieser Tinktur mit ⅛ l kaltem Wasser mischen, ein Baumwolltuch hineintauchen, auf die verletzte Stelle legen, mit einer Mullbinde fixieren und 10 Min. einwirken lassen. Mehrmals täglich anwenden.

BEINWELLKOMPRESSE

Wirkung: entzündungshemmend, schmerzstillend, abschwellend und kühlend

Anwendung: 30 g fein geschnittene Beinwellwurzel, 20 g Thymiankraut und 10 g Arnikablüten mit ½ l kochendem Wasser übergießen, 10 Min. zugedeckt ziehen lassen, danach abseihen und abkühlen lassen. Ein Baumwolltuch in den Sud tauchen, auswringen, auf den Bluterguss legen und 5–10 Min. einwirken lassen. Bis zu 5-mal täglich anwenden.

QUARKKOMPRESSE

Wirkung: kühlend

Anwendung: 8 EL Magerquark (oder Buttermilch) direkt auf die verletzte Stelle auftragen, mit einem Baumwolltuch abdecken und mit einer Mullbinde fixieren. So lange auf der verletzten Stelle wirken lassen, bis die Kompresse warm ist, dann abwaschen. 3- bis 4-mal täglich anwenden.

KOCHSALZ-KIRSCHWASSER-EINREIBUNG

Wirkung: heilungsfördernd

Anwendung: 1½ EL Kochsalz in eine Flasche mit ¼ l Kirschwasser füllen und so lange schütteln, bis sich das Salz vollständig aufgelöst hat. Mit dieser Lösung die verletzte Stelle jeweils vor dem Schlafengehen einreiben.

Homöopathie

ARNICA D6

Symptome: Blutergüsse, Prellungen, Verstauchungen und Sportverletzungen

Dosierung: im Akutfall alle 15 Min. 1 Gabe (= 3 Globuli); maximal 5 Gaben, danach 3- bis 4-mal täglich 1 Gabe

BELLADONNA D6

Symptome: heiße und rote Schwellung im Gelenk

Dosierung: im Akutfall alle 30 Min. 1 Gabe (= 3 Globuli); maximal 5 Gaben, danach 3- bis 4-mal täglich 1 Gabe

BRYONIA D6

Symptome: starke, stechende Schmerzen bei Verstauchungen, heiße Schwellung

Dosierung: im Akutfall alle 1–2 Std. 1 Gabe (= 3 Globuli); maximal 5 Gaben, danach 3- bis 4-mal täglich 1 Gabe

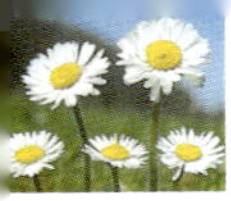

Register

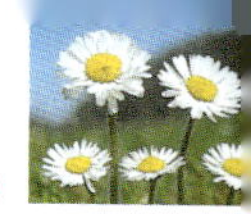

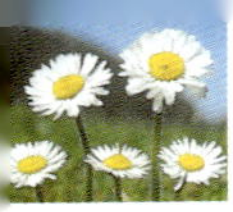

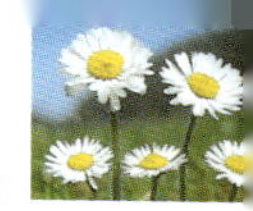

HINWEIS:

Die im Buch veröffentlichten Ratschläge wurden mit größter Sorgfalt von Autor und Verlag geprüft. Eine Garantie kann jedoch nicht übernommen werden. Ebenso ist eine Haftung des Autors bzw. des Verlags und seiner Beauftragten für Personen-, Sach- oder Vermögensschäden ausgeschlossen. Erkrankungen mit ernstem Hintergrund gehören immer in ärztliche Behandlung. Bei bereits bestehenden Beschwerden kann das Buch deshalb keinen fachärztlichen Rat ersetzen.

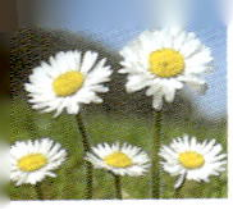

Adressen und weiterführende Literatur

HOMÖOPATHIE

Bundesverband Patienten für Homöopathie (BPH) e.V.
Lange Straße 47, 37181 Hardegsen
Tel. 0 55 05/95 96 66
Fax 0 55 05/95 96 66
(vermittelt unter anderem Adressen von homöopathisch tätigen Ärzten)
www.bph-online.de

www.homoeopathie-welt.de
(Adressen homöopathisch behandelnder Ärzte)

www.homoeopathie-forum.de
(Adressen von Heilpraktikern, die in anerkannten Verbänden Mitglied sind)

www.dgkh-homoeopathie.de
(Seminare, Arbeitskreise, Vorträge)

www.homoeopathie-beratungs-forum.de (Möglichkeit, Fragen zu stellen)

www.globulus.org
(Globulus – Verein zur Förderung der ärztlichen Homöopathie in den Kinderkliniken Münchens e.V.)

PFLANZENHEILKUNDE

Uni-Zentrum Naturheilkunde Freiburg
Universitätsklinikum Freiburg, Dr. Roman Huber
Breisacher Straße 60
79106 Freiburg
Tel. 07 61/2 70 73 23
Fax 07 61/2 70 54 40
www.uni-zentrum-naturheilkunde.de

Komitee Forschung Naturmedizin e.V.
Marienplatz 3, 80331 München
Tel. 0 89/22 80 25-00
Fax 0 89/22 80 25-01
www.phytotherapie-komitee.de

ASIATISCHE MEDIZIN

Verband Europäischer Ayurveda-Therapeuten (VEAT),
An der Falkenwiese 9
85128 Nassenfels
Tel. 0 84 24/88 57 58
Fax 0 84 24/88 57 59
E-Mail: martina.thurner@ayurveda-forum.de

Deutsches Zentrum für Traditionelle Chinesische Medizin
Johannesstraße 2
94072 Bad Füssing
Tel. 0 85 31/23-20 03
Fax 0 85 31/23-20 04
E-Mail: dztcm@johannesbad.de

Deutsches Zentrum für Traditionelle Chinesische Medizin Altenberg
Rehefelder Straße 18
01773 Altenberg
Tel. 03 50 56/30-0
Fax 03 50 56/30-88 88
E-Mail: info@raupennest.de

Klinik am Steigerwald
Waldesruh
97447 Gerolzhofen
Tel. 0 93 82/949-0
Fax 0 93 82/949-209
E-Mail: info@tcmklinik.de
www.tcmklinik.de

TCM-Klinik Kötzting,
Ludwigstraße 2
93444 Kötzting
Tel. 0 99 41/6 09-0
Fax 0 99 41/6 09-132
E-Mail: info@tcm-klinik-koetzting.de
kontakt@tcm.info

Klinik Silima
Gut Spreng
83083 Riedering
Tel. 0 80 36/30 90
Fax 0 80 36/309-231
E-Mail: info@klinik-silima.de

Habichtswald-Klinik (Ayurveda)
Wigandstraße 1
34131 Kassel Wilhelmshöhe
Tel. 05 61/31 08-0
Fax 05 61/31 08-128
E-Mail: info@habichtswaldklinik.de

Zentrum für Traditionelle Chinesische und Integrative Medizin am St. Hedwig-Krankenhaus Berlin
Große Hamburger Str. 5–11
10115 Berlin
Tel. 0 30/23 11 25 27
Fax 0 30/23 11 22 02
E-Mail: tcm@alexius.de
www.tcm-berlin.de

Netzwerk »Akupunktur und TCM in der Kinder- und Jugendmedizin«
Koordinator: Dr. R. Bohlayer
Karlsruher Str. 52
76287 Rheinstetten
Tel. 07 21/51 89 34
Fax 07 21/51 57 01
E-Mail: praxis-rheinstetten@kinderaerzte-im-netz.de
(Verbund akupunktierender Kinderärzte)

WEITERFÜHRENDE LITERATUR

Augustin, Matthias/Schmiedel, Volker (Hrsg.): **Leitfaden Naturheilkunde**, München 2003

Bankhofer, Hademar (u. a.).: **Das große Buch der Hausmittel**, München 1999

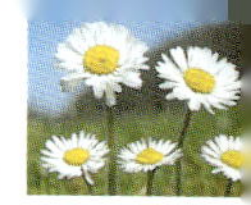

Chevalier, Andrew: **Das große Lexikon der Heilpflanzen**, München/Starnberg 2001

Geiger, Gisela Elisabeth **Schüßler-Salze für Kinder**, München 2005

Feichtinger, Thomas/Susana Niedan: **Schüßler-Salze für Ihr Kind**, Stuttgart 2002

Herpen, Günther: **Schüßler-Salze für Kinder**, München 2005

Hertzka, Gottfried: **Kleine Hildegard-Hausapotheke**, CH-Stein am Rhein 2003

Mayer, Johannes Gottfried/Uehleke, Bernhard/Pater Kilian Saum: **Handbuch der Kräuterheilkunde**, München 2004

Möhring, Wolfgang: **Das große Buch der Heiltees**, München 1998

Pahlow, Mannfried: **Hausapotheke**, München 1992

Schmidt, Sigrid: **Bach-Blüten für Kinder**, München 1999

Stellmann, Michael: **Kinderkrankheiten natürlich behandeln**, München 2004

Wiesenauer, Markus/ Boes, Annette: **Homöopathie für die ganze Familie**, Stuttgart 2005

Strehlow, Wighard: **Die Ernährungstherapie der Hildegard von Bingen**, Stuttgart 2003

Wyk, Ben-Erik van/Wink, Coralie/ Wink, Michael: **Handbuch der Arzneipflanzen**, Darmstadt 2004

Bildnachweis

Umschlag, vorne: Dr. Kai-Uwe Nielsen
Umschlag, hinten **IFA/IPS** oben links, **Bärbel Büchner/ELTERN** alle übrigen Fotos
Innenteil: **Arco Images/F.Waldhäusl** S. 14; **Bärbel Büchner/ELTERN for family** S. 20–31 (Vignette), 26, 32, 35, 36, 37, 38, 40, 41, 43; **Bärbel Büchner** S. 72–85 (alle Fotos); **Corbis/Royalty-Free** S. 11; **Getty Images** S. 68; **Getty Images/Keith Brofsky** S. 23; **Getty Images/Martial Colomb** S. 24; **Getty Images/Lorry Eason** S. 194–197 (Vignette); **Getty Images/Ken Fisher** S. 5, 86/87; **Getty Images/Robert Glusic** S. 198–209 (Vignette); **Getty Images/Seymour Hewitt** S. 4, 52/53; **Getty Images/Richard Kolker** S. 54–69 (Vignette); **Getty Images/Caroyl LaBarge** S. 122–141 (Vignette); **Getty Images/Stuart McClymont** S. 64; **Getty Images/Michael Melford** S. 44; **Getty Images/Darlyne A. Murawski** S. 10–19 (Vignette) ; **Getty Images/C. Sherburne/Photolink** S. 32–43 (Vignette); **Getty Images/David Trood** S. 58; **Alexander Haselhoff** S. 13; **IFA Bilderteam/J. Heron** S. 20; **IFA Bilderteam/IPS** S. 18; Vignette S. 88–121; **IFA Bilderteam/Stockbyte** S. 27; **Mauritius Images/A.G.E.** S. 6; **Mauritius Images/Fergusson** S. 17; **Mauritius Images/Rosenfeld** S. 4, 8/9; **Mauritius Images/Harry Walker** S. 10; **Mauritius Images/Workbookstock** S. 72–85 (Vignette); **Dr. Kai-Uwe Nielsen** S. 45, 48, S. 48–51 (Vignette); **Picture Press/ELTERN/Edith Lauenstein** S. 5, 70/71; **StockFood/Eising** S. 25 (links); **StockFood/Foodcollection** S. 142–161 (Vignette); **StockFood/Roland Krieg** S. 162–173 (Vignette); **StockFood/TH Fotowerbung** S. 44–47 (Vignette), S. 174–193 (Vignette); **Stock-Food/Sporrer/Skowronek** S. 25 (rechts)

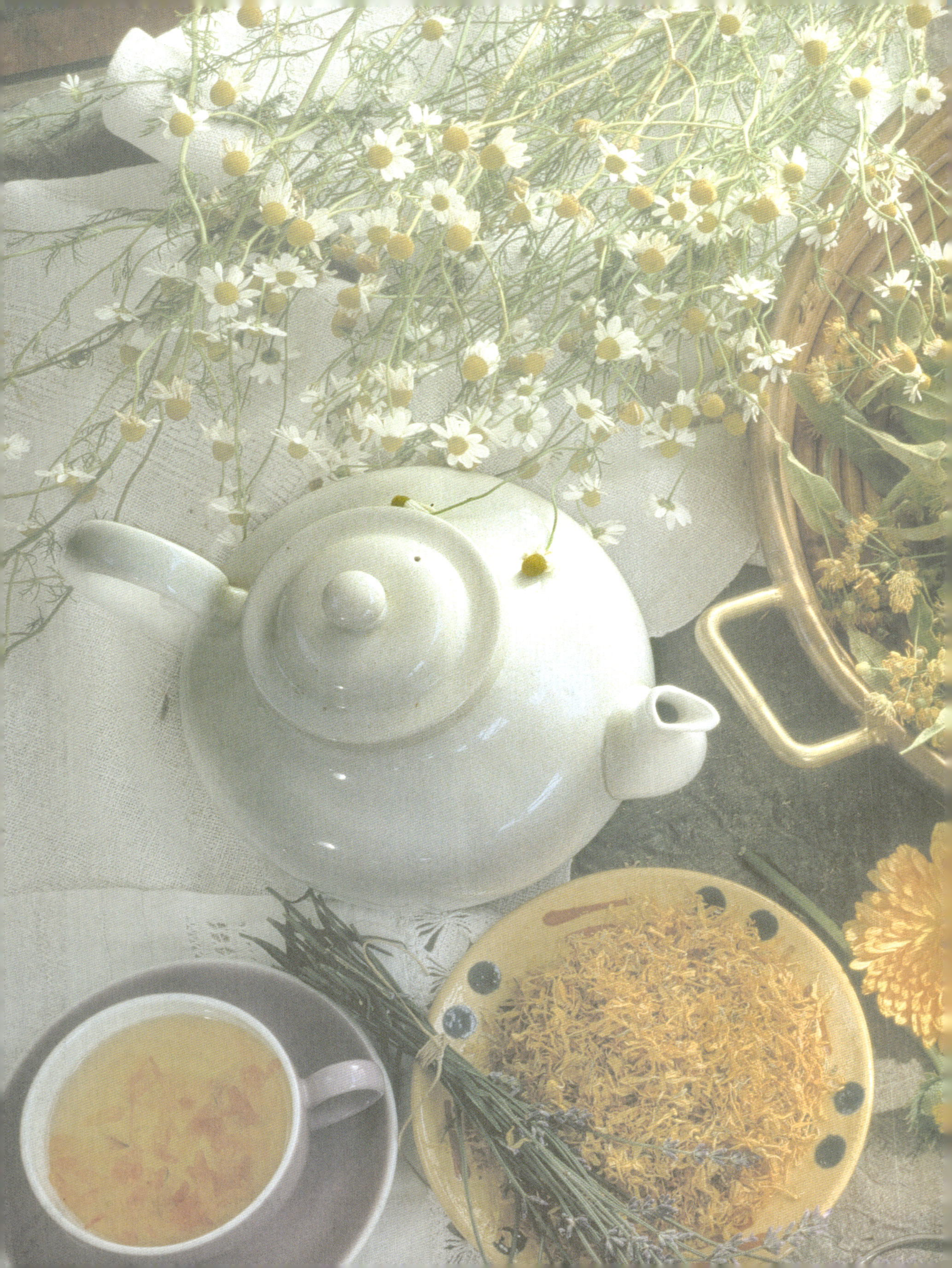